Udo Pollmer / Monika Niehaus

FOOD-DESIGN

Panschen erlaubt

Wie unsere Nahrung ihre Unschuld verliert

3. Auflage

S. Hirzel Verlag Stuttgart

Bibliografische Information der Deutschen Nationalbibliothek
Die Deutsche Nationalbibliothek verzeichnet diese Publikation in der Deutschen Nationalbibliografie; detaillierte bibliografische Daten sind im Internet über http://dnb.d-nb.de abrufbar.

ISBN: 978-3-7776-1802-9

3. Auflage 2010
2., korrigierte Auflage 2007
1. Auflage 2007

Birkenwaldstraße 44, 70191 Stuttgart
Printed in Germany

Einbandgestaltung: deblik, Berlin
Druck & Bindung: Kösel GmbH & Co. KG, Krugzell

www.hirzel.de

Pollmer / Niehaus

FOOD-DESIGN: Panschen erlaubt

Vorwort

Phosphat in der Wurst, Cystein im Brötchen und PVPP im Bier – Zusatzstoffe sind buchstäblich in unser aller Munde. Einschlägige Fachbücher listen über 7500 Präparate und Zusätze auf.[1] Wozu brauchen wir – nein, wozu benötigen Industrie und Handwerk diese ungeheure Vielfalt von Emulgatoren und Stabilisatoren, von Hydrocolloiden, Schmelzsalzen und Antioxidantien? Wozu all die Geschmacksverstärker und Aromatisierungshilfen? Und das, obwohl es der Menschheit jahrtausendelang ohne Weiteres möglich war, knuspriges Brot ohne „Kunstsauer" zu backen, würzigen Käse ohne „E 160b" reifen zu lassen und herzhafte Kartoffelsuppen auch ohne „Emulgator E 471" zu kochen?

Auch wenn die Antworten womöglich nicht immer den Gaumen kitzeln und den Speichelfluss anregen, wird ein gewisser Nervenkitzel sicher nicht ausbleiben. So oder so: Für Genuss ist gesorgt. Wir wünschen Ihnen eine unterhaltsame Lektüre!

Udo Pollmer und Monika Niehaus,
Gemmingen und Düsseldorf im Juni 2006

Inhalt

Hauptsache maschinenfreundlich: Fertiggerichte

Zusatzstoffe sind die Heinzelmännchen der Food-Designer: Ganz gleich, ob Tiefkühlpizza oder Puddingpulver – ohne die heimlichen Helfer kommt kaum noch jemand aus. Wenn teure Lebensmittel zum Spottpreis nachgebaut werden und mikrowellengeeignete Fertiggerichte so schmecken sollen, als kämen sie aus Omas Bratröhre, dann brauchen sie jene wohlfeilen Hilfen aus dem Reich der Biochemie, Lebensmittelchemie und Technik, die man so gerne vor den Augen des Kunden verbergen würde. Und wer das Food-Design beherrscht, der ist nicht nur in der Lage, Suppen, Sahne und Shrimps nachzubauen, sondern der hat es in der Hand, unsere Verzehrslust so zu steuern, bis wir nicht mehr aufhören können zu essen. So werden nicht nur Hunde und Katzen markentreu, sondern auch Kids.

Dabei stehen hinter dieser Entwicklung nicht wenige verdienstvolle Leistungen, die auch zu unserem Wohlstand beigetragen haben. Mit dem Beginn der Industrialisierung Anfang des 19. Jahrhunderts begann die Landflucht; immer mehr Menschen kehrten der Scholle den Rücken und suchten Arbeit in den Manufakturen. Damit setzte ein gewaltiger Umbruch in der Art und Weise ein, wie Lebensmittel hergestellt werden. Kümmerten sich früher rund 80 % der Bevölkerung im weitesten Sinne „ums Essen", so sind es heute in den Industrieländern gerade einmal 5 %. Mit der wachsenden Zahl berufstätiger Frauen und dem Wunsch nach einem breiten Angebot von Mahlzeiten, die wenig Zeit und Aufwand bei der Zubereitung erfordern und gleichzeitig bezahlbar sind, wurde die Herstellung und Zubereitung von Speisen vom Haushalt in die Industrie verlegt und automatisiert.

Viele Grundnahrungsmittel wie Wurst, Käse oder Bier, die schon lange nicht mehr im Haushalt selbst hergestellt werden, sind ohne Zusatzstoffe kaum noch vorstellbar. Erst recht gilt dies für Fertiggerichte, Convenience-Produkte auf Neudeutsch. Ohne Emulgatoren kein bequemes Instantpulver, ohne Geschmacksverstärker keine billigen Fertiggerichte, ohne flüssigen Stickstoff keine hochwertige Tiefkühlkost. Der Trend zu Halbfertig- und Fertigprodukten, der in der zweiten Hälfte des 20. Jahrhunderts rasch an Fahrt gewann, ist ungebrochen. Im Jahre 2005 wurden nach Angaben des Deutschen Tiefkühlkostinstituts in Köln bei uns über drei Millionen Tonnen Tiefkühlkost – zum großen Teil Fertiggerichte – abgesetzt, mit steigender Tendenz. Dazu kommen all jene Fertiggerichte, die nicht in den Kühlregalen auf Kundschaft warten, wie

Raviolidosen oder Tütensuppen. Begleiten Sie uns bei unserem Streifzug durch die Regale der Supermärkte und werfen Sie einen Blick in die „Töpfe" der Lebensmittelindustrie. Zunächst wollen wir uns einigen kulinarischen Alltagsprodukten zuwenden, wie Instantsuppen, Tomatensoße und Fischstäbchen.

Kanonenfutter

„Die Suppe ist eine gesunde, leichte, nahrhafte und allgemein bekömmliche Nahrung", schwärmt der Feinschmecker Brillat-Savarin in seiner 1825 erschienenen *Physiologie des Geschmacks*, nachdem er liebevoll die aufwendige Herstellung einer klaren Rindsbouillon mit Gemüseeinlage beschrieben hat. „Sie erfreut den Magen und macht ihn zur Aufnahme und Verdauung bereit. Jahrhundertelange Erfahrung brachte sie ... auf den Stand ihrer jetzigen Vollkommenheit."[2]

Die Suppe als Gaumenschmaus, wie sie Brillat-Savarin vorschwebte, hatte nur einen Nachteil: Ihre Zubereitung kostete Zeit. Und die wurde offenbar schon im 19. Jahrhundert immer knapper, nicht nur im Haushalt, sondern auch beim Militär. Und da der Krieg ja bekanntlich der Vater aller Dinge ist, stand er auch bei der Geburt der ersten Fertigsuppe Pate. Schließlich mussten die Soldaten im Felde verpflegt werden. Zu diesem Zwecke erfand der Berliner Koch Grünberg 1866 die Erbswurst, deren Rezept er für stolze 27 000 Taler an die preußische Regierung verkaufte. Die wiederum setzte sie 1870/71 als Truppenverpflegung für ihre gen Frankreich ziehenden Mannen ein.[3]

Mit „Wurst" hatte dieses Produkt jedoch nichts zu tun, es handelte sich vielmehr um ein Gemisch aus Erbsenmehl, Speck, Gewürzen und Salz, das mit einem blechernen Fülltrichter in einen befeuchteten Naturdarm gegeben, abgebunden und getrocknet wurde.[7] Nun nur noch ins Wasser geben und kochen – voilà, die erste Fertigsuppe war geboren. Doch vorher musste sie einen rigorosen Gesundheitstest überstehen. Auf Experimente mit Laborratten mochte sich damals niemand verlassen. Jedermann wusste, dass Ratten bei jedem Fraß bestens gedeihen – ganz gleich, um was es sich handeln mag. Stattdessen wurden Soldaten zwangsweise auf eine Diät aus Brot und Erbswurst gesetzt – Verbraucherschutz anno dazumal.[3]

Erst als dieses „Fütterungsexperiment" unbeschadet überstanden war, fand die kulinarische Köstlichkeit ihren Weg in die sogenannten „Gulaschkanonen", Feldküchen, die meist vierspännig bewegt wurden. Das hatte den Vorteil, dass man in Notzeiten die Zugtiere verwursten und Soldaten vorspannen konnte. Im Ersten Weltkrieg war diese Küchentechnik bereits so ausgereift, dass man den Linseneintopf oder die Erbswurstsuppe während des Marsches in der Gulaschkanone zubereiten und anschließend eine ganze Kompanie mit einer warmen Fast-Food-Mahlzeit versorgen konnte. Das hob die Moral der Truppe …[4]

Fettaugen zu – und durch

Die kaiserliche Kriegskonserve stellte im Vergleich zu Brillat-Savarins aufwendig und frisch zubereitetem Gaumenschmaus eine gewaltige Zeitersparnis dar und läutete den Beginn einer rasanten Entwicklung ein, die ihre Krönung in unseren modernen Instantsuppen finden sollte. Nun stand aber nicht mehr Gevatter Krieg Gewehr bei Fuß, diesmal waren die Nachkriegsjahre die Mutter des Fortschritts. Das deutsche Wirtschaftswunder produzierte einen enormen Bedarf an Arbeitskräften. Da der gesellschaftspolitisch vertretbare Anteil an Gastarbeitern an der Gesamtbevölkerung aus damaliger Sicht erreicht war, wurden die Frauen als stille Reserve entdeckt. Um sie für den Arbeitsprozess freistellen zu können, reichte es nicht, ihnen Staubsauger und Waschmaschine an die Hand zu geben; es musste ihnen auch möglich sein, im Handumdrehen eine Mahlzeit auf den Tisch zu bringen.

Diese Einsicht war die Geburtsstunde der modernen Fertigsuppe. Gerade mal 5 Minuten brauchen heute die High-Tech-Krümel am Boden des Spezialbechers, um mit heißem Wasser zu einer löffelfähigen Masse Marke „Klare Rindersuppe" aufzuquellen. Sehen wir uns dieses Wunderwerk der Technik einmal genauer an. Eine beispielhafte Industrierezeptur benötigt für einen Teller (250 ml) folgende Zutaten:

18,0 g	Instantnudeln
18,0 g	Maltodextrin
4,0 g	Instant-Rindfleisch
2,0 g	Fleisch-Trockenaroma
2,0 g	Trockengemüse
2,0 g	Salz
1,2 g	MSG (siehe Seite 15)
0,8 g	HVP (siehe Seite 15)
0,7 g	Fettpulver
0,4 g	Schaugewürze
0,1 g	Suppengrün-Trockenaroma
0,02 g	Inosinat
0,02 g	Guanylat

Da wären zunächst die **Instantnudeln** – ein Wunderwerk moderner Technik. Statt wie Spaghetti 8 Minuten lang in sprudelndem Wasser kochen zu müssen, sind sie bereits nach dreiminütigem Ziehen „gar". Damit das klappt, durchläuft der Nudelteig eine durchdachte Aufbereitung: Triebmittel wie Natrium- und Kaliumcarbonat (E 500 und E 501) setzen im Teig Kohlendioxid frei und erzeugen damit eine poröse Struktur.[381] Das erleichtert in der Suppe die Wasseraufnahme und damit das Aufquellen. Die winzigen Gasbläschen steuern zugleich die Schwimmeigenschaften. Am vorteilhaftesten ist es, wenn sich die Nudeln zwischen Tellerboden und Oberfläche verteilen. Dadurch sieht es nach mehr aus, was wiederum hilft, Nudeln zu sparen. Allerdings beeinträchtigen die Poren die Stabilität und damit das Kaugefühl. Deshalb wird die Nudel vorgekocht, aber nicht in Wasser, sondern mittels überhitztem Dampf.

Ein eleganteres Nudelverfahren hat das Unternehmen Nestlé entwickelt, um höchsten Ansprüchen gerecht zu werden.[24] Dazu wird der Nudelteig schonend extrudiert, auf etwa 1 mm Dicke ausgewalzt und mit überhitztem Dampf 6 Minuten lang gelatiniert. Anschließend läuft das Nudelband durch einen Mikrowellentunnel. Die schnell zugeführte Hitze lässt etwa ein Drittel des Wassers schlagartig verdunsten, wobei sich im Inneren der Nudel gleichmäßig winzige Blasen bilden. Das geschäumte Nudelband wird nun geschnitten und getrocknet. Die Nudeln sind in heißem Wasser in rekordverdächtigen 3 Minuten „gar".

Maltodextrine sind genau genommen nichts anderes als vorverdaute Stärke. Sie werden aus Mais- oder Weizenstärke hergestellt, indem diese mit Enzymen ähnlich wie im menschlichen Verdauungstrakt in kleinere Bruchstücke zerlegt werden. Bei den Enzymen handelt es sich beispielsweise um Amylasen, die aus Mikroorganismen, vorzugsweise aus Schimmelpilzen, gewonnen werden. Es versteht sich von selbst, dass dieser Schimmel seinerseits durch gentechnische Eingriffe „ergiebiger" ist als die anderen Mitglieder seiner Herkunftsfamilie. In Tütensuppen fungieren die Maltodextrine manchmal als Trägerstoffe für Aromen: Damit sich die teuren Düfte nicht in der Tüte verflüchtigen, werden sie vorsichtshalber in winzige Maltodextrinkäfige eingesperrt. Erst bei der Zubereitung in der Küche können die Aromastoffe ihre Mikrokapseln verlassen. In unserem Beispiel sind die Maltodextrine Füllstoff. Das soll dem Kunden das Gefühl geben, dass in der Tüte wirklich etwas drin und der Inhalt sein Geld wert ist.

Auch beim **Instant-Rindfleisch** haben sich große Suppenanbieter wie Nestlé (Maggi) etwas Originelles einfallen lassen, um den getrockneten Fleischkrümeln zu mehr Geschmack und Haltbarkeit zu verhelfen. Herzstück ist eine Marinade aus Antioxidantien, Reaktionsaromen und Puffersalz: Zerkleinertes Fleisch wird in eine wässrige Lösung aus Ascorbinsäure (Vitamin C, E 300) und Reaktionsaroma gelegt. Ascorbinsäure dient hier nicht der Vitaminisierung, sondern verlängert die Haltbarkeit. Das „Reaktionsaroma" wird aus HVP (s. u.), Cystein (E 920), Thiamin, Glutamat

(E 621), Ribonukleotiden, Xylose und/oder etwas Pflanzenfett komponiert. Ein Zusatz von Natriumbicarbonat (E 500) verbessert die Zartheit des Fleisches. Durch das Imprägnieren mit der Marinade behalten die Fleischkrümel auch nach monatelanger Lagerung im Küchenschrank ihren intensiven Rindsgeschmack und ergeben beim Überbrühen mit heißem Wasser etwas, das wie „Fleisch“ aussieht.[39, 61]

Einer anderen Erfindung jenes Hauses, das der Welt den Tisch deckt, liegt folgendes Schweizer Originalrezept zugrunde: Man nehme 100 kg Rindfleisch, 20 Liter Wasser, 45 g Fleischsaft-Konzentrat, 10 g Zitronensäure (E 330), 4 g Geflügelfett, 0,7 g Propylenglykol (E 1520) sowie je eine Prise Butylhydroxyanisol (E 320) und Propylgallat (E 310). Nun kocht man die Mixtur fast 2 Stunden unter Druck bei 120 °C. Nach dieser Prozedur wird das Fleisch zerkleinert, erneut mit Antioxidantien behandelt und mit Reaktionsaroma sowie Eiklar imprägniert. Nach dem Trocknen wird das „Fleisch“ zu Körnern von etwa 2 mm Durchmesser vermahlen. Das Eiklar sorgt dafür, dass die Fleischkrümel in Form bleiben. Ergebnis: voller Fleischgeschmack und ein zufriedenstellendes Kauverhalten, auch dann, wenn die Tüte schon ein dreiviertel Jahr im Schrank lag.[38]

Während das Fleisch in der Mischung für „Kraft“ steht, symbolisiert das **Trockengemüse** „Natürlichkeit“. Das eigentliche Kunststück liegt jedoch darin, dass alle Gemüsekrümel – ganz gleich, ob Möhre, Erbse oder Sellerie – in wenigen Minuten gleichzeitig „gar“ sind, also genug Wasser aufgesogen haben, um das typische Kaugefühl zu vermitteln.[21] Bei Karotten, Sellerie und einigen anderen Gemüsesorten bieten sich zwei Verfahren an: die Explosions- und die Gefriertrocknung. Bei der Explosionstrocknung werden vorgewelkte Gemüsestücke unter hohem Druck auf 120 bis 180 °C erhitzt. Dann wird in Sekundenbruchteilen entspannt und abgekühlt. Dabei verdampft das überhitzte Restwasser schlagartig und lockert die Zellstruktur auf. Das Resultat ist ein poröses Trockengemüse mit kurzer Quellzeit.[13, 21]

Bei der Gefriertrocknung werden die zerkleinerten Gemüsestückchen zunächst vakuumiert. Dadurch sinkt die Temperatur, und das im Gemüse enthaltene Wasser gefriert. Wird nun von außen Wärme zugeführt, schmilzt das Eis nicht, sondern geht sofort in den dampfförmigen Zustand über (Sublimation). Zurück bleibt ein hochporöses Gebilde mit schwammartiger Struktur, das nach dem Quellen in Form, Farbe und Geschmack gut an das Ausgangsprodukt erinnert. Das Verfahren ist teuer, kann aber durch Kombination mit Mikrowellen kostengünstiger gestaltet werden.[13, 53]

Trockenerbsen gehören dank ihrer extrem langen Einweich- und Kochzeiten zum technisch anspruchsvollsten Inventar einer Fertigsuppe. Gewöhnliche Trockenerbsen müssen lange eingeweicht werden, bevor sie sich kochen lassen. Die klassische Herstellungsmethode für Schnellkocherbsen bestand darin, ihnen das Mineral Calcium zu entziehen. Das Calcium in den Hülsenfrüchten verhindert das Weichwerden, weil es deren Stützgerüst in Form hält. Deshalb wurden Linsen, Erbsen oder auch Bohnen mit einer Lösung aus Phosphaten, Citraten oder EDTA (Ethylendiamintetraacetat) behandelt, die Calcium binden. Schließlich bestanden die Trockenerbsen zu etwa 10–20 % aus den genannten Zusatzstoffen. Später behandelten einige Anbieter die Hülsenfrüchte mit Enzymen (Pektinasen, Proteasen), um das Gewebe aufzulockern. Für die schöne grüne Farbe der Erbsen sorgte eine Mixtur aus Zucker, Salz, Soda (E 500) und Natriumsulfit (E 221).[27]

Da die bisherigen Verfahren ziemlich aufwendig sind und einen beträchtlichen Einsatz von Zusatzstoffen erfordern, empfiehlt Maizena (Knorr) für Instanterbsen einen vierstufigen Prozess[27]:

1. Einweichen in einer Trikaliumcitratlösung (Linsen 5 Stunden, Bohnen 6 Stunden, Erbsen 12 Stunden). Der Vorteil: Der Citratgehalt liegt im fertigen Gemüse bei nur 1 %.
2. Dampfkochen unter Druck: Linsen 35 Minuten, Bohnen 55 Minuten, Erbsen 85 Minuten.
3. Einfrieren auf −35 °C und Gefrorenhalten für 16 Stunden. Dieser Schritt verbessert die Quelleigenschaften der Stärke. Dadurch reichen geringe Citratmengen aus.
4. Trocknung der gefrorenen Erbsen. Die besten Resultate bringen nach Angaben des Unternehmens eine teilweise Gefriertrocknung zur Stabilisierung der Struktur, gefolgt von einer Warmlufttrocknung.

Bunte Krümel – teure Illusionen

Das gartenfrische Natur-Image des Gemüses eröffnete den Fertigsuppenkrümeln eine ungewöhnliche Verwendung: als Nahrungsergänzungsmittel. Die Verkäufer verweisen auf die Empfehlung, der Mensch solle Tag für Tag fünf Portionen Obst und Gemüse verdrücken. Wer das nicht schaffe, für den gebe es glücklicherweise ein schonend hergestelltes Gemüsekonzentrat, das sich durch hohe Vitamingehalte auszeichne – wobei die Produkte nicht selten die gleichen Gemüsekrümel wie Fertigsuppen enthalten. Da die überteuerte Ware oftmals über einen sogenannten Strukturvertrieb unter die Leute gebracht wird, fehlt jegliche Kontrolle der oft frei erfundenen Werbeaussagen und vermeintlichen Nährwertanalysen. Auch die dazu herumgereichten Zertifikate – meist mit dem Briefkopf einer amerikanischen Universität – verdanken ihre Entstehung nicht mühevollem Forscherfleiß, sondern einem Grafikprogramm für den Heim-PC. Die Produkte sind auch dann nicht vertrauenswürdiger, wenn Prominente Werbung dafür machen. Dann doch lieber eine Fertigsuppe – da weiß man, was man hat.

Kommen wir zu einem weiteren Kernstück moderner Fertigsuppen: den **Aromen**. Sie sollen dafür sorgen, dass der Kunde auch schmeckt, was er bereits in seinem Teller schwimmen sah. Denn die paar Krümel Fleisch, Gemüse und Suppengrün tragen herzlich wenig zum Geschmack bei. Sie sind als optische Pendants zu den Aromen gedacht. Außerdem würde ein Eigengeschmack beim Aromatisieren nur stören.[52] Da sich die sichtbaren Gewürze ans Auge und nicht an den Gaumen wenden, spricht die Branche von **Schaugewürzen**. (Wie Aromen hergestellt werden, erfahren Sie auf Seite 45 ff.)

MSG lautet das branchenübliche Kürzel für den Geschmacksverstärker Glutamat (engl. **M**ono-**S**odium **G**lutamate, E 621). Er intensiviert den Geschmack der Aromazusätze, was das Produkt nachhaltig verbilligt. Zugleich – und dieser Effekt ist nicht zu unterschätzen – sorgt er beim Verzehr von Suppe für vermehrten Speichelfluss.[72] Wenn für einen Zusatz die Redewendung „Der Appetit kommt beim Essen" zutrifft, dann für Glutamat.[73] Es ist zur Herstellung von minderwertigen Fertigprodukten nahezu unverzichtbar. Leider ist der Zusatzstoff in gesundheitlicher Hinsicht höchst umstritten.[74] Durch Kombination mit zwei weiteren Geschmacksverstärkern, **Inosinat** (E 630) und **Guanylat** (E 626), lässt sich die Zusatzmenge aber deutlich verringern. Diese verstärken sich zunächst gegenseitig, bevor sie zusammen mit Glutamat das Aroma intensivieren… (Seite 60)

HVP lautet ein wenig bekanntes, aber nicht minder wichtiges Zauberwort vieler Fertigprodukte. Die Abkürzung steht für „**H**ydrolysed **V**egetable **P**rotein", auf Deutsch meist als „Speisewürze" bezeichnet. Es sind mitnichten Aromen und schon gar keine Gewürze, die hier zum Einsatz kommen. Nein, Rohstoff ist jenes Eiweiß, das bei der Gewinnung von Zucker (Glucosesirup) oder Sojaöl übrig bleibt und, statt wie üblich in den Futtertrögen unseres Viehs zu landen, seinen Weg in die chemischen und biotechnologischen Reaktoren der HVP-Produzenten antritt. Als Rohstoff dienen gewöhnlich Weizen-, Mais- und Reiskleber oder die Extraktionsrückstände der Sojaölgewinnung.

Über 100 Jahre lang wurde das pflanzliche Eiweiß nach dem Vorbild von Julius Maggi mit konzentrierter Salzsäure (E 507) zerkocht (hydrolysiert) und anschließend mit Natronlauge (E 524) bzw. Natriumbicarbonat (E 500) neutralisiert. Dabei entstanden aus der Reaktion von Natrium mit Chlorid (aus der Salzsäure) beträchtliche Mengen Kochsalz. Heute stellen die Produzenten immer mehr auf biotechnologische Verfahren um: Statt Säuren und Laugen verwenden sie Enzyme aus Mikroorganismen, die die Eiweiße ebenso in kleine Bruchstücke zerlegen wie bisher die Säuren und Laugen.[37]

Für „gekörnte Brühe" wird das Hydrolysat gefiltert, mit Aktivkohle entfärbt und getrocknet. Mit ein paar Instant-Trockengemüsen vermittelt die Mischung im

Glas optisch den Eindruck von echter „Gemüsebrühe". Für „Flüssigwürze" wird das Hydrolysat mit Zuckercouleur (E 150a–d) einheitlich dunkelbraun eingefärbt; für „Brühwürfel" mit Fett verklebt und fein in Alufolie verpackt. Während gegenüber dem Normalverbraucher gern die Illusion eines „Fleischextrakts" aufrechterhalten wird, betont man gegenüber Vegetariern die rein pflanzliche Herkunft des Produkts: Als „vegetarische Würze" darf's dann gern auch ein bisschen teurer sein.

Ihren typischen Geruch und Geschmack nach Fleischbrühe verdanken die Produkte übrigens nicht – wie viele Verwender glauben – einem Zusatz an Liebstöckel, das deshalb im Volksmund auch „Maggikraut" heißt. Vielmehr sind dafür die bei der Zersetzung von Eiweiß entstandenen Peptide, Aminosäuren und weitere Abbauprodukte verantwortlich. Besonders interessant für den Hersteller: Würze enthält bis zu 25 % Glutamat. Auch bei einem Zusatz von sogenannter „Hochglutamatiger HVP" genügt dafür aus der Sicht mancher Produzenten die Deklaration – oder sollten wir besser sagen, die Tarnbezeichnung – „Aroma".

Eine Suppe bietet nicht nur geschmackliche Reize, sondern auch etwas fürs Auge, wie wir ja anhand der Schaugewürze bereits gesehen haben. Dazu gehören auch die typischen Fettaugen, sie sind schließlich i-Tüpfelchen jeder klassischen Rindssuppe. Gerade die Fettaugen stellten lange Zeit eine Herausforderung für die Food-Designer dar. Denn es besteht die Gefahr, dass das ganze Fett zu einem einzigen großen „Auge" zusammenfließt oder in Form zahlreicher kleiner „Augen" die Suppe wie Sommersprossen verunziert. Zudem müssen „Fette, die in Suppen und Soßen verwendet werden", vermerkt ein Fachblatt der Ernährungsindustrie, „bei Verzehrtemperaturen von meist 50–60 °C … flüssig sein, sich im Mund cremig anfühlen und zur Geschmacksentfaltung des Endproduktes beitragen".[8] Während des Abfüllens hingegen sollen die Fette möglichst als rieselfähiges **Fettpulver** vorliegen. Und schließlich darf das Fett, während es im Supermarktregal oder zu Hause auf seinen Einsatz als „kleine Mahlzeit zwischendurch" wartet, weder ausölen noch ranzig werden.[79] Um dies alles unter einen Hut zu bringen, wird gehärtet, umgeestert, fraktioniert, verflüssigt, gekühlt und kristallisiert – allesamt Verfahren aus der Margarinetechnologie –, bis das gewünschte „Designer-Fettaugenpulver" in die Suppentüte darf.[290]

Wer Instantsuppen kauft, bekommt für wenig Geld ein Wunderwerk der Lebensmitteltechnologen, deren famoses Können das Etikett bescheiden in den Hintergrund treten lässt, denn viele der zur Herstellung dieser Kreation verwendeten Zusatzstoffe müssen nicht mehr deklariert werden. Dabei wollen wir nicht vergessen, dass einer der Wegbereiter ein gewisser Brillat-Savarin war. Er hatte bereits vor der Entwicklung von Liebigs Fleischextrakt den damaligen weniger anspruchsvollen Suppenextrakten „den größten Dienst, welchen die Chemie der Nahrungswissenschaft erwies" bescheinigt.[2]

Der Würze wunderbare Wandlung: von Liebigs Fleischextrakt zur Maggiflasche

Das Vorbild der Würze war „Liebigs Fleischextrakt". Wie der Name schon sagt, war sein Erfinder der berühmte Chemiker Justus von Liebig (1803–1873). Aber auch er hatte ein Vorbild: Denn es gab damals bereits Suppengrundlagen auf der Basis von Knochenleim, die als Soldatenverpflegung dienten. Liebig ging es bei seinem Produkt weniger um Geschmack als um Nährwert, denn seine Tochter litt an Typhus, und ihr wollte er mit seinem Fleischextrakt wieder zu Kräften verhelfen.[6, 509]

Industriell umgesetzt wurde Liebigs Erfindung aus dem Jahre 1847 erst 1864 – in Uruguay. Dort machte sich der Hamburger Ingenieur Giebert den Überfluss an frischem Rindfleisch zunutze, denn von den Schlachttieren wurde gewöhnlich nur die Haut verwendet – zur Herstellung von Leder. Und da es noch keine Kühlschiffe gab, musste das „Abfallprodukt" Fleisch vor Ort verarbeitet werden: Aus 30 kg Rindfleisch wurde mittels Dampf und unter Druck 1 kg zähflüssiger, dunkelbrauner, haltbarer und aromatischer Paste – Liebigs Fleischextrakt – für die hungrigen Mäuler der Alten Welt. Liebig behielt sich die Qualitätskontrolle vor: Vor allem durfte keine „Leimsubstanz" wie in den „üblichen Suppentafeln" enthalten sein. Sechs Jahre nach Errichtung der Fabrik in der Hafenstadt Independencia produzierte Giebert 480 000 kg Extrakt.[22, 40]

Auch wenn dieses Produkt aus Uruguay die Vermarktung von Suppenerzeugnissen ankurbelte, so brauchte man, um das Proletariat in Europa zu nähren, billigeren Ersatz. Der Schweizer Julius Maggi, der mittlerweile – wie auch sein Konkurrent Carl Heinrich Knorr – die Erbswurst großtechnisch herstellte, schaffte wohl als Erster das Kunststück. Er zauberte 1886 durch Hydrolyse von eiweißreichem Bohnenmehl ein preiswertes, völlig fleischfreies „Fleischaroma": Die bequeme Flüssigwürze, die später in der viereckigen Maggiflasche in keinem Haushalt mehr fehlen durfte, war geboren. Niemand musste mehr aufwendig Knochen auskochen oder teures Fleisch kaufen, um eine schmackhafte Brühe servieren zu können.[3]

Maggi und Knorr waren vom Wert ihrer Suppen-Imitate zutiefst überzeugt. Mit Stolz wiesen sie darauf hin, dass die Erbswurst nicht nur kriegswichtig war, sondern auch Fritjof Nansen bei seinen Reisen zum Nordpol und Roald Amundsen bei seiner Expedition zum Südpol als „eiserne Reserve" diente.[7, 22]

Tütentomaten aus der Retorte

Nach diesem ersten Vorgeschmack auf die Zusatzstoffe wollen wir nun etwas beherzter in die Geheimnisse der Lebensmittelverarbeitung eindringen. Lassen Sie uns dazu noch ein wenig bei den Instantprodukten verweilen, genauer gesagt bei den Tomatensuppen. Was wäre Ihnen denn lieber: eine sämige Tomatencreme-Suppe oder etwas mit richtigem Fruchtfleisch? Bei Letzterer müssten viele Verbraucher eigentlich an ihrem Verstand zweifeln, wenn sie eine Tüte mit Pulver in Wasser einrühren – und heraus kommt ein Teller Suppe mit „**Fruchtfleisch**".

Der Patentliteratur der Firma Knorr entnehmen wir erste sachdienliche Hinweise:[28] „In bestimmten Fällen, besonders bei Tomatensoße, Tomatenkompott oder pürierten Tomatensuppen, wünscht die Hausfrau … ein Produkt mit pulpiger Textur oder Struktur aus frischen oder eingemachten Tomaten…" Soso! Deshalb ließ es sich das Unternehmen angelegen sein, hier für Abhilfe zu sorgen: Es ersann einen „Tomaten-Verbund-Stärkeschwamm". In heißem Wasser quillt er auf und verleiht der Soße eine pulpige Struktur. Damit sind wir mitten in der hohen Schule des Geschmacksdesigns angekommen: Es geht um die Erzeugung von sinnlichen Illusionen – vorzugsweise der Marke „Hausmacher", „Gourmet" und „Natur".

Der „Tomaten-Verbund-Stärkeschwamm" ist kein Verbundwerkstoff, sondern ein Kunstwerk aus Tomatenmark, Wasser, Kartoffelstärke und Zitronensäure. Die vier Komponenten werden gemischt, erhitzt, dünn ausgewalzt, tiefgefroren, zerbröselt und getrocknet. In der Suppe quellen die Brösel wie ein Schwamm auf und vermitteln Auge und Gaumen den Eindruck, hier habe der Koch aus frischen Tomaten etwas Gutes zubereitet, ganz wie es uns die Werbung suggeriert. Den eingeweichten Verbundschwamm können, so das Unternehmen, „selbst Fachleute nicht leicht … von Speisen unterscheiden, die von der Hausfrau aus Tomaten hergestellt werden".

Eine technisch fortschrittlichere Lösung verwendet statt Kartoffelstärke Erbsenstärke. Sie wird unter Druck getrocknet und zu Flocken zerbröselt. Der Vorteil ist vor allem eine geringere Neigung der „Schwämmchen" zu zerfallen, wenn die Fertigsuppe – wie es im Restaurant leicht passieren kann – zu lange heiß gehalten wird.[29] Wenn jedoch für Billigsuppen (z.B. Altersheime, Krankenhäuser, Mensen) der optische Eindruck einer markartigen Struktur und ein inhomogener Eindruck auf der Zunge ausreichen, dann genügen modifizierte Stärken (E 1422 Acetyliertes Distärkeadipat und E 1412 Distärkephosphat).

Wenn es möglich ist, das Mundgefühl von Tomatenfleisch künstlich nachzuahmen, warum sollte man nicht gleich die ganze Tomate durch ein billigeres Präparat ersetzen? Vom Erfolg derartiger Versuche leben die Anbieter von **Tomato-Stretchern**.[36] Diese Produkte sind, so der Hinweis eines Anbieters, „bezüglich Geschmack und Viskosität reiner Tomatenpaste vergleichbar". Sie haben „alles, was Sie für Ihre besten Tomatensoßen, Suppen und Entrees benötigen: intensiver Tomatengeschmack, herzhaftes Aroma und volles Mundgefühl. Ja, es macht sogar gute Tomatensoße besser."

Worum genau es sich dabei handelt, darüber schweigen sich die Hersteller aus. Nur so viel wird verraten: Es besteht aus „lauter natürlichen Zutaten", die insbesonde-

Zum gefälligen Vergleich: Tomatensuppe à la Siebeck

Wenn Sie dieses Kunstprodukt für arme Schlucker einmal mit einer echten Tomatensuppe ohne Stretcher vergleichen wollen, hier ein simples Rezept von Wolfram Siebeck: Man nehme für 3 Personen mindestens 1 kg vollreife (Kirsch)Tomaten, viertele bzw. halbiere sie, schmore sie in Butter mit einem Zweig Estragon an, gebe Wasser zu und koche, bis die Tomaten zerfallen, passiere alles durch ein feines Sieb, koche das Ganze bis zur richtigen Konsistenz ein und schmecke mit Salz, einer Prise Zucker und Cayennepfeffer ab. Mit zerzupften Basilikumblättern – und wer mag, einem Klecks Sahne – servieren; klappt immer, schmeckt teuflisch gut und würde selbst einem Brillat-Savarin munden.[9]

re „unter Anwendung der modernsten Protein-Hydrolysat-Technologie“ entstanden sind. Aus diesem Grunde ziert Produkte, die mit einem Tomato-Stretcher gestreckt sind, ein „clean label“ – eine völlig unverdächtige Zutatenliste. Das „clean label“ ist der Wunschtraum eines jeden Lebensmittelherstellers, ein Etikett, das durch Nutzung aller herstellungstechnischen und deklarationsrechtlichen Kniffe eine Zutatenliste präsentiert, die auch einen kritischen Kunden zu einem anerkennenden Nicken verleitet. Was folgt daraus? Ein „clean label“ braucht mehr faule Tricks als ein gewöhnliches Produkt, dessen Zutatenliste von Verbraucherschützern angeprangert wird, weil sie „zu viel Chemie“ enthalte.

In der Tat klingt die Zutatenliste eines Tomato-Stretchers wenig aufregend: Traubenzucker, Zitronensäure, Salz, Rote-Bete-Farbe, gelegentlich Aroma und Stärke oder besser noch hydrolysiertes Pflanzenprotein (HVP). Letzteres allerdings in einer Ausführung, die offenbar nur teilweise hydrolysiert wurde, sodass statt „Würze“ ein Streckmittel entsteht. Es gibt übrigens von diesen partiell hydrolysierten Eiweißen ein reichhaltiges Angebot, das zum Strecken und Verfälschen zahlreicher Lebensmittel wie Schinken und Lachs, aber auch von Schokolade und Feingebäck benutzt bzw. missbraucht wird.

Natürlich gibt es noch mehr Tricks, um Tomatenprodukte zu verbessern. Das Unternehmen Kraft Foods rät dazu, den heißen Tomatenbrei unter Drücken von mindestens 350 bar zu homogenisieren. Wenn man ihn dann noch ein paar Wochen in den Flaschen stehen lässt (was von ganz allein in den Regalen des Handels passiert), wird dünner **Ketchup** zähflüssig und erhält eine intensive rote Farbe. Dann braucht man natürlich für die gleiche Menge Ketchup weniger Tomaten – das Unternehmen verspricht sich davon „signifikante Einsparungen“.[35] Selbstverständlich spart das Verfahren auch Verdickungsmittel, was die Zutatenliste sympathischer macht.

Tomatenpulver

Ein wichtiger Rohstoff vieler Tomatenprodukte ist Tomatenmark oder Tomatenpulver. Zunächst werden die per Pflückautomat geernteten, gewaschenen Tomaten im sogenannten Hot-Break-Verfahren versaftet: Sie werden zerkleinert, im Vakuum entlüftet (um durch die Entfernung von Sauerstoff die Oxidation, d. h. den geschmacklichen Verderb zu bremsen), schnell auf ca. 100 °C erhitzt und durch Siebe gepresst (um Schalen und Kerne zu entfernen), mit Natriumbicarbonat (E 500) entsäuert, im Vakuum vorkonzentriert und bei Bedarf schließlich sprühgetrocknet.[23]
Und was wird aus den vielen Schalen, Kelchen und Kernen? Wegwerfen kommt heute unter dem Diktat von Ökobilanzen und hohen Deponiegebühren kaum noch infrage.[32] Aber wie wäre es mit Nahrungsergänzungsmitteln? Bekanntlich enthalten die Schalen allerlei natürliche Farbstoffe wie Carotinoide.[30] Die stehen derzeit im Ruf, ein Wundermittel zu sein – obwohl ihnen klinische Tests kaum einen Nutzen bescheinigen.
Sind die Farbstoffe extrahiert, lassen sich die entfärbten Schalen noch in ein Ballaststoffpräparat umwandeln, um die Verdauung notorisch verstopfter Deutscher zu aktivieren. Ein Anbieter empfiehlt das gelblichbraune Pulver „in vegetarischen Burgern bzw. Brätlingen" einzusetzen. „Durch das hohe Wasserbindungsvermögen wird beim Gefrieren und Erhitzen frei werdendes Wasser aus den Gemüsebestandteilen gebunden."[63] Ein anderer lobt es als Wurstzusatz zur „Verhinderung von Gewichtsverlusten bei der Herstellung und Zubereitung".
Auch aus den Kernen lässt sich noch etwas machen – weltweit fallen bei der Tomatenverarbeitung etwa Jahr für Jahr 100 000 Tonnen an – z. B. Öl extrahieren. Besonders vorteilhaft: Die Zusammensetzung von Tomatenkernöl ist der von Sojaöl täuschend ähnlich.[736] Außerdem lässt sich daraus wiederum Vitamin E, ein Zusatzstoff zur Verlängerung der Haltbarkeit, extrahieren. Der eiweißreiche Rückstand wird aufgearbeitet und entweder an Hähnchen, Schweine oder Sportler als Eiweißkonzentrat verfüttert.[31]
Das, was früher in den Müll kam, findet sich heute – versehen mit Heilsversprechen – in der Apotheke und im Sportstudio wieder. Da loben wir uns eine ehrliche Fertigsuppe, gerne auch mit Tomaten-Stärke-Verbundschwamm.

Krafts Konkurrent Unilever hat dafür eine Technik ausbaldowert, wie man den Geschmack frischer Tomaten ohne Zugabe von Aromen intensivieren kann.[34] Dazu nimmt man ein Enzym, in diesem Fall eine biotechnologisch gewonnene Alkoholdehydrogenase, und lässt sie aus Stoffen, die in der Tomate von Natur aus enthalten sind, Aromen erzeugen. Wenn beim Abfüllen erhitzt wird, geben die Enzyme ihren Geist auf. Die Folge: Das Etikett bleibt sauber. So hat der Kunde die Tomaten, wenn schon nicht im Ketchup, so doch auf den Augen.

Wieder etwas anders funktioniert eine Tomatensoße auf **Pizzen**. Im Allgemeinen werden Pizzen in vorgebackenem Zustand tiefgefroren und über die Supermärkte vertrieben. Das Problem ist, dass der Geschmack der Soße während der Lagerung leidet. Dies ist eine Folge der Oxidation des Produktes, nicht zuletzt aufgrund der großen Oberfläche. Diese chemische Reaktion, die den Abbau des Aromas und teilweise auch der Farbe zur Folge hat, lässt sich jedoch über den Säuregehalt der Soße steuern. Allerdings ist das leichter gesagt als getan, da die übrigen Zutaten, insbesondere der Käse, über ihre Inhaltsstoffe während der Lagerung die Säure in der Soße neutralisieren. Eine Lösung besteht darin, die Soße mit einem Maleinsäure-Zusatz anzusäuern und den Säuregrad, den pH, durch einen sogenannten Puffer, beispielsweise durch eine Mischung aus Essigsäure und Natriumacetat, zu stabilisieren.[25]

Das andere Problem von Tiefkühlpizzen ist die Gefahr, dass die Tomatensoße den Teig durchweicht, sodass das italienische Nationalgericht etwas durchgenässt aus dem heimischen Backofen kommt. Normalerweise werden die Teige zu 60 % vorgebacken, danach belegt und anschließend tiefgefroren. Ein Durchsuppen, aber auch ein eventuelles Austrocknen der Kruste, lässt sich durch hochamylosehaltige Spezialstärken vermeiden, die sowohl dem Teig als auch der Soße zugegeben werden können.[33]

Inzwischen wurde die Technik weiterentwickelt, sodass es möglich ist, einen Teig sogar ohne stabilisierenden Zusatz herzustellen. Dazu werden die Pizzateige mithilfe eines Vakuums innerhalb von wenigen Minuten auf –7 °C abgekühlt, sodass die anschließend aufgetragene Tomatensoße den angefrorenen Teig nicht mehr aufweichen kann. Damit entfällt das aufwendige Vorbacken, mit dem bisher der Boden gegenüber dem Belag stabilisiert wurde. Durch das schnelle Abkühlen wird zudem der hygienisch kritische Temperaturbereich von 65 bis 5 °C in Rekordzeit durchlaufen. Die Kühlwirkung des Vakuums lässt allerdings auch das Wasser leichter aus dem Teig verdampfen. Damit der Kunde jedoch keine eingetrocknete Pizza erhält, wird der Flüssigkeitsverlust durch Einsprühen mit Wasser ausgeglichen.[26]

Haftpulver für Fischstäbchen: essbare Überzüge

Fisch gilt gemeinhin als gesund. Aber viele Kinder essen ihn zum Leidwesen gesundheitsbewusster Eltern nicht als grätenreiche „Forelle blau", sondern höchstens in Form von Fischstäbchen. Dazu die gute Nachricht: Nach einer Untersuchung des Magazins *Öko-Test*[241] vom Februar 2003 bestanden alle untersuchten Fischstäbchen (17 Sorten) nicht etwa aus verpresstem Fischmus (s. u.), sondern aus echtem Fischfilet. Und sie enthielten auch keine Wurmlarven – bei einem früheren Test war noch rund ein Drittel der Produkte damit belastet.[263] Nun die schlechte: Bei 12 der 17 getesteten Proben war der Panade-Anteil zu hoch: Die Tester fanden „Fisch"-Stäbchen, die fast zur Hälfte aus Panade bestanden – erlaubt ist nur ein gutes Drittel (35 %). Damit lässt sich trefflich sparen, denn Fischfilet ist teuer, Panade hingegen billig. Allerdings verweisen die Hersteller darauf, dass die Kids nunmal die Panade lieben und nicht den Fisch. Je höher der Fischanteil, desto geringer der Absatz. Also drücken wir noch einmal ein Auge zu, um den wählerischen Gören das bisschen Fisch nicht auch noch zu verleiden.

Nun ist gegen eine leckere Panade ja auch nichts einzuwenden, wenn man wie im Haushalt den Fisch abwechselnd in verquirltem Ei und Semmelbröseln wendet. Aber für die Industrie ist das wenig geeignet, denn eine Haushaltspanade würde das Vorfrittieren und anschließende Tiefgefrieren, gefolgt vom Braten der gefrorenen Stäbchen in der Pfanne, übel nehmen. Hier ist moderner Erfindergeist gefragt. Zahlreiche Patentschriften befassen sich deshalb mit „Verfahren zur Ausbildung eines kontinuierlichen, haftenden, essbaren Überzugs auf einem stückförmigen Lebensmittel", wie es in einer deutschen Patentschrift heißt.[41]

Woraus besteht Panade eigentlich? Eine Verpackung verrät zumindest so viel: „Weizenmehl, Wasser, modifizierte Stärke, jodhaltiges Speisesalz, Stabilisator, Hefe, Gewürze, in pflanzlichem Öl vorgebraten". Hört sich gut an und entspricht den Erwartungen des Verbrauchers an ein „clean label", ein „sauberes Etikett". Aber schauen wir einmal etwas genauer hin: „Wasser" steht an zweiter Stelle. Demnach ist das preisgünstige Nass nach dem Mehl der wichtigste Bestandteil der Panade – ganz im Gegensatz zum Haushalt, wo der Fisch nicht mehr in Wasser gebadet, sondern in Panade gewendet wird. Ermöglicht wird dieses feuchte Kunststück durch einen Tausendsassa unter den Zusatzstoffen: die modifizierte Stärke.

Spezialstärken sind High-Tech-Produkte, die mit normaler Kartoffelstärke noch so viel zu tun haben wie ein Tretroller mit einem Porsche. Nur mit dem Unterschied, dass der Porsche stets versucht, als Tretroller aus Kindertagen daherzukommen, damit das fertige High-Tech-Produkt auch wirklich aussieht „wie selbst gemacht"[10]: Dazu werden Kettenlänge, Verzweigungs- und Vernetzungsgrad der Stärkemoleküle so lange manipuliert, bis das Produkt die gewünschten Eigenschaften hinsichtlich Wasserbindungsvermögen, Haftfähigkeit, Filmbildung usw. ausweist.[11, 12] Inzwischen gibt es modifizierte Stärken in den Varianten kalt quellend, dünn kochend, kochfest, sterilisierbar, transparent, scherfest, säure-, gefrier- und taustabil[20] und das alles noch dazu in einer mikrowellengeeigneten Variante.

In unserem Falle bieten sich modifizierte Stärken an, die zunächst mit Natriumhypochlorit abgebaut und anschließend mit Natriumtriphosphat (E 451) und Phosphoroxychlorid wieder vernetzt wurden.[44] Eine Alternative „ohne Chemie" hat die Genschmiede Aventis in ihrem Angebot: eine gentechnisch veränderte Kartoffelstärke, die schon auf dem Acker einen niedrigen Phosphatgehalt und einen erhöhten Amylosegehalt aufweist.[42] Damit spart man sich die chemische Aufbereitung, hat ein sauberes Etikett und erhält Fischstäbchen, die sogar mikrowellengeeignet sind.

Eine Panade soll nicht nur möglichst viel Wasser aufsaugen, sondern sie soll auch am Fisch haften. Dazu muss sie hinreichend dickflüssig sein, damit sie bereits beim erstmaligen Kontakt eine immer gleich dicke Schicht bildet, und soll zugleich den Fisch rundum gleichmäßig wie ein Film bedecken. Gewöhnlich werden die geschnittenen Fischstückchen erst durch eine Tauchlösung gezogen, danach mit einem Haftpulver (Predust) bestäubt, dann mit der Panade überzogen und abschließend mit Semmelbröseln überstreut.[43]

Eine typische Tauchlösung für Fisch enthält Natriumpolyphosphat (E 452), Salz, vorgelatinierte Stärke, Sojaeiweiß, Guargummi (E 412) sowie einen Emulgator. Ein Predust besteht beispielsweise aus Weizenmehl, Salz und Guargummi. Die Panade wiederum enthält Weizenmehl, hochamylosehaltige Stärke zur Filmbildung, modifizierte Stärke zur Verbesserung der Knusprigkeit, Xanthan als Viskositätsregulator, Natriumcaseinat zum Erhalt der Knusprigkeit beim Warmhalten, Kochsalz sowie etwas Traubenzucker für die Bräunung. Und die Semmelbrösel werden natürlich nicht aus undefinierbaren alten Brötchen hergestellt, sondern schon allein wegen den technologischen Anforderungen extra für diesen Zweck aus Weizenmehl, Spezialstärke, Gluten, Salz, Zucker, Trockenhefe verfertigt, zuzüglich der obligatorischen Backmittel. Bei Bedarf sorgt ein Farbstoff der Kategorie „goldbraun" für die Mikrowelleneignung.[43] Der Geschmack lässt sich entweder durch Reaktionsaromen oder durch Zugabe geeigneter Enzymsysteme (Proteasen, Amylasen) verbessern.[46]

Natürlich gibt es auch Panadenpulver, die in einem einzigen Arbeitsgang appliziert werden können. Hier sind spezielle Zusätze zur Bildung von Kontaktpunkten zwischen dem zu panierenden Lebensmittel und dem Coating (Überzug) hilfreich, z. B. Monocalciumphosphat und Natriumbicarbonat. Diese beiden Zusätze sind ansonsten Bestandteile von Backpulver. Sie „schäumen" die Panade allerdings nicht auf, weil das Kohlendioxid entweicht, bevor die Masse erstarrt. Dafür sorgen sie für eine appetitlichere Bräunung. Und natürlich enthalten die Mixturen auch noch Verarbeitungshilfen, wie Emulgatoren, um den Inhalt leichter vermischen zu können, oder Sojaöl, damit es beim Umrühren nicht staubt.[45]

Nicht nur die Panade enthält geschäftlich interessante Ideen, auch der Inhalt lässt sich auf unterschiedliche und vor allem vorteilhafte Weise herstellen. Am Anfang steht natürlich der Fisch, aber die Verarbeitung macht den Unterschied. Um beispielsweise Fischstäbchen zu gewinnen, wird die in Standardfrostblöcken tiefgefrorene Ware erst einmal aufgesägt. Und dabei gibt's jede Menge Fischfleischsägemehl. Außerdem fallen Endabschnitte an, die zwar Fischfleisch enthalten, aber nicht mehr für Filets oder Stäbchen taugen. Früher wurden sie aufgrund ihres hohen Seitengrätenanteils zu Fischmehl verarbeitet. Aber die aufstrebende Lebensmitteltechnik fand einen Weg, um diese Komponenten unter Zugabe von Aromen, Bindemitteln, vorzugsweise Phosphat, Ascorbinsäure und Glutamat, zu einem Brei (Fischmus) zu vermengen, der anschließend mit einer Stanzmaschine verpresst und paniert wurde.[47, 48] Natürlich spricht niemand mehr von panierten phosphatierten Fischsägemehlpresslingen, sondern lieber von purem Gold – von „Nuggets".

Wie das Essen lernte, die Maschine zu lieben

Nachdem wir das Design einiger Fertigprodukte durchgekaut haben, wird es Zeit, die schillernden Funktionen der Zusatzstoffe ein wenig genauer unter die Lupe zu nehmen – auch um ein wenig Ordnung in die verwirrende Vielfalt zu bringen. Inzwischen dürfte zumindest deutlich geworden sein, dass die populäre Ansicht, Zusatzstoffe seien vor allem zum Konservieren und Färben da, so nicht zutrifft. Vielmehr offerieren sie einen bunten Strauß von technologischen Tricks. Genau genommen lassen sich fast alle Zusatzstoffe drei Verwendungszwecken zuordnen:

» der **Maschinabilität**,
» der **Stabilität** und
» dem **Geschmacksdesign**.

Maschinabilität heißt auf Deutsch schlicht „Maschinenfreundlichkeit". Ohne sie ist eine industrielle Herstellung von Lebensmitteln unmöglich, denn erst diese Stoffe sorgen dafür, dass die Rohstoffe störungsfrei über die sekundengenau arbeitenden vollautomatischen Produktionsstraßen fahren. Alle Stoffe, die der Erhöhung der Maschinenfreundlichkeit dienen, müssen grundsätzlich nicht deklariert werden. Sparen Sie sich also die Lektüre der Etiketten. Sie dienen weniger der Information des Kunden als dem Ziel, ihm das Gefühl zu geben, informiert zu sein. Deshalb ein paar praktische Beispiele, die das Konzept der Maschinabilität illustrieren:

» Haben Sie sich schon einmal gefragt, welche fleißigen Hände Kartoffeln, Tomaten oder Pfirsiche schälen? Das wichtigste Gerät ist der Laugenschäler: Gemüse oder Obst kommen in ein Bad aus heißer konzentrierter Natronlauge sowie einem „Wetting Agent" wie Natrium-2-ethylhexylsulfat oder Natrium-Mono-Dimethylnaphthalinsulfonat. Dann muss man nur noch warten, bis sich die Schale ab- und aufzulösen beginnt. Anschließend werden die Schalenreste mit Wasser abgespült und die Natronlaugenreste mit Zitronensäure neutralisiert. Zitrusfürchte und andere Obstarten schält man heute zunehmend in einem Enzymbad – in aller Regel auf der Basis von Pectinasen und Cellulasen –, das die Schalen schlichtweg auflöst. Dadurch lassen sich Orangen so blitzsauber schälen, dass nicht die geringste Spur von weißer Innenschale vorzufinden ist.[23, 51] Neben Laugenschäler und Enzymbad gibt es auch mehrere physikalische Verfahren, wie die Schälung mit Heißdampf und anschließendem Eiswasserbad, bis die Schale platzt. Oder die Schälbirne, bei der das Gemüse kurz unter Druck erhitzt wird. Bei einem anschließenden schlagartigen Druckabfall platzen die Schalen und können abgebürstet werden. Daneben lassen sich mit Infrarot (dabei platzen die Schalen durch kleine „Explosionen“ ab), Kälte (beim cryogenen Schälen wird die Pelle mit flüssigem Stickstoff entfernt), heißem Gas (bei 350 °C platzt die Schale ab) und Lasern ebenfalls gute Ergebnisse erzielen.[49, 50,]

» Wussten Sie, dass zur Herstellung simpler Tiefkühlgemüse wie Erbsen Schaumverhüter erforderlich sind? Beim Blanchieren entstehen Schäume, die die ganze Produktion lahmlegen können. Aus diesem Grund setzt man dem Blanchierwasser Schaumverhüter zu. Einen Zusatz erhalten auch Frittieröle, in denen Kartoffelchips knusprig braun gebacken werden.[62] Schäume stören auch in anderen Branchen, beispielsweise in der Molkerei beim Umpumpen von gekühlter Milch. Auch hier bietet sich – natürlich im Einklang mit dem „strengen deutschen Lebensmittelrecht“ – ein Zusatz von Schaumverhütern an.

» Ist Ihnen schon einmal aufgefallen, dass Gebäcke wie Kekse stets exakt die gleiche Größe haben, obwohl Teige ziemlich elastisch sind und sich nach dem Ausrollen willkürlich zusammenziehen? Der Fachmann spricht vom „Schnurren“ des Teiges. Stellen Sie sich bitte vor, durch das Schnurren wird so ein Keks 0,5 mm dicker. Bei einer Rolle mit 20 Keksen bedeutet das, dass die Verpackung um einen stolzen Zentimeter zu kurz ist. Zu Zeiten einer handwerklichen Produktion ließ der Bäcker den Teig ein paar Stunden länger ruhen und knetete zwischenzeitlich immer wieder nach, aber bei den modernen vollautomatischen Produktionsanlagen bleibt dafür keine Zeit. Deshalb gibt die Keksfabrik ein Antischnurrmittel wie Cystein zu.[55] Das ist eine Aminosäure, die jahrzehntelang aus asiatischem Menschenhaar gewonnen wurde.[430] Insofern war dieser Zusatz nicht einmal körperfremd und zudem ein nachwachsender Rohstoff.[56] Inzwischen ist es auch in Deutschland verboten, seinen Mitmenschen quasi die Haare vom Kopf zu essen. Deshalb wird Cystein neuerdings gentechnisch aus *Escherichia coli*, einem Bestandteil der menschlichen Darmflora, erzeugt.[57, 430] So lassen sich Kekse passgenau für teure Verpackungen herstellen.

» Kleinere Verpackungen erfordern andere Zusatzstoffe als größere, beispielsweise wenn Marmeladen in die winzigen Becherchen abgefüllt werden, die im Hotel am Frühstücksbüffet stehen. Je kleiner die Näpfe, desto größer die Gefahr, dass ein dünner Marmeladenfaden über den Rand der Verpackung hängt. Die Folge: Die Verpackung lässt sich nicht mehr versiegeln. Deshalb braucht man dafür eine Marmelade mit „kurzem Abriss", also eine, die keine Fäden zieht, sondern sich im Gegenteil immer zum Schwerpunkt hin zusammenzieht. Glücklicherweise gibt es dafür Alginate.[59] Ohne Zusatzstoffe würde der Verpackungsmüll auf den Frühstückstischen der Gastronomie stark schrumpfen.

» Götterspeise ist bei Kindern ein beliebtes Dessert, nicht zuletzt dank der leuchtenden Farben. Da liegt es nahe, mehrfarbige Götterspeise, in Schichten angeordnet, anzubieten. Doch da gibt's ein technisches Problem: Angenommen, Sie füllen zuerst die Schicht mit dem roten Farbstoff („Himbeere") ein, lassen sie erstarren und versuchen nun die grüne Schicht („Waldmeister") draufzugießen, dann bringt die heiße grüne Lösung die rote zum Schmelzen und vereinigt sich mit ihr zu einem widerlichen Farbton. Mit dem richtigen Zusatzstoff lässt sich das vermeiden. Bestimmte Carragene haben die merkwürdige Eigenschaft der Thixotropie: Sie lassen sich bei niedriger Temperatur unter Druck verflüssigen. Damit lassen sie sich kalt aufdosieren, ohne die bereits erstarrte darunterliegende Schicht anzulösen.

Stoffe zur Verbesserung der Maschinabilität haben durchaus ihre Verdienste, denn durch die Automatisierung der Lebensmittelproduktion wurden viele Speisen für breite Bevölkerungsschichten erschwinglich. Außerdem sorgten sie in Zeiten der Vollbeschäftigung für die Freistellung von Arbeitskräften für andere Wertschöpfungsketten. Dieser Prozess war übrigens längst abgeschlossen, als die Arbeitslosigkeit zu einem Thema wurde. Unerfreulich ist hingegen der Tatbestand, dass die Branche – einschließlich der Verbraucherschützer – über diese Stoffe bis heute weitgehend schweigt.

Gut Ding will Weile haben: Stabilität

Stabilität brauchen Lebensmittel, nachdem sie die Produktion verlassen haben. Nun soll das fertige Produkt bis zum Verzehr exakt so bleiben, wie es ist. Das erfordert nicht nur einen Schutz vor Verderb durch Schimmel (z. B. mithilfe von Konservierungsmitteln), sondern auch einen Schutz vor chemischem Verderb, wie dem Ranzigwerden (z. B. mithilfe von Antioxidantien). Gleichermaßen wichtig ist die Verhinderung von Geschmacksverlusten, von Verfärbungen oder das Abscheiden von Flüssigkeit (Synärese). Um dem Lebensmittelhandel die nötige Sicherheit zu geben, dass sich die Ware in seinen Regalen nicht vorzeitig oder in unkontrollierbarer Weise verändert, bedarf es außerdem Schaumstabilisatoren, Synergisten, Komplexbildnern,

Schälmittel, Schmierstoffe, Schaumverhüter

Die außerordentlich vielseitigen Einsatzmöglichkeiten, die zur Verbesserung der Maschinabilität beitragen, spiegelt auch die folgende Liste der Klassennamen wider, die dem *Handbuch Lebensmittelzusatzstoffe* entnommen wurde. Sie erfasst allerdings nur die Gruppe der „Verarbeitungshilfen". Diese sind in der Regel im fertigen Produkt nicht deklarationspflichtig, weil sie überwiegend zu den Technischen Hilfsstoffen zählen.[14]

- Säure- und pH-Regulatoren
- Hydrolyse- und Inversionsmittel
- Teigkonditionier- und Mehlbehandlungsmittel
- Entfärbungsmittel
- Klärmittel
- Filterhilfsmittel
- Treibgase
- Backtriebmittel
- Extraktionslösungsmittel
- Trägerstoffe und -lösungsmittel
- Verkapselungsmittel
- Tablettierhilfsmittel
- Formtrennmittel
- Trocknungsmittel
- Schälmittel
- Schaumverhütungsmittel
- Kühl- und Gefriermittel
- Begasungsmittel
- Enzyme
- Kulturen von Mikroorganismen
- Nährstoffe für Mikroorganismen
- Katalysatoren
- Ionenaustauscher
- Lebensmittel-Schmierstoffe
- Frischhaltemittel für Obst und Gemüse

Technische Hilfsstoffe sind mit Stoffen zur Erhöhung der Maschinabilität zwar nicht identisch, aber doch eng verwandt. Aber im Unterschied zu Stoffen zur Erhöhung der Maschinabilität werden Technische Hilfsstoffe bei der weiteren Verarbeitung weitgehend wieder entfernt. Ein typisches Beispiel sind die Lösungsmittel bei der Extraktion von Fetten und Ölen. Dank einer Destillation mit anschließender Raffination ist das fertige Speiseöl frei davon. Gelegentlich angetroffene Rückstände sind nachträglich – z. B. über die Druckfarben der Verpackungen – hineingeraten.

Da nach den Vorschriften des deutschen Lebensmittelrechts jeder Stoff ohne Zulassung zur Herstellung von Lebensmitteln verwendet werden konnte – sofern man sich eine Begründung zurechtgelegt hatte, warum es sich um einen Technischen Hilfsstoff handelt –, mühte sich die Lobby, möglichst viele Chemikalien unter dieser „Piratenflagge" segeln zu lassen. Im EU-Recht heißen die Technischen Hilfsstoffe nun „Verarbeitungshilfsstoffe". Immerhin versucht die EU diese Substanzen Schritt für Schritt rechtlich zu reglementieren, dann aber formieren sie wiederum als „Technische Hilfsstoffe" – zumindest bei den Extraktionslösungsmitteln.

Emulgatoren, Schutzgasen, Verdickungsmitteln, Geliermitteln, Festigungsmitteln zur Oberflächenhärtung, Trubstabilisatoren, Feuchthaltemitteln, Mitteln zur Erhaltung der Rieselfähigkeit und Überzugsmitteln.

» Stellen Sie sich vor, Sie kochen in Ihrer Küche einen Milchkakao. Der sollte baldmöglichst getrunken werden, denn nach wenigen Stunden ist der ganze Kakao auf den Boden des Gefäßes abgesunken, darüber schwimmt eine rötlich gefärbte Milch. Für eine industrielle Produktion ist jedoch eine lang anhaltende gleichmäßige Verteilung im Getränk Voraussetzung. Dies gelingt durch eine Zugabe von Carragenen. Sie halten die Kakaoteilchen in der Schwebe, so dass der Trunk auch noch nach wochenlanger Lagerung appetitlich aussieht und vollmundig schmeckt.[60]

» Angenommen, Sie kaufen tiefgekühlte Apfeltaschen „mit saftiger Füllung" – schließlich zählt Wasser zu den preisgünstigeren Rohstoffen. Sobald Sie die Teigtaschen daheim aufbacken, beginnt die Flüssigkeit aus dem Innenleben in den knusprigen Teigmantel zu suppen. Das Endprodukt ist dann alles andere als appetitlich. Glücklicherweise gibt es ein Dickungsmittel auf der Basis modifizierter Cellulosen, das bei einer Temperatur oberhalb von 60 °C das Wasser bindet und fest wird, um beim Abkühlen auf Verzehrtemperatur wieder flüssig zu werden. So beißt der Esser in eine knusprige Hülle und eine saftige Füllung.

» Vielleicht haben Sie sich auch schon einmal über Salatsoßen gewundert, in denen gleichmäßig verteilt Kräuter schwimmen. Nach den Gesetzen der Physik müssten sie eigentlich im Laufe der Zeit entweder obenauf schwimmen oder zu Boden sinken. Damit nichts dergleichen passiert, werden die Gesetze der Schwerkraft in der Salatsoße mit Hydrocolloiden, vorzugsweise dem biotechnologisch hergestellten Xanthan, ausgehebelt.[65] Und die schwimmenden Kräuter sind, wie Sie inzwischen wissen, nur „Schaukräuter". Wobei sich hier ein Teil der Kräuter vorteilhafterweise durch zerkleinerte Tomaten- und andere Gemüseschalen ersetzen lässt. Das sorgt für die appetitlichen bunten Punkte zwischen den grünen „Kräutern".

» Beim Bier spielt die Haltbarkeit eine wichtige Rolle. Dabei geht es nicht nur darum zu verhindern, dass es schal oder sauer wird, den Brauern bereiten vielmehr die Trübungen, die in der Kälte auftreten können, Sorgen. Ein trübes Bier beurteilen die meisten Verbraucher als „verdorben". Deshalb wird ein Kunststoff namens Polyvinylpolypyrrolidon (PVPP) zugesetzt, der die verantwortlichen Stoffe bindet.[64] Leider leidet darunter auch der Geschmack. Da der Zusatzstoff PVPP lebensmittelrechtlich zu den Technischen Hilfsstoffen gehört, können Deutschlands Brauer kein Problem mit dem Reinheitsgebot erkennen.

» Die Entwicklung von wärmeschockresistentem Speiseeis war ein wichtiger Schritt, um die Distribution (Verteilung) zu erleichtern. Denn seither nimmt die Eiscreme eine Unterbrechung der Kühlkette, sei es bei der Lieferung oder beim Heimtrans-

Wie Zusatzstoffe zu Gesundheitsboten wurden

Es gibt es eine ganze Reihe von Zusatzstoffen, die mit ihrer E-Nummer in denkbar schlechtem Rufe stehen, dafür aber gleichzeitig als sündhaft teure Nahrungsergänzungsmittel von allen Leiden dieser Welt befreien sollen. So verbessert E 300 die Maschinabilität von Hamburger-Brötchen (Vitamin C), E 306 verlängert die Haltbarkeit von Speiseölen (Vitamin E) und E 102 färbt Gurkenkonserven grün (Vitamin B_2). E 504 (Magnesiumcarbonat) soll den schlaffen Konsumenten von Energy-Drinks Power verschaffen und den Sportler vor Muskelkrämpfen schützen. Als Zusatzstoff bei der Herstellung von Kakao, zur Aufbereitung von Trinkwasser, als Antiklumpmittel im Salzstreuer und als Füllstoff für Kaugummi gibt es stets Anlass zu kritischen Fragen. Gleiches gilt für E 340 (Kaliumphosphat). Als Nährwertverbesserer hochgelobt, ist es als „Phosphatzusatz" in unserer Nahrung Gegenstand heftiger Kritik.
Manch ein Lebensmittelverarbeiter kann angesichts dieser irrationalen Wertschätzungen die Kritik an den Zusatzstoffen nicht mehr nachvollziehen. Ist ihm das zu verdenken?

port durch den Kunden, nicht mehr übel. Durch die Zugabe bestimmter Hydrocolloide wie Alginaten oder modifizierten Cellulosen taut das Eis in der Wärme nicht mehr so leicht auf und behält auch in angetautem Zustand seine Form, sodass es erneut tiefgefroren werden kann, ohne unappetitlich auszusehen.[58]

» PET-Flaschen für Fruchtsäfte, Cola und Eistee sind praktisch, weil durchsichtig und leicht. Aber sie haben einen Nachteil: Anders als Glasflaschen vertragen sie keine heißen Flüssigkeiten. Glas wird heiß befüllt, um den Inhalt keimfrei zu halten. „Kaltentkeimung“ heißt der Kunstgriff und Dimethyldicarbonat der Problemlöser. Dimethyldicarbonat ist ein Konservierungsmittel, das die Firma Bayer unter dem Handelsnamen Velcorin vertreibt. Velcorin ist insofern höchst ungewöhnlich, weil es, anders als gemeinhin von Konservierungsmitteln gefordert, weder ungiftig noch stabil ist. Und wenn Velcorin in die Flasche gegeben wird, hat es auch noch eine E-Nummer: E 242. Sobald dieser ätzende, brennbare, giftige Stoff die Keime im Softdrink abgetötet hat, zersetzt er sich in wenigen Minuten zu Methanol und Kohlensäure.[66] Damit ist Velcorin im juristischen Sinne nicht mehr „technologisch wirksam“, was es vor einer Deklaration schützt. Das Getränk ist nun frei von Keimen und auch „frei von Konservierungsmitteln“.

Generell ist einiges an stabilisierenden Zusätzen unverzichtbar, wenn Lebensmittel distribuiert werden müssen, wenn sie den Transport – ganz gleich, ob vom Hersteller zum Zentrallager, vom Zentrallager zum Supermarkt oder vom Supermarkt in den

Haushalt – unverändert überstehen müssen. Gleiches gilt für die Lagerung im Supermarkt oder Haushalt. Im Gegensatz zu den Stoffen zur Erhöhung der Maschinenfreundlichkeit müssen viele Stoffe zur Verbesserung der Stabilität deklariert werden, wenn sie die Stabilität des Endprodukts erhöhen.

Deshalb werden heute in über 90 % der Fälle physikalische Verfahren (wie Hitzesterilisation) zur Haltbarmachung angewandt, da sie meistenteils deklarationsfrei sind. Chemisch konserviert werden höchstens 10 % der Speisen, wenn man die Verwendung von Essig dazuzählt. Jede Art der „Konservierung", gleichgültig ob chemisch, biotechnologisch oder physikalisch, wird vom Verbraucher als überflüssig und unerwünscht angesehen. Zugleich wählen aber gerade aufmerksame Kunden am Regal bewusst das Produkt mit dem längsten Mindesthaltbarkeitsdatum. Wie wird da wohl ein Hersteller reagieren? Er wählt dasjenige Verfahren, das er nicht deklarieren muss.

Geschmacksdesign: Lukullisches aus dem Labor

Wenn wir essen, dann nicht mehr, weil uns der Hunger dazu treibt, sondern weil wir Appetit haben. Es geht nicht mehr ums Sattwerden, sondern um das Vergnügen am Essen. Diese Freude hängt wesentlich von den sensorischen Eigenschaften eines Produktes ab. Da gibt es weit mehr als nur Aroma und Farbe. Es geht um so komplexe Eindrücke wie das Mundgefühl (Kohlensäure), Kaugeräusche (Gurken), Kiefervibrationen (Chips), Mundauskleidung (Sahne), Elastizität (Gummibärchen), Temperaturempfinden (Pfefferminz, Chilis) oder Schmelzprofil (Schokolade, Fettaugenpulver). Der Verbesserung des Gaumenkitzels widmet sich eine eigene Wissenschaft: die Psychophysik.[75, 76, 77] Und damit die Produkte an die Genuss-Wünsche des Marktes angepasst werden können, benötigt man Zusatzstoffe.

» Es ist nicht immer leicht zu entscheiden, ob der Einsatzzweck eines Zusatzstoffes noch der Erhöhung der Stabilität oder schon dem Gaumenkitzel dient. Das wärmeschockresistente Speiseeis ist ein gutes Beispiel, denn die Hydrocolloide, die das Eis stabilisieren, beeinflussen zugleich den Gaumenkitzel. Sie sorgen für kleinere Eiskristalle, was dazu führt, dass sich die Eiscreme auf der Zunge cremiger anfühlt. Da der Verbraucher ein „gutes" Eis daran erkennt, dass er mit der Zunge gegen einen festen Widerstand eine sämige und nicht zu dicke Schicht Eis abreiben kann, die sogleich ihr volles Aroma entwickelt, wird versucht, genau diesen Effekt mit möglichst wenig Sahne und Frucht zu erzielen.[78]

» Wie sehr das Aussehen eines Produktes über Erfolg oder Misserfolg entscheiden kann, musste vor Jahren ein großer Getränkekonzern erfahren. Er unterzog eine neue Produktidee, ein wasserklares „Kristall-Cola", einem Geschmackstest. Da der Hauptbestandteil von Cola schlicht Wasser ist und Säuren, Koffein und Aromen ebenfalls farblos sind, genügte es, einfach auf den braunen Farbstoff „E 150“ zu verzichten. 30 erfahrene Testschmecker durften das farblose Cola probieren. Aber nur zwei erkannten den Geschmack wieder, sechs Personen glaubten an eine Zitronenlimo. Als in einem zweiten Durchgang die Tester ausdrücklich gefragt wurden, ob es sich „um ein Colagetränk“ handele, bestritten dies immer noch zwei von drei.[54] Merke: Auch der Verzicht auf Zusatzstoffe kann für den Hersteller ein Risiko darstellen.

» Trockenfrüchte im Müsli sind besonders schmackhaft, wenn sie saftig sind und damit den eher staubigen Charakter der Haferflocken ausgleichen. Leider findet dieser Ausgleich nicht erst beim Kauen statt, sondern beginnt schon beim Abfüllen. Die knusprigen und trockenen Bestandteile ziehen das Restwasser aus den Rosinen, sodass diese hart und die Crisps weich werden. Um das zu vermeiden, imprägniert man die Rosinen mit einer wasserundurchlässigen Schicht.[67] Dazu werden sie z. B. in eine warme Phosphorsäurelösung getaucht, um die Poren für das folgende Imprägnieren mit Glyzerin zu öffnen. Anschließend wird die Oberfläche mit einem Spezialöl auf Kokosbasis versiegelt.[68]

» Mikrowellenaromen sind vor allem bei Fertiggerichten mit Bratenanteil gefragt, da die Mikrowelle nicht brät. Durch entsprechende Bräunungs- und Aromatisierungssysteme ist dieses Problem inzwischen gelöst.[92] Vor der Versiegelung der Verpackung werden spezielle Reaktionskomponenten auf das Fleisch aufgesprüht, die im Herd des Kunden so reagieren, als wäre es ein Grill.[93] Vor seinen Augen wird nun der Instant-Braten im Mikrowellenherd schön braun und aromatisch.

» Den Diätgetränken verhalf die Wissenschaft der Psychophysik zum Durchbruch. Als die ersten Süßstoff-Limonaden auf den Markt kamen, mochte sie kaum einer trinken. Sie schmeckten einfach zu dünn. Normale Limonaden enthalten bis zu 150 g Zucker pro Liter. Der macht das Wasser nicht nur süß, sondern verändert auch dessen Fließeigenschaften, es wird zähflüssiger. Da Diätlimo statt viel Zucker nur einige Milligramm Süßstoff enthält, schmeckte das Getränk zwar genauso süß, blieb aber dennoch ziemlich wässrig. Beim Eingießen ins Glas merkt man davon nichts, aber Zunge und Gaumen spüren den Unterschied in der Vollmundigkeit. Dank diverser Hydrocolloide und anderer Stoffe, die die Fließeigenschaften des Wassers verändern und es viskoser machen, behaupten sich heute Diätgetränke auf dem Markt.[89, 90, 91]

Ohne Geschmacksdesign, ohne Gaumenkitzel haben aus Sicht von Herstellern und Handel neue Produkte keinerlei Chance auf dem verwöhnten bundesdeutschen

Wo bleibt das Positive? Unerwartete Ergebnisse

Fertiggerichte gelten im Allgemeinen als Merkmal einer „ungesunden" Kost. Doch das ist eine Frage der Perspektive. Auch wenn sich über Fragen von Verbrauchertäuschung durch Geschmacksdesign oder Imitate trefflich streiten lässt, in einem Punkt sind Fertiggerichte der „normalen" Kost sogar überlegen: Fertigkostesser haben weniger Probleme mit Krankheitskeimen. Menschen, die stattdessen viel Rohkost zu sich nehmen, beherbergen in ihrem Darm wesentlich mehr resistente Keime. Im Krankheitsfalle müssen sie ernsthaft damit rechnen, dass die resistenten Keime auch die Krankheitserreger immun gegen die eingenommenen Antibiotika machen.[16] Bei Versuchspersonen, die zweieinhalb Wochen lang Dosennahrung aßen, sank die Zahl der antibiotikaresistenten Keime nachhaltig. Schließlich ist haltbares Industriefutter keimfrei und somit auch frei von Resistenzgenen, die auf die Darmflora übertragen werden könnten.[17]

Dieses Ergebnis klingt zunächst wenig spektakulär, aber eine dänische Übersichtsstudie, bei der Daten von mehr als einer halben Million Menschen ausgewertet wurden, kommt zu dem Schluss, dass ernährungsbedingte Infektionen auch in den Industrieländern eine wichtige Rolle spielen und die Zahl der Todesfälle aufgrund von Spätfolgen unterschätzt wird.[15] Die Zunahme der Lebenserwartung der letzten 100 Jahre ist in erster Linie durch den starken Rückgang der Infektionskrankheiten bedingt gewesen (hierzu liegen eindeutige Daten aus den USA vor).[69] Dies verdanken wir weniger den Antibiotika als den Kanalarbeitern, die dafür gesorgt haben, dass Ausscheidungen aller Art in der Kläranlage landen. Dann der zentralen Trinkwasserversorgung. Schließlich der Landwirtschaft, insbesondere dem Veterinärwesen, und nicht zuletzt der Lebensmittelwirtschaft, hier veranlasst von staatlichen Hygienikern.

Angesichts der Manipulationen bei der Verarbeitung von Lebensmitteln glauben viele Menschen, es sei sicherer und gesünder, sich von möglichst rohen und frischen Lebensmitteln zu ernähren. Nun ist es eine Binsenweisheit, dass Rohmilchkäse, Schweinemett und roher Fisch, wie er in Form von Sushi-Häppchen auch bei uns immer beliebter wird, gewisse mikrobiologische und parasitologische Risiken bergen. Aber wer sich deshalb für vegetarische Rohkost entscheidet, ist auch nicht besser dran. Schließlich wurde sein Gemüse vorher mit tierischen Fäkalien gedüngt, die all jene Krankheitskeime enthalten, unter denen das liebe Vieh gelitten hat. Dazu kommen natürlich die Antibiotika, mit denen der Tierarzt den Bestand kuriert hat, und in deren Gefolge die Antibiotikaresistenzen.[80, 82]

Während das Schwein einer Fleischbeschau unterliegt, damit es bei der Schlachtung auch gesund ist, muss beim Salat eine Dusche mit Leitungswasser in der heimischen Küche genügen.

Leider werden manche Keime, wie die gefürchteten enterohämorrhagischen *E.-coli*-Stämme (EHEC), von den Wurzeln aufgenommen und im Gewebe eingelagert.[81] Da hilft

▷

auch das gründliche Putzen der Salatblätter nicht mehr. Einige Kinder haben EHEC-Infektionen mit dem Leben bezahlt.
Kein Wunder, wenn Hygieniker inzwischen mehr Lebensmittelinfektionen durch pflanzliche Rohkost als durch tierische Produkte wie Hack, Mayo oder Muscheln feststellen.[70] So fand eine Studie aus den hygienebewussten USA zahlreiche gefährliche Erreger auf frischem Obst, rohem Gemüse, Sprossen und in unpasteurisierten Fruchtsäften: Salmonellen waren praktisch allgegenwärtig, die Liste reichte von Alfalfa (Luzerne) über Orangensaft bis Wassermelonen; Botulismuserreger fanden sich auf Kohl und Pilzen, *E.-coli*-Bakterien auf Kressesprossen und Kopfsalat sowie im Apfelsaft, Listerien auf Bohnensprossen, Tomaten und Kopfsalat, Staphylokokken auf Radieschen und Möhren, Cholera-Erreger auf Kohl und Kopfsalat – um nur die wichtigsten Keime zu nennen.[18, 19] So erkrankten in Japan 1996 mehr als 6000 Menschen an mit *E. coli* verseuchten Sprossen, einige von ihnen bezahlten die gesunde Kost mit dem Leben, in den USA starben drei Personen an einer Hepatitis, die durch Zwiebeln übertragen worden war.[71] Auch in Großbritannien, Finnland, Dänemark, Schweden und Kanada kam es seit Mitte der 1990er-Jahre nach dem Genuss von frischen gekeimten Alfalfa, Kresse, Radieschen und Mungbohnen immer wieder zu Masseninfektionen.[18]
Das Bundesinstitut für gesundheitlichen Verbraucherschutz und Veterinärmedizin (BgVV) meinte dazu: „Zweifellos ist der Trend zu scheinbar ‚gesünderen' rohen Lebensmitteln, in Unkenntnis möglicher gesundheitlicher Gefahren, für den Anstieg von Lebensmittelinfektionen in Industrieländern mitverantwortlich."[16] Neben den veränderten Ernährungsgewohnheiten, wie einem erhöhten Pro-Kopf-Verzehr von frischen oder kaum behandelten Produkten, sei es zu Hause oder in „Salatbars", spielt sicherlich auch der wachsende Import aus Ländern ein Rolle, wo andere Hygienestandards herrschen.[19, 18] Dieser Ausflug in die Gefilde der Rohkost lehrt uns zwei Dinge: Erstens ist keine wie auch immer geartete Ernährungsform ohne Risiko, egal, ob mit oder ohne Zusatzstoffe. Und zweitens kann sogar die industrielle Fertigkost in einem Punkt einen objektiven gesundheitlichen Nutzen nachweisen, auch wenn dies von den Herstellern vielleicht so nie beabsichtigt war.

Markt. Deshalb setzen sie alles daran, die Wünsche des Verbrauchers zu ermitteln, um sie dann in Produkte umzusetzen, die seine Zunge, seine Mundhöhle und das Riechepithel in seiner Nase erfreuen. Aber genau genommen ist der Gaumenkitzel nur das eine – und in den Medien gerne besungene – Ende der Wurst. Das andere heißt Betrug. Es geht um die Täuschung des Gaumens. Denn wer sensorische Reize künstlich aufmotzen kann, kann bei der Rezeptur teure Rohstoffe oder Verfahren durch billigere ersetzen. Und genau da liegen Risiken. Mehr dazu im Kapitel „Der Appetit kommt beim Essen: Psychophysik".

Vertuschung als Dienst am Kunden?

Wenn wir weiter bequem und billig leben wollen, dürfen wir uns nicht wundern, wenn die Industrie unseren Speiseplan mit allerlei faszinierenden Zutaten anreichert. Auch ohne den Fragen nach der Schädlichkeit vorgreifen zu wollen, kann einen ein mulmiges Gefühl beschleichen, wenn man an die geradezu abenteuerlichen Manipulationsmöglichkeiten denkt, die die Lebensmittel-Technik eröffnet. Glauben die Hersteller wirklich, sie könnten sich hinter hübschen Werbespots verstecken, in denen sie die Kundschaft mit einer Welt aus vorindustrieller Zeit beglücken, in der Mönche Käse machen und Ritter sich um die Wurst streiten? Warum wohl erzeugen sie lieber an Dümmlichkeit kaum zu überbietende Markenbilder, statt dem Kunden reinen Wein einzuschenken? Glauben die Strategen der Branche wirklich, dass man mit Geheimniskrämerei auf lange Sicht bestehen kann?

Das Schweigen von Experten wie Etiketten wirkt befremdlich. Wenn alles so unbedenklich ist, warum bekennt man sich nicht ganz offen zu seiner – hoffentlich begründeten – Überzeugung? Die Vorstellung, die Wahrheit würde den Verbraucher nur verunsichern, all die wunderbaren Stoffe und Tricks seien ja nur zum Besten des Kunden und dessen Ablehnung sei irrational und unbegründet, liegt ein Menschenbild zugrunde, das die Experten erhöht und den Kunden erniedrigt. Nebenbei bemerkt: Die allermeisten Unternehmer würden eine solche Haltung ihnen gegenüber als unzulässige Bevormundung empfinden.

Und selbst wenn sie Recht hätten, ist ihre Haltung nicht akzeptabel. Denn es ist Sache des Kunden, was er essen möchte. In den Wäldern des Amazonas schätzen viele Menschen eine gebratene Vogelspinne als Delikatesse. Aus ernährungsphysiologischer Sicht handelt es sich um ein vollwertiges Lebensmittel, das den Idealvorstellungen der staatlich geförderten Deutschen Gesellschaft für Ernährung entspricht: fettarm, eiweißreich, voller sekundärer Spinnenstoffe und in Form feiner Härchen von „wertvollen Ballaststoffen" umgeben. Trotz dieser vernünftigen Argumente könnte es sein, dass es davor sogar die Lobbyisten graust. Man kann einen Menschen nicht dazu zwingen, etwas zu essen, was er nicht mag. Mit der berühmten „Vernunft" ist da nichts zu wollen – auch nicht bei einem Intellektuellen. Allein die Vorstellung, allein der Verdacht, im Essen könnten – ohne Deklaration – Spinnenbeine oder Extrakte aus Menschenhaaren zu finden sein, kann Kunden den Appetit verderben. Deshalb ist Offenheit oberstes Gebot. Ein informierter Kunde lässt sich auf Dauer nicht so leicht verunsichern. Sonst äße er auch keine Wurst im Naturdarm oder Gummibärchen aus Gelatine.

Viele Hersteller befürchten, mit einer ausführlichen Deklaration ihre Wettbewerbsfähigkeit zu gefährden, weil jeder anhand des Etiketts die Ware nachbauen könne. Doch das ist in den meisten Fällen barer Unsinn. Jeder in der Branche weiß, wie man Eiscreme, Fertigsuppen oder Backmischungen zusammenrührt. Schon allein die Lieferanten der Zusatzstoffe erzählen jedem potenziellen (Groß-)Kunden, welche Produkte von ihren wunderbaren Substanzen profitieren. McDonald's beweist auf seiner Internetseite, dass man zumindest in den USA der Öffentlichkeit reinen Wein einschenken kann. Dort hat der Konzern nahezu vollständige Zutatenlisten seiner Erzeugnisse veröffentlicht. Das Geheimnis von McDonald's sind nicht die Rezepturen, sondern die Psychophysik (siehe dort) – also das, was man daraus macht. Zudem unterscheiden sich die Rezepturen von Staat zu Staat, nicht nur aufgrund anderer lebensmittelrechtlicher Vorschriften, sondern auch aufgrund unterschiedlicher Erwartungen der Kundschaft an ein „gutes" Produkt. Dennoch bietet das Unternehmen trotz aller Unterschiede in den Rezepturen seinen Gästen, global betrachtet, relativ einheitliche Produkte.

Als Beispiel für den Umfang und die Grenzen einer quasi vollständigen Deklaration die Zutatenliste, die das Unternehmen zum Thema „Chicken McNuggets" – ein echtes Kunstwerk – zur Verfügung stellt: „Hähnchen, Wasser, Salz, modifizierte Maisstärke, Natriumphosphat, Hühnerbrühenpulver [Hühnerbrühe, Salz, natürliches Aroma (aus Hühnchen)], Würzung (Pflanzenöl, Rosmarinextrakt, Mono-, Di- und Triglyceride, Lecithin). Panade aus Wasser, gebleichtem Weizenmehl, angereichert mit Niacin, Eisen, Thiaminmononitrat, Riboflavin, Folsäure; gelbes Maismehl, modifizierte Maisstärke, Salz, Triebmittel (Natriumbicarbonat, Saures Natriumpyrophosphat, Natriumaluminiumphosphat, Monocalciumorthophosphat, Calciumlactat), Gewürze, Weizenstärke, Molkenpulver, Maisstärke. Panade in Pflanzenmargarine stabilisiert. Gekocht in teilweise gehärteten Pflanzenölen (kann partiell hydriertes Rapsöl und/oder Baumwollsaatöl und/oder Sonnenblumenöl und/oder Maiskeimöl enthalten). TBQH und Zitronensäure zur Haltbarkeitsverlängerung. Dimethylpolysiloxan als Schaumverhüter zugesetzt."

Trotz der umfassenden Deklaration hat McDonald's ein paar kleine Geheimnisse für sich behalten. Aber hier geht es weniger um die Art der verwendeten Stoffe als um ihre Funktion. Dies mag das Unternehmen zu Recht als Firmengeheimnis betrachten: Da ist z. B. der Begriff „Würzung" für eine Mixtur aus Rosmarinextrakt sowie zwei Emulgatoren (Mono-Diglyceride und Lecithin) und etwas Speiseöl. Der „Rosmarinextrakt" dient vermutlich weniger der Würzung, sondern eher der Haltbarmachung. Es handelt sich vermutlich um einen stabilisierten Fettzusatz zum ansonsten mageren Geflügelfleisch.

Niacin, Thiaminmononitrat, Riboflavin und Folsäure sind B-Vitamine, gelbes Maismehl bringt die schöne goldgelbe Farbe in die Panade, Calciumlactat ist ein Salz der Milchsäure, das den Geschmack des Triebmittels Natriumaluminiumphosphat in der Panade maskiert; beim Molkenpulver handelt es sich vermutlich um ein funktionales Additiv (siehe dort). „Und/oder" bedeutet, dass das Unternehmen je nach Weltmarktpreis das Öl oder die Ölmischung wählen kann, die gerade am billigsten ist. TBHQ ist ein Antioxidans namens tertiäres Butylhydroxychinon, die Zitronensäure verbessert die antioxidative Wirkung des TBHQ.

Trotz der vollständigen Deklaration bleiben noch einige Fragen offen: Womit wurde das Mehl gebleicht? Um welche Art von modifizierten Stärken handelt es sich jeweils? Woraus besteht das „Molkenpulver" wirklich? Stammt das „natürliche Aroma" tatsächlich ausschließlich aus Hühnerbrühe oder wurde es – was anzunehmen ist – mit Reaktionsaroma gestreckt bzw. standardisiert? Und vor allem: Welche edlen Fleischteile des Huhns wurden zu Nuggets verleimt?

Es ist ein Frage der Perspektive: Ist das Glas halb voll oder halb leer? Ganz gleich, wie man die Informationspolitik des amerikanischen Unternehmens beurteilt – sie informiert über Dinge, die für deutsche Unternehmen (einschließlich der deutschen Niederlassung von McDonald's) unvorstellbar sind. Deshalb sind in Deutschland die Gläser des Verbraucherschutzes auch nicht halb voll, sondern enthalten lediglich den abgestandenen Bodensatz vom „strengen deutschen Lebensmittelrecht".

Es geht auch anders: zwei positive Beispiele

Es gibt zwei Wege, den Verbraucher reell zu bedienen. Der eine besteht darin, dem Kunden schlicht die Wahrheit zu sagen, auch dann, wenn dabei zehnmal so lange Zutatenlisten zutage treten sollten wie bisher. Wenn das Etikett zu klein ist, dann ist im Internet immer noch Platz genug. Der andere Weg besteht darin, statt einer „ehrlichen Deklaration" gleich ein „ehrliches Produkt" anzubieten. Denn man braucht nicht für alles und jedes zwingend Zusatzstoffe, schließlich wurden Lebensmittel die längste Zeit ohne jene wohlfeilen Hilfen aus Chemie und Biotechnologie produziert. Es mag sein, dass die Automatisierung der Produktion zu Zugeständnissen zwingt, aber es darf doch bezweifelt werden, ob der Umfang des Zusatzstoffeinsatzes stets vernünftig ist. Verschiedene Unternehmen haben sich deshalb entschlossen, auf Zusatzstoffe zu verzichten oder sie zumindest auf ein Minimum einzuschränken. Hier haben Vertreter der Biobranche – wie so oft – Pionierarbeit geleistet.

Ein solcher Pionier war die Neumarkter Lammsbräu, die Bier ohne die in Deutschland üblichen Zusatzstoffe braute – damals für viele Konkurrenten ein reichlich exotisches Ansinnen.

Das Unternehmen hat seine Verfahrenstechnik ebenso wie Qualitätsanforderungen an die Rohstoffe offengelegt. Darin verzichtet die Brauerei beispielsweise auf das Schwefeln von Hopfen, Malz und Kronkorken oder auf den Einsatz der praktischen Hopfenextrakte. Sie nimmt gleichermaßen Abstand von allerlei kostensparenden „Kunstgriffen" wie das Abpressen der Brauhefe, um daraus noch ein bisschen Restbier zu gewinnen.

Das sogenannte Reinheitsgebot darf eher als genialer Werbegag gewertet werden, der den Nationalstolz bedient. Bei nüchterner Betrachtung bleibt nicht viel davon übrig, auch wenn es stimmt, dass Deutschlands Brauern nicht die gleiche Palette an Zusätzen zur Verfügung steht wie andernorts. Dass das deutsche Bier aber deshalb den belgischen, tschechischen oder österreichischen Erzeugnissen qualitativ überlegen wäre, wird nicht nur von unseren Nachbarn bezweifelt. Vielleicht hat das weniger mit den Zusatzstoffen zu tun als mit unseren High-Tech-Verfahren, die sich meilenweit von dem entfernt haben, was einstmals als gutes Brauwesen galt. Und warum erfährt man davon nichts in den Medien? Vertreter der Fleischwirtschaft formulierten es einmal so: Hätten wir genauso viel Geld in die Werbung gesteckt wie die Brauwirtschaft – in Deutschland hätte niemand über BSE gesprochen.

Vorbildlich war auch das Verhalten der Tiefkühlfirma Frosta, die bei ihren Fertiggerichten auf Zusatzstoffe weitgehend verzichtet. Warum nicht ganz? Weil die Substanzen, die das örtliche Wasserwerk zur Aufbereitung des Trinkwassers verwendet, nun einmal Zusatzstoffe sind. Außerdem handelt es sich um Tiefkühlkost. Um eine ansprechende Qualität zu gewährleisten, wird das Produkt mit flüssigem Stickstoff schockgefrostet. Das ist auch dann ein Zusatzstoff, wenn er nicht mehr im fertigen Produkt vorhanden ist. Weil Stickstoff der Hauptbestandteil der Luft ist, nehmen wir diesen Zusatzstoff mit jedem Atemzug zu uns. Damit ist aber eine Auslobung „ohne Zusatzstoffe hergestellt" unmöglich. Zudem gibt es Bereiche, in denen ein puristischer Ansatz ziemlich ins Geld geht, ohne dass der Kunde dafür einen echten Nutzen erhält. Ein Beispiel: Calamares müssen enthäutet werden. Dies geschieht durch schlichtes Einsalzen. Aber Salz enthält Rieselhilfsstoffe. Ginge es nicht auch ohne?

Im Prinzip ja. Da Calamares aber nicht in der Weser gefangen werden, sondern die besten Qualitäten aus südlichen Küstenländern kommen, in denen Handarbeit billig ist, müsste man dem Lieferanten ein rieselhilfsstofffreies Salz aus Europa zur Verfügung stellen. Warum gibt es solches nicht vor Ort? Weil Salz, wenn es in größerer Menge gelagert wird, zusammenbackt – und zwar so sehr, dass es nur noch mit Presslufthämmern in kleinere Bruchstücke zerlegt werden kann. Für die Menschen in ärmeren Ländern ist ein solcher Verlust nicht vertretbar. Deshalb ist es aus ihrer Sicht ein Stück Verbraucherschutz, wenn das Salz mit ebenso billigen wie harmlosen Rieselhilfsstoffen versetzt wird. Und deshalb wird zur Herstellung einer Paella – rein juristisch betrachtet – über das Enthäuten ein Zusatzstoff verwendet. Natürlich spielt er in den fertigen Calamares keine Rolle mehr.

Aber könnten Unternehmen wie Frosta ihre Leistungen nicht etwas lauter bewerben? Stellen Sie sich nur einmal vor, auf der Tiefkühlpackung stünde „jetzt ohne Schaumverhüter"! Kein Mensch würde so etwas kaufen, sondern sich im Stillen fragen, was da neben den „Verhütern" noch für Schweinereien drin sein mögen. Durch seine Politik der unaufrichtigen Deklaration hat es der Gesetzgeber geschafft, den Verbraucher wirksam vor ehrlicher Ware zu schützen.

Der Verzicht auf Zusatzstoffe war im Falle von Frosta ein Experiment mit offenem Ausgang. Damals war die gesamte Fachwelt überzeugt, dass es nicht möglich sei, geschmacklich ansprechende Fertiggerichte ohne eine breite Palette an Zusatzstoffen und Aromen herzustellen. Umso größer war die Überraschung, als das Ergebnis vielfach sogar besser als erhofft ausfiel. Natürlich sind solche Produkte teurer, weil der Verzicht auf Aromen, Farbstoffe und vor allem Geschmacksverstärker dazu zwingt, anständige Rohstoffe in haushaltsüblicher Menge zuzusetzen. Wenn es nach Fleisch schmecken soll, muss eben Fleisch hinein, und für den Safranreis genügen nicht preiswerte Aromen, sondern es braucht echten Safran, und der ist teuer. Es bleibt jedem selbst überlassen, wie er den Preis bewertet. Aber wer statt Fleisch lieber Glutamat bezahlt, bekommt schlicht etwas früher wieder Appetit – z. B. auf eine Tüte Chips.

Der Appetit kommt beim Essen: Psychophysik

Beim Geschmacksdesign geht es, wie wir gesehen haben, um mehr als nur um eine Aromatisierung. Wie der Name schon andeutet, sucht die „Psychophysik" nach einer Verknüpfung physikalischer Messdaten und Empfindungen und Emotionen, die sich nicht direkt messen, sondern nur indirekt ableiten lassen. Ihre Wurzeln reichen bis ins 19. Jahrhundert zurück, doch die Psychophysik des Geschmacks ist zweifellos ein Spross des 20. Jahrhunderts. Eines der ersten sensorischen Forschungsinstitute war übrigens von der US-Armee im Zweiten Weltkrieg eingerichtet worden, denn vielen Soldaten schmeckte die Militärverpflegung nicht, und man befürchtete negative Auswirkungen auf die Kampfmoral.[406]

Anfangs arbeiteten die Experten noch mit richtigen Totenschädeln, um die Kieferbewegungen aufs Genaueste zu vermessen. Ja, sie pflanzten sogar Mikrophone ein, um die Geräusche im Mund zu belauschen. Das erwies sich als schwieriger als zunächst gedacht, denn die Kaugeräusche erreichen unser Ohr auf zwei Wegen: Zum einen gelangt die Botschaft über Schallschwingungen, zum anderen über den Kieferknochen zum Ohr. Auch wenn der Totenschädel als Werkzeug der Psychophysik noch immer nicht ausgedient hat,[202] werden Chips heute vorzugsweise „maschinell gekaut" – mit dem „Crunchmeter", das Cornflakes und Kartoffelchips auf ihre Knusprigkeit prüft. Dabei werten Mikrofone die Geräusche aus, die beim Zermalmen des Produkts entstehen, und übersetzen sie auf der Basis fraktaler Geometrie optisch in Käuferwünsche.[201] Wenn das nicht Dienst am Kunden ist!

Der Verbraucher wird seither – wenn immer möglich – aufs Genaueste vermessen und sein Innerstes im Dienste der Wissenschaft bzw. des Auftraggebers ausgelotet. Schließlich geht es längst nicht mehr um profane Nahrungsaufnahme, sondern um einen Wettlauf um den besten Gaumenkitzel. Da werden mit dem EEG Hirnströme gemessen, mittels EKG die Herztätigkeit bestimmt, Atemfrequenz und Einatemtiefe registriert, Veränderungen der Pupillen verfolgt, Blutdruck und Blutvolumen per Plethysmographie aufgezeichnet und elektromyographisch die Aktivität der Gesichtsmuskulatur beim Kauen vermessen.[202] Das britische Unternehmen Leatherhead Food lobt denn auch die Elektromyographie als eine „neue und aufregende Technik"; mit ihr werden „alle Aspekte des Kauens: Speichelfluss, Temperaturveränderungen und Speisezerkleinerung" erfasst.[83] Andere Spezialisten messen Hautleitfähigkeit und

Marcel Prousts Duft der Kindheit

Warum betreiben Lebensmittelproduzenten einen derartigen apparativen Aufwand? Warum die Testkoster nicht einfach fragen, wie ihnen das neue Produkt schmeckt? Nun, wahrscheinlich können sie einen Teil dessen, was sie beim Verzehr empfinden, gar nicht in Worte kleiden. Denn während Geschmacksqualität und -quantität bewusst via Großhirnrinde wahrgenommen werden, wird der „Genuss", das Lustempfinden, das uns der Verzehr eines Stücks Schokolade bereitet, im Belohnungszentrum empfunden und verarbeitet.[75] Dieses Belohnungszentrum gehört zu einer alten Gehirnregion, dem limbischen System, in dem Stimmungen, Gefühle und Assoziationen gespeichert werden – und es ist beteiligt an der emotionalen Einfärbung von Erinnerungsinhalten.[210]

Das gilt ganz besonders für das Empfinden von Dufteindrücken. Geruchsmoleküle haben eine direkte Verbindung zum limbischen System, sie „haften" viel tiefer als optische Eindrücke und werden kaum je ganz vergessen.[211] Deshalb erinnern sich alte Menschen sehr gut, wenn etwas genauso schmeckt wie in ihrer Kindheit, auch wenn die allermeisten anderen Eindrücke aus dieser Zeit längst verblasst sind. „Die Zeit scheint beim Geruchsgedächtnis keine Rolle zu spielen", wunderte sich der renommierte Sensoriker Trygg Engen.[85] Auch die Wahrnehmung von Aromen, also einer Mischung aus Geschmacks- und Geruchseindrücken, hat offenbar eine ähnlich ausgeprägte „Löschresistenz". Geruch und Geschmack sind oft mit Lust und Genuss oder aber auch mit Abneigung und Ekel verknüpft, und stark emotional geprägte Lerninhalte werden ganz allgemein besser behalten als „Wertfreies", wie lateinische Vokabeln oder mathematische Formeln.[208]

Aromen können daher auch lebhafte Erinnerungen und Assoziationen hervorrufen. Ein berühmtes literarisches Beispiel ist die „Madeleine-Episode" in Marcel Prousts Romanepos *Auf der Suche nach der verlorenen Zeit*. Dort fühlt sich der Erzähler durch den Duft eines Stücks Gebäck (Madeleine) in das Universum der Kindheit zurückversetzt: „...sobald ich den Geschmack jenes Madeleine-Stücks wiedererkannt hatte, das meine Tante mir, in Lindenblütentee getaucht, zu geben pflegte ... stiegen ... alle Blumen unseres Gartens und die aus dem Park von Swann und die Seerosen der Vivonne und all die Leute aus dem Dorf und ihre kleinen Häuser und die Kirche und ganz Combray und seine Umgebung, all das, was nun Form und Festigkeit annahm, Stadt und Gärten, aus meiner Tasse Tee."[212]

Diese starken, unterbewussten Gefühle, die sich durch Aromen auslösen lassen, versuchen sich Lebensmittelproduzenten zunutze zu machen, um Kunden zu „Produkttreue" zu veranlassen. Die zum Nestlé-Konzern gehörige Firma Synfleur machte daraus in ihrer Werbung kein Geheimnis; sie pries „Aromen und Düfte" an, „die Ihre Kunden in Kauflaune versetzen ... wieder und wieder". Auch wenn das sicherlich eine werbliche Übertreibung ist, so zeigt es, wovon die ganze Branche träumt.

Hautwiderstand – die Testkoster werden sozusagen an einen „Lügendetektor" angeschlossen. Damit lassen sich zwar entgegen dem plakativen Namen keine „Lügen" feststellen, aber sehr wohl die emotionale Erregung beim Kosten von Speisen.

Ist endlich erforscht, welche Geschmackserlebnisse vom limbischen System als besonders attraktiv empfunden werden, so macht sich ein Stab von Geschmacksdesignern und Food-Technologen daran, das Gewünschte zusammenzubasteln. Und dabei werden nicht nur Geruch und Geschmack sowie die Optik eines Produkts berücksichtigt, sondern auch Schmelzverhalten, Textur und Knusprigkeit. Also wird die Schnittfestigkeit von Butter bestimmt, bevor sie aufs Brot darf, das Biegebruchverhalten von Schmelzkäse, bevor er sich auf den Toast schmiegt, und das richtige „Mouthfeel", das Mundgefühl von Instant-Kartoffelbrei, bevor er in die Tüte kommt.[205–207, 209] Schließlich ist die Zunge, was den Tastsinn angeht, noch empfindlicher als die Fingerspitzen. Weil sie wie eine Lupe wirkt, findet sie sofort das sprichwörtliche „Haar in der Suppe" und spürt's, als wär's eine kräftige Borste.[208]

Zielort Psyche

Unter dem Slogan „mit unseren Geschmacksmodulen werten Sie Ihre Produkte im Wettbewerb kulinarisch auf", offerierte der Chemiekonzern Hoechst der Lebensmittelindustrie ausgeklügeltes Aroma-Tuning.[83] Die Food-Designer sind aber nicht nur auf der Suche nach dem universell akzeptablen Geschmack oder nach Produkten, die uns buchstäblich das Wasser im Munde zusammenlaufen lassen und so Appetit „auf mehr" machen.[214] Für sie steht auch die Befriedigung psychischer Bedürfnisse im Mittelpunkt – meist der Ausgleich von Missbefindlichkeiten wie Frustration, Unruhe oder Langeweile.[213] Sehen wir uns einmal einige besonders beliebte Snacks und Leckereien etwas näher an:

Die Kartoffelchip-Industrie ist auf die Sättigung oder besser die Übersättigung von Fernsehzuschauern spezialisiert. Das hat nach Ansicht der Psychophysiker seinen guten Grund: Chips bieten ein Ventil für Anspannungen oder Aggressionen, wie sie beim Anschauen eines Thrillers, Fußballspiels oder Familiendramas entstehen. Sind die Bösewichter aggressionslösend bis auf den letzten Brösel zermalmt worden, folgt die nächste Kauphase: Der durchgespeichelte weiche Brei streichelt den Gaumen, bevor er entspannt heruntergeschluckt wird.[213] Und tut sich auf dem Spielfeld oder im Spielfilm nichts Aufregendes, so sorgt wenigstens das „Kauvergnügen", die Geräuschkulisse beim Knuspern und Knacken für ein wenig Unterhaltung.[203]

Neben Crunchmeter-geprüfter Brüchigkeit sorgt eine durchdachte Aromatisierung dafür, dass aus einem profanen frittierten Kartoffelschnitz ein genussvolles „Esserlebnis" wird. Schon beim Öffnen der Tüte soll einem das Wasser im Munde zusammenlaufen. Deshalb riecht der Inhalt dank 2-Methoxy-3-ethylpyrazin intensiv und appetitanregend nach frischen Bratkartoffeln. Als „Backgroundflavor" unterstreicht der Aromastoff den Kartoffelgeschmack und rundet ihn ab. Die spezielle „Chipsnote" liefert 2-Etyhyl-3,6-dimethylpyrazin, und die ungarische Puszta-Romantik steuert das scharfe 2-Methoxy-3-isobutylpyrazin bei.[215, 216]

Aber warum können Chipskonsumenten, selbst wenn sie satt sind, einfach nicht von der Tüte lassen, bis sie bis auf den letzten Krümel geleert ist? Nun, Kartoffelchips sind nicht nur knusprig, sondern auch so würzig, dass uns buchstäblich das Wasser im Munde zusammenläuft. Jeder Chip lockt – unterstützt vom Geschmacksverstärker Glutamat – neuen Speichel. Beim Kauen wird dieser vom Salz und der trockenen Kartoffelscheibe gebunden. Gleichzeitig werden dabei Geschmacksstoffe freigesetzt, die ebenfalls den Speichelfluss in Gang halten. Da so ein Chip sehr leicht ist, spielt es aus der Sicht des Chipsessers keine Rolle, ob er sich den nächsten Chip noch gönnt oder ihn liegen lässt. Sein Motto: Einer geht noch rein – so lange, bis sich das Gefühl von Überfressen bemerkbar macht.[83] Je mehr Speichelüberfluss, so eine der wichtigsten Erkenntnisse der Psychophysiker, desto größer der „Appetit auf mehr".[220]

Wir sollten aber bei aller Kritik nicht vergessen, dass manche Produkte diese verführerische Eigenschaft „von Natur" aus haben, ohne dass Food-Designer ihre flinken Fingerchen im Spiel hatten, beispielsweise geröstete Erdnüsse. Auch hier wirkt das gleiche Prinzip wie bei den Chips: Es macht keinen Unterschied, ob ich das nächste Nüsschen noch esse oder nicht. So wird die Packung leer. Aber auch Erdnüsse lassen sich noch einen Kick weiter steigern, indem man sie salzt und mit Glutamat und Röstaromen imprägniert.

Genuss ist seit je auch ohne Psychophysik möglich. Auch Pommes und Chips waren ursprünglich keine Erfindungen der Fast-Food-Industrie in der fiesen Absicht, die Kundschaft zu mästen. Die Fritten kommen aus Frankreich. Als „Pommes Pont Neuf" wurden sie auf den Boulevards von Paris bereits in der zweiten Hälfte des 19. Jahrhunderts angeboten. Schnell ging das Erfolgsprodukt um die Welt. In den USA hießen sie zunächst „Saratoga potatoes". In Saratoga Springs, einem berühmten Badeort, erfand dann ein Koch namens George Crum die Chips – aus Zorn über einen Gast, dem die Pommes zu matschig waren. Er schnitt seine Kartoffeln in extra dünne Scheiben und frittierte diese, bis sie kross waren.[84]

Inzwischen gibt es in unseren Supermärkten wieder ganz „normale" Chips – so wie einst in Saratoga Springs – ohne Glutamat und Aromatricks. Da können sogar Chipsliebhaber aufhören, wenn sie satt sind und nicht erst eine halbe Tüte später. Für den Hersteller hat das Produkt allerdings einen Nachteil: Er ist nun auf einwandfreie Rohware angewiesen und kann auch Produktionsfehler nicht mehr mit Aromen korrigieren.

Die Erfolgsstory des Hamburgers beruht auf einem ähnlichen Prinzip – allerdings ist das Objekt der Begierde zu groß, so dass kaum jemand mehrere bestellt und vertilgt. Beim Hamburger sorgt zunächst der Geruch des angetoasteten Brötchens, der „Soft Roll", für den ersten Speichelfluss. Doch die Soft Roll ist saugfähig wie ein Küchenschwamm und absorbiert den Speichel. Deshalb benötigt das System einen weiteren „Speichellocker". Den bietet dann die penetrante süßsaure Soße, die beim Hineinbeißen hervorquillt. Der Speichel fließt noch, wenn Soft Roll samt Fleischpattie längst hinuntergeschluckt sind.[75] Weil das Wasser auch nach der Mahlzeit im Mund zusammenläuft, fühlen sich viele Hamburgerliebhaber direkt nach dem Verzehr noch nicht richtig satt. Das Sättigungsgefühl stellt sich später ein, dann, wenn der Speichelfluss versiegt ist.[83]

Darf's zum Nachtisch etwas Süßes sein? Schokolade ist für viele Menschen das Non-plus-Ultra des Genusses. Doch die Schokoladenliebhaber lieben nicht alle das Gleiche. Psychophysiker unterscheiden zwei Genusstypen: die „Lutscher" und die „Beißer". Der typische „Lutscher" ist ein empfindsam-romantischer und harmoniebedürftiger Zeitgenosse. Mit dem zarten Schmelz verpasst er sich ein paar tröstende Streicheleinheiten am Gaumen. Die sportlich-dynamischen „Beißer" hingegen mögen es hart und knackig, um beim Zerbeißen ihre Aggressionen abzuleiten. Lutscher-Schokolade wird deshalb in einer heilen Schmusewelt konsumiert, knackige von coolen Typen im Sportwagen. Es ist übrigens nicht möglich, ein und dieselbe Schokolade für beide Zielgruppen herzustellen. Natürlich wechselt der Kunde von Fall zu Fall von der einen zur anderen Gruppe, z. B. wenn der Beißer einen Strafzettel bekommen oder die Besucherin von Milva-Konzerten einer Konkurrentin den Freund ausgespannt hat.[87]

Schokolade bietet ein reichhaltiges sensorisches Programm: Wir verwandeln beim Kauen ein hartes, glattes Stück erfolgreich in eine warme, weiche Masse, deren Schokoladengeschmack mit voller Intensität hervortritt. Je mehr Merkmale sich im Mund dynamisch verändern, desto größer das Esserlebnis. Für das sinnliche „Im-Munde-Zergehen" ist die Kakaobutter verantwortlich, die mit 33–35 °C knapp unter Körpertemperatur im Mund weich wird, was den Kauerfolg merklich unterstützt. Da sie beim Schmelzen außerdem Energie verbraucht, kühlt sie den Gaumen. Bei Eiskonfekt nimmt man Kokosfett, das beim Schmelzen noch mehr Energie verbraucht als Kakaobutter.[87]

Das alles ist zwar schön und gut, erklärt aber noch nicht, warum viele Menschen die ganze Tafel aufessen, obwohl sie ja eigentlich nur zwei kleine Stücke oder allerhöchstens einen Riegel goutieren wollten. Der Trick: In der Schlussphase des Schmelzens bzw. beim Schlucken entwickelt sie eine penetrante, ja unangenehme Süße. Nach dem Schlucken hinterlässt die Schokolade dank der Kakaobutter eine typische, leicht fettig-pelzige Mundauskleidung, die ein klein wenig unangenehm ist. Gegen beide Geschmacksprobleme gibt es eine ganz einfache Abhilfe: Das nächste Stück– kühl, glatt und hart. Und so verputzt der Schokoladen-Junkie, egal, ob larmoyanter Lutscher oder aggressiver Beißer, entgegen seinem erklärten Willen Riegel für Riegel eine ganze Tafel.[87] Wer's nicht glaubt, kann's ja einmal selbst ausprobieren: Vereinbaren Sie bei der nächsten Tafel mit sich selbst, nach dem zweiten Stück einfach eine Viertelstunde zu warten, bis der Rest genüsslich verdrückt wird. Bis dahin ist der unangenehme Geschmackseindruck am Gaumen verschwunden und damit oft auch der Appetit auf Schokolade.

Ein wahres Meisterwerk der Geschmackdesigner ist der Kaugummi; hier wurde die Trennung zwischen Nährwert und Genusswert auf die Spitze getrieben: Nichts als ein wenig aromatisierte Zuckermasse auf Kunststoffbasis, aber welch ein Kauerlebnis! Bis es so weit ist, bedarf es allerdings einiger technologischer und chemischer Kunstgriffe. Denn erst durch den Zusatz von Zuckern, Aromen, Säuren, Gleitmitteln, Weichmachern, Füllstoffen usw. erhält die ursprünglich steinharte Kaumasse die gewünschte Elastizität. Anfangs ist sie regelrecht zerbeißbar oder lädt zum geräuschvollen und splitternden Durchbeißen ein. Nach diesem Aggressionsimpuls kommt die Phase des kräftigen Kauens. Dabei wird der Gummi allmählich weicher. Das vermittelt ein gewisses Erfolgsgefühl. Der Kaugummi darf jedoch nicht zu schnell weich werden; der Kunde würde das Produkt sonst für herausgeworfenes Geld halten. Die Weiche darf aber auch nicht zu lange auf sich warten lassen, da das Kauen sonst frustrierend wirkt.[213]

Wer es gern etwas genauer wissen möchte: Kaugummis können Ascorbylpalmitat (E 304) und Gallate (E 310–312) als Antioxidanzmittel, Betain (E 162) als Färbemittel, Zuckerester von Speisefettsäuren (E 473), Zuckerglyceride (E 374), Butylhydroxytoluol (E 321) und Sorbitanfettsäureester (E 491–495) als Emulgatoren, Stabilisatoren und Schaumverhüter, Butylhydroxyanisol (E 320) als Konservierungsmittel, Glyzerintriacetat (E 1518) als Weichmacher[20], Karayagummi (E 416) als Verdickungsmittel, dazu Füllstoffe, Formtrennungsmittel und bei zuckerfreien Kaugummis auch Harnstoff (E 927 b) als Geschmacksverstärker enthalten.

Schließlich ist der Kunststoff durch das Herauslösen des Zuckers, der ca. 70 % des Gummis ausmacht, klein und fest geworden. Das ist der Zeitpunkt, wo er praktisch alle veränderlichen Genussreize verloren hat. Jetzt, wo er nur noch zum gleichmäßigen Kauen einlädt, wird er meistens ausgespuckt. Psychophysiker sehen beim Kaugummi ein ähnliches Szenario wie bei den Chips: Kauen löst innere Anspannung, lindert Nervosität und baut Stress ab. Das Ende des Kauens tritt ein, wenn durch das Fehlen neuer Genussreize der Speichelfluss nachlässt, denn auch der Kaugummi gilt als typischer „Speichellocker".[20]

Mehr Schein als Sein: Aromatisierung

Dreh- und Angelpunkt des psychophysikalischen Designs ist natürlich das Aroma. Die Lebensmittelwirtschaft kann sich aus einem schier unerschöpflichen Fundus bedienen: einem Sortiment von schätzungsweise 2600 Aromastoffen. Aber wie viele es wirklich sind, weiß niemand so genau. Immerhin hat die Aromenindustrie inzwischen damit begonnen, die Stoffe zu katalogisieren und so weit wie möglich zu bewerten. Die wichtigste Erkenntnis, die sie dabei zutage fördern wird, ist, dass unser Wissen über die Wirkung von Aromen immer lückenhaft bleiben wird.

Die Zahl der verfügbaren Aromastoffe ist keinesfalls identisch mit dem Angebot an Aromen. Denn ein Aroma besteht in aller Regel aus einer Kombination von Einzelstoffen, die erst im Zusammenspiel den charakteristischen „Geschmack" ergeben. Dahinter steckt eine Besonderheit unserer Sinne: Wenn wir etwas sehen, können wir im Unterschied zum Riechen alle Details beschreiben. Bei der Betrachtung eines Stilllebens bereitet es keine Schwierigkeiten zu sagen, welche Früchte abgebildet sind, um wie viele es sich handelt, welche Farbe sie haben, wo sie liegen und ob womöglich ein Käfer darüberkrabbelt. Kein Detail entgeht uns, wenn wir nur aufmerksam genug hinschauen.

Beim Riechen bzw. Schmecken ist das völlig anders. Auch hier gibt es zahllose Details – aber wir wissen nichts über sie. Wir sprechen von „Erdbeere" oder „Bratwurst" oder „Kaffee", können jedoch keine Angaben über die zahlreichen einzelnen Aromastoffe machen, die unsere Vorstellung ausgelöst haben. Wir haben dafür nicht einmal eine Sprache. Wenn man Menschen darum bittet, einen Geschmack bzw. Geruch zu charakterisieren, fehlen den meisten dafür die Worte. Versuchen Sie es doch einmal mit ihrem Lieblingsparfüm. Bei Gerüchen flüchten wir am liebsten in Vergleiche: Das Parfüm riecht wie eine Sommerwiese mit etwas „Exotik". Aber letztlich weiß niemand so recht, was er sich darunter vorstellen soll.

Unser Geruchssinn ist entwicklungsgeschichtlich wohl unser ältester Sinn. Seine Arbeit erledigt er, ohne damit unser Bewusstsein zu behelligen. Dieses erfährt nur das Ergebnis „Kaffee". Da geruchliche Eindrücke im Alltag – wir nehmen Tag für Tag etwa 20 000 unterschiedliche Gerüche wahr – meist nicht der kritischen Wertung unseres Bewusstseins unterliegen, halten wir das Ergebnis stets für „wahr". Schmecken wir Erdbeere, ist das der Beweis, dass „Erdbeere" drin ist. Beim Sehen sind wir eher bereit einzugestehen, einer optischen Täuschung aufgesessen zu sein, aber unserem feinen Näschen trauen wir bei jedem Atemzug. Das machte die Aromenwirtschaft – die ja nichts anderes als „geruchliche Täuschungen" produziert – so erfolgreich. Eine Industrie, die in ähnlicher Weise versuchen wollte, „optische Täuschungen" zu verkaufen, wäre schnell entlarvt.

Betrachten wir einmal die Aromastoffe in einem Kaffee. Normalerweise würde man erwarten, dass sie alle irgendwie Kaffeeduft verströmen. Aber das ist ein Irrtum. Die meisten Aromastoffe frisch gebrühter Bohnen verströmen, für sich alleine berochen, alle möglichen Düfte, die nicht die Bohne nach „Kaffee" riechen: nach Spiegelei, Geranien, Erdbeere, sauren Gurken, Desinfektionsmittel, Pfirsich, Buttersäure, Tabak, Bratfisch, Zwiebel oder Raubtier-Urin.[208] Ein Kaffee-Aroma setzt sich aus Dutzenden derartiger Komponenten zusammen. Erst ihr Zusammenspiel erzeugt bei uns im Kopf die Vorstellung von einer duftenden Tasse Kaffee. Übrigens: Wenn Sie jetzt versuchen sollten, in Ihrer Garage Zwiebelsaft mit Bratfischlake und Katzenpipi zu mischen, werden Sie natürlich nicht auf Mokkadüften schweben. Erstens sind auch diese Gerüche aus den unterschiedlichsten Aromastoffen zusammengesetzt, und zweitens ändern viele Aromastoffe ihren Geruchseindruck je nach Konzentration. Ein und derselbe Stoff riecht verdünnt nach Hähnchen, in einer höheren Konzentration nach Kohl und noch stärker konzentriert nach Fäkalien.

Warum erzählen wir Ihnen das alles? Von der technischen Nutzung dieser Feinheiten lebt die Aromenindustrie. Denn wer im Kaffee einen Stoff entdeckt, der nach Brathering riecht, kann damit leckere Fischaromen nachbauen. Dafür findet er im Hering vielleicht eine Substanz, die sich für ein spezielles „Parfüm" für Gebrauchtwagenhändler eignet. Denn die haben ein Spray, mit dem man alten Autos den Geruch von Neuwagen verleihen kann. Das erhöht die Preisbewilligungsbereitschaft des Kunden. Und im „Aroma" eines abgegriffenen Lederlenkrades steckt vielleicht ein Duft, der einem Trüffelkonzentrat für den Spitzenkoch den letzten Pfiff gibt oder der sich als Tabakparfüm in der Pfeife rauchen lässt. Es ist alles nur eine Frage der Kombination und der Konzentration. Falls es Sie interessiert, woraus heute ein „natürliches" Kaffeearoma gewonnen wird: z. B. aus Soja, das man erst mit Enzymen zerlegt und dann erhitzt …[86]

Wenn das Ganze synthetisch im Labor hergestellt wurde, haben wir es mit **naturidentischen Aromastoffen** zu tun. Oftmals handelt es sich um Stoffe, die ursprünglich in ganz anderen Materialien gesichtet wurden. Das Nachbauen der Originalmixtur wäre viel zu schwierig, sodass man lieber preisgünstige vorhandene Stoffe kombiniert. Hinzu kommt, dass natürliche Aromen empfindlich sind und nicht in jedes Lebensmittel passen. So muss ein Erdbeeraroma für Tees ganz anders zusammengesetzt sein als eines für Speiseeis, damit es genauso schmeckt. Manche Aromastoffe der Erdbeere würden das Aufbrühen nicht überstehen, andere würden im kühlen Eis nicht mehr „durchschmecken". Allein der Duftmischer Givaudan hat 200 verschiedene Sorten von „Erdbeere" im Angebot.

„Naturidentisch" heißt also nicht, dass die Aromastoffe in dieser Kombination in den namensgebenden Lebensmitteln vorkommen. Auch alle Duftstoffe, die einem

Jauchefass entsteigen (die übrigens mitnichten nach Jauche riechen müssen!), sind als Lebensmittelaromen zugelassen, sofern sie keimfrei und ungiftig sind. Baut man sie synthetisch nach, sind sie naturidentisch, extrahiert man sie, dann ist das Ergebnis natürlich „natürlich". Diese Erkenntnis dürfen Sie sich ruhig auf der Zunge – wo sonst? – zergehen lassen, nicht zuletzt, weil für anspruchsvolle Kunden eigens Fäkalgerüche entwickelt wurden: Ein britischer Aromahersteller kreierte für ein Londoner Museum das Parfüm „Flatulence", um bei den Besuchern einen bleibenden Eindruck von den Aborten in den Schützengräben des Ersten Weltkriegs zu hinterlassen. Kommerzielle Nutzung fand auch ein scharfer Duft, der an eine altrömische Latrine erinnern soll. Daneben gibt's noch den Mundgeruch von Dinosauriern und für den Sportsfreund die exquisite Note „Umkleidekabine".[88]

Zurück zu den **natürlichen Aromen**: „Natürlich" bedeutet zunächst nur, dass sie aus natürlichen Ausgangsstoffen stammen. „Natürlich" heißt keinesfalls, dass ein Aroma, das nach „Himbeere" oder „Apfel" schmeckt, auch tatsächlich aus Himbeeren oder Äpfeln gewonnen werden muss. Im Falle von „Himbeere" bietet sich stattdessen die Verwendung von Zedernholzöl an. Man nehme Sägespäne des genannten Baumes und destilliere sie. Heraus kommt ein typischer Himbeerduft.[95] „Kokos" lässt sich aus dem Massoiabaum gewinnen, Pfeffernoten aus Teebaumöl und „Kamille" aus einem brasilianischen Baum namens *Vanillosmopsis*.[100, 101] Im Falle eines „natürlichen" Apfelgeschmacks bietet sich als Billigversion eine Mixtur aus Weinfuselöl und Hefeöl-Destillat unter Zusatz von biotechnologisch erzeugtem Ethylacetat an. Ein paar Tropfen Tagetesöl verleihen der Kreation den Hauch vollreifer Äpfel.[94]

Übrigens fallen auch mikrobiologisch oder gentechnisch hergestellte Aromen in die Kategorie „natürlich". Seither liefern Zellkulturen, Schimmelpilze und Bakterien im lebensmittelrechtlichen Sinne natürlichen Kartoffel-, Honig-, Erbsen-, Pfirsich-, Minze-, Kokosnuss- und Mandelgeschmack.[95, 100] Gentechnisch optimierte Gewürzpflanzen und Küchenkräuter dürften in absehbarer Zeit folgen.[99] Und selbstverständlich lassen sich auch aus den Pressrückständen der Fruchtsaftindustrie Aromakonzentrate gewinnen oder aus Fischabfällen und Käserinden unter Zusatz von Enzymen ebenso interessante wie intensive Düfte fabrizieren.[96, 97, 98] Dabei wird im Falle von Fisch oder Käse eine mikrobielle Zersetzung hygienisch nachgeahmt und beschleunigt.

Künstliche Aromastoffe sind Stoffe, die in der Natur nicht vorkommen. Sie stammen samt und sonders aus dem Labor. In Deutschland sind nur 18 künstliche Aromastoffe erlaubt. Beispiele sind Ammoniumchlorid für Lakritz, Chinin (eigentlich ein Arzneimittel, das vor Malaria schützen soll) für bittere Limonaden oder Ethylvanillin, das um ein Vielfaches intensiver als Vanillin riecht. Dass künstliche Aromen von den meisten Verbrauchern abgelehnt werden, kann die Aromahersteller kalt lassen. Denn

Vanille und Vanillin

Vanille stammt von einer Orchidee, *Vanilla planifolia*, die auf Madagaskar, den Komoren, Réunion und den Seychellen angebaut wird. Die Schoten (botanisch eigentlich Kapseln) werden unreif geerntet, wenn sie anfangen, sich gelb zu verfärben. Erst eine zwei- bis dreimonatige Fermentation führt zu der typischen dunkelbraunen Farbe und dem betörenden Aroma.

In der Urheimat der Vanille, in Mexiko, wurde das **Trockenverfahren** entwickelt. Man legt die angetrockneten Schoten mehrere Tage lang in die pralle Sonne. Anschließend werden sie in Decken eingeschlagen, damit sie „schwitzen" und so die Fermentation in Gang setzen. Trocknen und Schwitzen werden mehrfach wiederholt, bis die Schoten „reif" sind. Beim madagassischen **Heißverfahren** werden die Schoten zunächst kurz in heißes Wasser getaucht, um anschließend die Nacht „durchzuschwitzen" und am folgenden Tag dünn geschichtet zwischen Wolldecken in der Sonne zu trocknen.[216]

Durch die Fermentation wird das an Glucose gebundene Vanillin durch das pflanzeneigene Enzym Glucosidase freigesetzt. Vanillin ist der Hauptgeschmacksstoff der Schote, sein Gehalt liegt bei etwa 2 %. Daneben tragen noch mehr als 400 weitere Verbindungen zum Aroma echter Vanille bei.[103] Das Vanillin verdankt seine Beliebtheit nicht nur dem warmen Geschmackseindruck, sondern auch seinen konservierenden Eigenschaften: Es bremst nicht nur Schimmel und Hefen, sondern auch den chemischen Verderb (z. B. das Ranzigwerden).[104, 105]

Im Jahre 1874 gelang den Chemikern Wilhelm Haarmann und Ferdinand Tiemann erstmals die Synthese von Vanillin aus dem Rindensaft von Fichten. Mit der Entwicklung einer chemischen Synthese war es endlich möglich, den begehrten Stoff in beliebiger Menge zu gewinnen. Als idealer Ausgangsstoff erwiesen sich die Sulfitablaugen der Papierfabriken – und gleichzeitig löste man damit ein Umweltproblem.[102] Dieses Vanillin gilt als „naturidentisch". Heute nutzt man zunehmend biotechnologische Synthesen. Bakterien wie *Pseudomonas*, *Klebsiella*, *Enterobacter* und *Aspergillus* lässt man aus Rohstoffen wie Eugenol (einem Bestandteil des Nelkenöls) „natürliches" Vanillin erzeugen.[106, 107]

Glaubt man ihren Werbesprüchen, so schätzt die Lebensmittelwirtschaft echte Bourbonvanille über alle Maßen. Da die weltweit pro Jahr geernteten Vanille-Schoten aber nur gut 20 Tonnen Vanillin erbringen und jedes Jahr etwa das Tausendfache dieses Aromastoffs verarbeitet wird, sind Zweifel angebracht. Umso mehr, als 25 g Vanillin zu 32 Cent ähnlich stark aromatisierend wirken wie 1 kg Vanille zu etwa 50 Euro.[20] Auch der Zusatz „echter Bourbonvanille" unterscheidet sich ein wenig von dem, was sich die meisten Kunden darunter vorstellen. Aufgrund der natürlichen Schwankungen im Geschmack wird zunächst ein Extrakt hergestellt, der dann standardisiert wird, beispielsweise mit synthetischem Vanillin. Die schwarzen Punkte, die der Kunde in solchen Produkten mit

▷

eigenen Augen sehen kann, sind nicht selten die ausgelaugten, getrockneten und vermahlenen Schoten.
Aufgrund des hohen Preises werden Vanille-Extrakte häufig verfälscht oder durch andere Aromen ersetzt. Da es hier um viel Geld geht, sind hier sogar reichlich raffinierte Techniken üblich geworden: Da der Spezialist die Echtheit des Vanillins anhand der Isotopenmuster der Atome feststellt, aus denen das Vanillin aufgebaut ist, werden die Fälschungen bereits mit dem „richtigen" Isotopenmuster geliefert.[108] Neben diesen professionellen Fälschern, denen nur schwer beizukommen ist, gibt es jede Menge kleiner Gauner, die mit relativ einfachen Mitteln auf ihren Vorteil bedacht sind, so etwa mit einem Zusatz von künstlichem Ethylvanillin oder synthetischem Piperonal und Cumarin oder mit natürlichen Extrakten aus Tonkabohnen, die ein wenig nach Vanille riechen. Derartige Gaunereien lassen sich bereits mit „einfachen" chromatographischen Verfahren aufdecken. So entlarvten Mitarbeiter der Technischen Fachhochschule Berlin zwei von vier handelsüblichen Vanille-Extrakten, die als „Extracto Vanilla Naturale" bzw. als „Butter-Vanille-Aroma" offeriert wurden, anhand ihres Aromaprofils als plumpe Fälschungen. Daraus glaubte eine Süßwarenfabrik „echte Vanilletrüffel" hergestellt zu haben.[109]

sie kommen meistenteils auch ohne die Handvoll künstlicher Aromen aus. Ihnen reichen die Tausende von Stoffen, die bereits irgendwo in der Natur existieren. Wenn sie neue Aromastoffe benötigen, dann analysieren sie halt eine exotische Orchidee oder einen Eimer Kamelmist auf kommerziell verwertbare Düfte.

Bis 1994 informierte das Etikett noch über die verschiedenen Aromatypen. Aufgrund der europäischen Rechtsangleichung zur Kennzeichnung von Lebensmitteln (EU-Etikettierungs-Richtlinie) genügt es, einfach „Aroma" zu deklarieren. Ob echte Vanille, „natürliches Vanillearoma" per Gentechnik oder ob „naturidentisches", sprich synthetisches Vanillin oder künstliches Ethylvanillin, darüber braucht sich der Kunde jetzt nicht mehr den Kopf zu zerbrechen, es ist alles „Aroma". Dafür gibt es jetzt weitere Kategorien. Dazu gehören die Raucharomen, die Reaktionsaromen und die Präkursoraromen.

Raucharomen ersparen der Fleischwirtschaft das seit Jahrtausenden übliche Räuchern von Wurst oder Schinken. Heute greift die Branche lieber zu „Flüssigräuchen": Bei der Holzkohleherstellung entsteht ein beißender Rauch, der durch ein Wasserbad geleitet wird. Von dieser Rauchlösung scheidet sich eine Teerphase ab, die einen Großteil der schädlichen Begleitstoffe, wie etwa das krebserregende Benzpyren, enthält. Der verbleibende und gereinigte wässrige Extrakt verströmt ein intensives Raucharoma.[110, 218] Erfunden wurde der Flüssigrauch per Zufall bei der Rauchgasreinigung von Industrieschloten. Niemand wusste, wohin mit dem „Waschwasser", also

Der Ehrliche ist wieder der Dumme

Stellen Sie sich vor, ein Unternehmen wirbt für ein Fertiggericht mit dem Slogan „ohne künstliche Aromen". Für die meisten Kunden klingt das ziemlich vertrauenserweckend – denn sie wollen das ganze künstliche Zeug nicht. Woher sollen sie auch wissen, dass „künstliche Aromen" in Fertiggerichten schlicht verboten sind. Nur wer generell auf einen Zusatz „von Aromen und Geschmacksverstärkern" verzichtet, bietet dem Kunden das, was er eigentlich erwartet hatte: ein Produkt, das schmeckt, weil die Rohstoffe „stimmen" und nicht weil mit Geschmacksdesign Rohstoff- oder Verfahrensmängel kaschiert wurden. Beim Verbraucher löst ein solcher Aufdruck eher die gegenteilige Wirkung aus, denn er will zwar nichts „Künstliches", aber das Tiefkühl-Gericht sollte schon „Aroma" haben, also gut schmecken. Damit bleibt es in den Regalen liegen, noch dazu, wenn es naturgemäß etwas teurer ist.
Aus dieser Deklarations-Falle gibt es für den qualitätsbewussten Hersteller keinen Ausweg. Die Steuermechanismen des Marktes sind damit ausgehebelt, weil der Verbraucher ohne Kenntnis der sprachlichen Feinheiten des Gesetzes beim Einkauf nicht mehr das Produkt auswählen wird, das er eigentlich sucht. Diese Art von Gesetzen dienen – ob das nun bei der kunstvollen Ausformulierung der Paragraphen beabsichtigt war oder nicht – letztlich nur dem Anbieter minderwertiger Billigware. Der Wettbewerb sorgt bei dieser Art von „Verbraucherschutz" dafür, dass jeder Produzent, der bei diesem unappetitlichen Spiel nicht mitspielt, vom Markt verschwindet. Politik und Medien (die beiden Haupttäter – der eine durch Tun, der andere durch Unterlassen) haben sich schnell auf einen Schuldigen geeinigt: den Verbraucher, der nicht bereit sei, mehr Geld für Qualität auszugeben. Der allerdings hat seinerseits eine andere Lektion begriffen: Ein hoher Preis ist kein Garant für eine hohe Qualität.

ließ man es notgedrungen in alten Fässern herumstehen. Dabei trennte sich die wässrige Phase mit den Aromastoffen vom gesundheitsschädlichen Teer.

Bei der traditionellen Kalträucherung hingen die Würste mehrere Wochen in dünnem, kaltem Rauch. Die bakterientötenden Eigenschaften des Rauches unterstützten die konservierende Wirkung des Trocknens. Dadurch verlor die Ware bis zu 40 % an Gewicht. Mit „Flüssigrauch" sind diese Verluste von Zeit und Ware passé. Manche Metzger vernebeln ihn in ihren alten Räucherkammern, andere Fabrikanten tauchen ihre Wurst in Rauchlösung oder sprühen die Räuche direkt auf Schinken oder Räucherfisch.

Reaktionsaromen ahmen Geschmackseindrücke nach, die gewöhnlich beim Grillen, Braten und Backen in der Kruste von Brot, in der Soße des Rinderbratens

Aufgewärmtes: Dosengulasch

Traditionell wird Gulasch angebraten und anschließend so lange geschmort, bis sich der typische herbkräftige Geschmack entwickelt hat. Und so, stellt sich der Verbraucher vor, wird auch das Gulasch für die Gulaschkonserve zubereitet, die er sich abends aufwärmt, weil er die in Dosen abgefüllte Bequemlichkeit durchaus zu schätzen weiß. Doch bei den Fleischmengen, die bei großtechnischer Herstellung verarbeitet werden müssen, lohnt es nicht, das Fleisch vorm Abfüllen mühsam und zeitaufwendig anzubraten. Stattdessen ersetzt man den fehlenden Röstgeschmack durch Reaktionsaromen in Pasten- oder Pulverform. Das ist einfach und billig; pro kg Fertigprodukt rechnet man nicht mehr als 1–5 g Brat- bzw. Röstaroma.[218] Für den feinen Bratenduft lässt man beispielsweise Xylose, Hefeautolysat, Cystein, Malz, Glutamat und Phosphat 2 Stunden lang bei 100 °C miteinander reagieren. Ersetzt man das Cystein durch Thiamin (Vitamin B_1), riecht es stattdessen nach Röstzwiebeln.[287]

Zu einem kräftigen Gulascheintopf gehören natürlich auch angebratene Zwiebeln. Zum Glück steht dem Hersteller dafür eine ganze Palette handlicher Röstzwiebelessenzen zur Verfügung: wasserlösliche Röstzwiebelextrakte, Röstzwiebelpasten auf Fettbasis und sprühgetrocknete bzw. granulierte Röstzwiebelprodukte erleichtern ihm das Leben. Und deren „problemlose Verarbeitung bringt gegenüber der konventionellen Zwiebelverarbeitung einen hohen Rationalisierungseffekt", weiß der Fachmann.[218] Sollte es noch an weiteren Gemüsearomen – z. B. „Lauch", „Sellerie", „Paprika" – fehlen, auch die gibt es als gut dosierbare, gut lösliche, keimfreie Trockenprodukte mit naturidentischen Aromen, die sich hervorragend mit dem „Rindfleisch-Röstaroma" im Gulasch kombinieren lassen.

Doch bevor Geschmack und Gulasch in die Dose kommen, ist noch ein weiteres Problem zu lösen: Den Gesetzen der Schwerkraft folgend, sinken die Fleischstückchen in der Soße auf den Boden des Kessels, sodass die Dosen bei maschineller Abfüllung je nachdem, ob am Boden oder im Überstand geschöpft wird, unterschiedlich viel Fleisch enthalten. Abhilfe schafft beispielsweise der Zusatz von Hydrocolloiden wie Alginaten (E 400–404); sie halten die Fleischstückchen im Kessel in der Schwebe, sodass jede Gulaschkonserve auch bei vollautomatischer Abfüllung die garantierte Mindestfleischmenge erhält.[112] Beim Sterilisieren der Konserve zersetzen sich die Schwimmhilfen. Die Folge: Eine Deklaration entfällt.

oder beim Überbacken von Blumenkohl entstehen. In gewisser Weise handelt es sich um „naturidentische" Küchendüfte. Großtechnisch werden sie durch chemische Reaktionen von Aminosäuren mit Zuckern gewonnen.[111, 218] Dabei darf die Synthese, so will es das Lebensmittelrecht, nicht länger als 15 Minuten dauern und eine Temperatur von 180 °C nicht überschreiten.[114] Kontrollieren lässt sich das in der fertigen Gulaschsuppe sowieso nicht. Typische Geschmacksrichtungen von Reaktionsaromen sind Bratkartoffel, Roggenbrot, Schokolade, Nuss, Karamell oder Popcorn.[6, 113] Bei den Fleischaromen ist die Palette besonders breit: Da gibt's nicht nur Rind, Schwein, Huhn, Kalb oder Hammel in allen nur denkbaren Zubereitungsformen, sondern auch den Duft von Salami, Bratfisch, Fischstäbchen oder gegrillten Thunfischsteaks, um nur einige zu nennen.

So erklären sich zwanglos auch rein „vegetarische" Schinkenaromen für Sojafleisch. Oder jene Fertigsuppe mit dem „hoch geschätzten Rattengeschmack", die Nestlé nach den Aussagen einer eigenartigen PR-Schrift in Afrika vertreibt.[233] Wir wollen schließlich nicht hoffen, dass ein Kammerjäger in den Lagerräumen der Firma die possierlichen Pelztiere für „das sehr beliebte Maggi-Produkt" zur Strecke bringen muss, um genug leckere Rattenbouillon für den Schwarzen Kontinent zu erhalten.

Präkursoraromen gelten als eine zukunftsweisende Technik gegen geschmackloses Gemüse und fades Obst aus dem Treibhaus bzw. dem Kühllager. Die Früchte werden, bevor sie in den Handel kommen, mit jenen Stoffen behandelt, aus denen die Frucht gewöhnlich ihre Aromastoffe herstellt. Zu diesem Zweck wird das Obst entweder in ein Bad mit den Präkursoren getaucht, es wird damit besprüht oder die Atmosphäre des Lagerraums wird damit gesättigt. Die fruchteigenen Enzyme vollbringen dann während der Lagerung die Umwandlung der Behandlungsstoffe in „Aromaobst".[115]

Genaugenommen ist der Einsatz von Enzymen zur Intensivierung des Weinaromas auch nichts anderes als die Nutzung der Präkursortechnologie. Bei dieser hierzulande verbotenen, aber schwer kontrollierbaren Technik setzt man dem Wein Enzyme zu, die seine natürlichen Inhaltsstoffe in ein vollmundiges Aroma umwandeln.[116] Diese Technik wurde inzwischen im Mutterland des Weines, in Frankreich, perfektioniert. Der Wettbewerbsdruck wird schon dafür sorgen, dass am Ende kein erfolgsorientierter Winzer dran vorbeikommt.

Künstliche Natürlichkeit

Natürlich verfehlte die Kritik an den Herstellungsverfahren der Lebensmittelwirtschaft und ihrem erfolgreichen Versuch, die Kochkunst durch das Kunstkochen zu ersetzen, nicht ihre Wirkung. Die überzeugendste Reaktion kam aus dem Hause Nestlé. Im Jahr 1986 stellte das Unternehmen in seiner Studie *Mensch und Ernährung 2000* die Philosophie der „künstlichen Natürlichkeit" vor[117]: „Künstliche Natürlichkeit" meint, dass der Verbraucher zwar möglichst natürliche und unverfälschte Produkte wünscht, aber gar nicht mehr weiß, wie diese eigentlich beschaffen sind und schmecken. Also erfragen Marktforscher, was der Kunde für natürlich hält. Anschließend realisieren Technologen die Vorstellungen des Verbrauchers nach unverfälschter Natur im Labor.

Dabei ist die Idee von Nestlé gar nicht einmal neu. Als sich vor Jahren herumsprach, dass unsere Eier nicht mehr aus dem Hühnerstall, sondern aus der Legebatterie kommen, empfahlen Tierschützer, auf die Dotterfarbe zu achten: Im Käfig blieben die Dotter blass, während sie auf dem kleinbäuerlichen Misthaufen eine herrlich orangerote Farbe annähmen. Die Vermarktungsstrategen reagierten ziemlich cool. In Umfragen stellten sie fest, welche Farbe der Konsument für „natürlich" hält. Heute können die Eierproduzenten die Färbung des Dotters mit entsprechenden Farbstoffen zielgruppenspezifisch einstellen. In Deutschland soll das Innere des Eies möglichst tieforange leuchten, während die Holländer und Skandinavier ein sattes Gelb für „natürlich" halten. Da die Bildung des Dotters bis zu drei Wochen dauert und in Schichten erfolgt, müssen die Farbstoffe kontinuierlich zugeführt werden, um die Entstehung unterschiedlich gefärbter konzentrischer Ringe zu vermeiden.[118]

Als Marktforscher österreichische Hausfrauen nach der idealen Milch befragten, kam wie erwartet die Antwort: eine naturbelassene Rohmilch mit natürlichem Fettgehalt, möglichst biologisch erzeugt. Beim (verdeckten) Geschmackstest lehnten sie dieses Produkt mit dem Hinweis ab, es sei „eine typisch industriell behandelte Milch", die Damen beklagten einen „fremden und störenden Beigeschmack".[234] Stattdessen bevorzugten sie eine pasteurisierte Milch aus dem Supermarkt mit 3,5 % Fettgehalt. Würde man diese Untersuchung in Deutschland machen, wären die Antworten in der Umfrage vermutlich die gleichen; lediglich beim Geschmackstest würden viele Kundinnen wahrscheinlich der H-Milch den Vorzug geben.

Ohne Geschmacksdesign wäre unsere Vorstellung von „natürlicher Nahrung" kaum zu realisieren, die wir wiederum der Werbung und der „Verbraucheraufklärung" verdanken. Mit ihren Produkten bestätigt die Industrie gleichzeitig unsere verqueren Vorstellungen von „echten" Lebensmitteln und verfestigt sie. Der massive Apfelsaftkonsum von Kleinkindern hat beispielsweise dazu geführt, dass Produkte mit Apfelgeschmack heute nicht etwa nach Apfel, sondern nach dem deutlich anderen Apfelsaftaroma schmecken sollten, um von den Kids akzeptiert zu werden.[172]

Aus der Tierhaltung wissen wir: Gelingt es einem Hundefutterhersteller, Welpen an seinen „Aromacocktail" zu gewöhnen, so bleibt diese Vorliebe oft lebenslang erhalten. Futterprägung nennt man so etwas.[119] Generell prägt die Geschmacksrichtung, die neugeborene Säugetiere als erste wahrnehmen, ihre späteren Vorlieben. In gleicher Weise werden Flaschenkinder durch das Aroma in der Flaschennahrung beeinflusst.

Dieser Geschmack ist für sie von nun an „natürlich". So wurde dem Milchpulver für Babys jahrelang zur Geschmacksabrundung synthetisches Vanillin zugesetzt – in einer Dosis wohlgemerkt, die noch keinen Vanillegeschmack zur Folge hatte. Einer Untersuchung zufolge bevorzugen Erwachsene, die damals als Säuglinge die Flasche bekommen hatten, vanillinhaltige Produkte viermal häufiger als ehemals Gestillte.[226]

Während auf der einen Seite der Geschmacksverlust bei Obst und Gemüse beklagt wird, Käse und Wurst auf der anderen Seite immer ausdrucksloser schmecken, gibt es zunehmend Snacks und Desserts mit hoher Geschmacksintensität, die vor zwei bis drei Jahrzehnten noch nicht auf dem Markt waren.[211] Es gibt offenbar eine Verschiebung zu genormten „künstlichen" Geschmacksnoten, die an Intensität gewinnen: „Künstliche Aromen sind Karikaturen, überlebensgroß. Was in Joghurt als ‚Erdbeeraroma' bezeichnet wird, ist viel intensiver als die delikate sensorische Empfindung frischer Erdbeeren."[75] Ein wenig erinnert das an die berühmten „übernormalen Auslöser (Schlüsselreiz)", die der Verhaltensforscher Nicolas Tinbergen entdeckte. Lässt man Vögeln wie Austernfischern im Experiment die Wahl zwischen dem eigenen Ei und einem Riesenei, so suchen sie stets das „überlebensgroße" Ei ins eigene Nest zu rollen.[242]

Nicht der Verstand bestimmt unsere Vorlieben, sondern das Gefühl. Bereits 1979 hatte Hans Paul Mollenhauer vom Bundesgesundheitsministerium auf einer Fachtagung zum Thema „Lebensmittel und Zusatzstoffe" auf diese Problematik hingewiesen: „Es sind gefühlsbetonte Kriterien, die den Menschen in seiner Auswahl und Vorliebe für Lebensmittel leiten … Geruch, Farbe, Geschmack und Konsistenz bilden das Wahrnehmungsmuster, mit dem das Lebensmittel nach vorhandenen Vorstellungen verglichen und identifiziert wird. Gerade diese Kriterien werden durch Zusatzstoffe wesentlich beeinflusst" – denn sie gaukeln unseren Sinnen Qualitätsmerkmale vor, die in Wirklichkeit gar nicht vorhanden sind.[217]

Das Erbe der Biologie

Eigentlich wissen wir längst, woran unser Essverhalten krankt: In Überflussgesellschaften schlägt uns die Biologie ein Schnippchen. Die meisten Menschen quer durch alle Kulturen und Epochen mögen süße und fette Nahrungsmittel und verabscheuen stark Saures oder Bitteres. Diese angeborenen Vorlieben, die unter Mangelbedingungen biologisch sinnvoll und nützlich waren, machen uns in einer Überflussgesellschaft leicht verführbar. Der amerikanische Biopsychologe John P. Pinel sieht den Grund für die zunehmende Verfettung der westlichen Industrienationen denn auch in der zucker- und fettreichen sogenannten Cafeteria-Diät: „Heute leben wir jedoch in einer Umgebung, in der Nahrungsmittel mit der denkbar höchsten Anreizqualität überall und ständig leicht verfügbar sind. Die Folge davon ist ein erschreckend hoher Nahrungskonsum.“ [227] Anstelle von Hunger und Sättigung sind bei uns längst Appetit und Appetitzügler getreten.

Das klingt zwar sehr logisch – doch die Erfahrung lehrt, dass in der Wissenschaft gerade jene Behauptungen, die die Spatzen von den Dächern pfeifen, unter denen der Zeitgeist haust, besonders genau zu prüfen sind. Denn wäre unser evolutionäres Erbe schuld an Bierbäuchen und Brauereipferdhintern, dann müssten die Tiere des Waldes nichts Besseres im Sinn haben, als möglichst schnell fett zu werden, um in mageren Zeiten etwas zuzusetzen zu haben. Diese Mast findet tatsächlich statt: Im Herbst, wenn der Winterschlaf ansteht, legen sich die Tiere Reserven zu, um diese Zeit der Ruhe gemütlich überstehen zu können. Zugvögel schlagen sich den Bauch voll, bevor sie ihre strapaziöse Reise in den Süden antreten.

Aber flattern in fetten Jahren übergewichtige Störche in den Süden, und passen bei reicher Nussernte adipöse Haselmäuse nicht mehr durch das Loch des Nistkastens, den sie sich als Winterquartier auserkoren haben? Hat man in freier Wildbahn schon fettsüchtige Füchse oder Wachteln mit Wampe gesehen? Das liegt nicht daran, dass sie allesamt schlechte Esser sind oder nach einem opulenten Mahl sogleich eine Fastenperiode einlegen. Der Hunger ist zwar eine Triebkraft bei der Nahrungsbeschaffung, aber er ist kein Dauerzustand. Die Natur hat den Appetit als Verbündeten, der Hunger ist nur der Notnagel, die Ultima Ratio.

Wenn in freier Wildbahn überreichlich Futter da ist, dann werden selbst die degenerierten Stadttauben nicht mopsig, sondern rollig – sie sorgen für Nachwuchs. Wenn sie im Winter von boshaften Tierfreunden mit Futter überschüttet werden, brüten sie – ganz gleich, ob die Brut eingeht oder nicht. Dieser Regulationsfaktor wird vom Menschen in Überflussgesellschaften nicht mehr genutzt. Ob es allerdings zielführend ist, nun statt der mühsam befreiten Sexualität den noch viel älteren Nahrungstrieb einer rigiden Kontrolle zu unterwerfen und den gleichen moralischen Popanz aufzubauen, darf aufgrund der Erfahrungen der letzten Jahrzehnte bezweifelt werden. Halten wir fest: Das Gewicht unterliegt in „freier Wildbahn“ einer hormonellen Regulation. Diese sorgt dafür, dass die Tiere in unseren Breiten das jahreszeitlich gewünschte Gewicht erreichen. Gehen wir einmal von der Arbeitshypothese aus, dass unser biologisches Erbe uns nicht nur Gene für eine gute Futterverwertung, sondern auch einen Regulationsmechanismus mitgegeben hat, unser Gewicht unter normalen Bedingungen endogen recht präzise zu kontrollieren. Aber was sind normale Bedingungen? Wann kann dieser endogene Kontrollmechanismus außer Kraft gesetzt werden? Hier kommt die Psychophysik ins Spiel: Welche Rolle spielt also der Gaumenkitzel, das Geschmacksdesign? Vermag es die innere Kontrolle auszuhebeln?

Glutamat – so entsteht starker Geschmack

Wenn *eine* Substanz Qualitätsmerkmale vorgaukelt, die nicht vorhanden sind, wenn *ein* Zusatzstoff die Vorlieben und den Appetit des Menschen beeinflusst, dann ist es Glutamat. Sein Marktvolumen liegt global bei über 800 000 Tonnen im Jahr. Dazu kommen vergleichbare Mengen an Glutamat aus der Herstellung von „Würze“ oder Hefeextrakt. Ganz gleich, ob Fertiggerichte, Tiefkühlkost, Chips, Suppen oder Soßen, ob Wurst- oder Fleischwaren – überall und mit beinahe jedem Bissen begegnet uns das Gaumenwunder. Die Eigenschaften des Glutamats erlauben einen sparsamen Umgang mit teuren Rohstoffen wie Fleisch, Shrimps oder Käse, ohne dass es der Kunde bemerken würde.

Gibt man einem Säugling einen Tropfen Glutamatlösung auf die Zunge, reagiert er mit einem zufriedenen Gesichtsausdruck.[727] Warum mögen wir überhaupt Glutamat, vor allem in flüssigen Speisen wie Suppen? Nun, wahrscheinlich zeigt es uns gute Eiweißquellen an – der Gehalt von Glutaminsäure im Eiweiß kann bis zu 25 % betragen, und sobald das Eiweiß in der Nahrung in Zersetzung übergeht und damit leichter verdaulich wird, steigt der Gehalt an freiem Glutamat. Wir besitzen für Glutamat im Mund spezielle Geschmacksrezeptoren, wie wir sie auch für süß, sauer, salzig und bitter haben. Daher wurde diese Geschmacksrichtung als „Umami“ (= Köstlichkeit) zum fünften Grundgeschmack erhoben. Dieser Geschmack lässt sich am besten mit pikant, würzig oder bouillonartig beschreiben.[120] Schmecken wir Glutamat auf der Zunge, dann geht es uns wie dem englischen Dichter, Dramatiker und Dandy Oscar Wilde, der schon vor mehr als 100 Jahren seufzte: „Ich kann allem widerstehen, nur der Versuchung nicht.“

Die meisten Lebensmittel enthalten von Natur aus Glutaminsäure – und noch dazu in reichlicher Menge. Aber: Die Aminosäure ist so ins Eiweiß eingebunden, dass wir ihren Geschmack nicht wahrnehmen können. Erst unser Verdauungstrakt setzt sie peu à peu frei. Das Salz der Glutaminsäure geht im Gegensatz zur gebundenen Glutaminsäure sofort ins Blut über. In den meisten Lebensmitteln liegt nur ein verschwindend kleiner Teil als freies Glutamat vor, das als Würzmittel wirken könnte. Ausnahmen sind Käse, vor allem Parmesan, und Tomatenmark. Aus dem gleichen Grund fanden in Asien vor der Entdeckung des Stoffes bestimmte Meeresalgen, Shiitake-Pilze und Thunfische ihren Weg in die Suppe.[120] Doch mit ein bisschen Parmesan oder Bonito lassen sich keine Glutamatgehalte im fertigen Lebensmittel erreichen, die mehr bewirken als eine Geschmacksabrundung. Das gilt umso mehr, als diese Zutaten ziemlich teuer sind und allein schon deshalb nur sparsam verwendet werden.

Der Siegeszug des Glutamats begann im Jahre 1908. Damals entdeckte Kikunae Ikeda von der Universität Tokio die Glutaminsäure als Wirkstoff der traditionellen

Algenextrakte der japanischen Küche. Bereits ein Jahr später wurde Glutamat in Japan großtechnisch aus Weizeneiweiß hergestellt: Weizeneiweiß wird in Salzsäure zerkocht, um es in seine Aminosäuren aufzuspalten. Erhöht man die Salzsäurezugabe, wird die Glutaminsäure aus der Lösung verdrängt und setzt sich am Boden ab. Sie wird abgetrennt und mit Natronlauge versetzt, damit Natriumglutamat entsteht.

In den 1960er-Jahren erwuchs dem Rohstoff Weizen eine scharfe Konkurrenz durch Bakterien, die ebenfalls Glutaminsäure produzieren, allen voran *Corynebacterium glutamicum*. Man züchtet es auf Melassen der Zuckerherstellung oder auf Glucosesirup. Eine Zugabe von Harnstoff liefert den Mikroben den erforderlichen Stickstoff für die Bildung der Aminosäure. Die Zellen werden geerntet und das Glutamat dann genauso abgetrennt und gereinigt wie bei der Säuremethode.[123] Inzwischen läuft beim Glutamat ohne Gentechnik nichts mehr. Bereits 1981 erhielt der Marktführer Ajinomoto ein Patent zur gentechnischen Herstellung.[121]

Wie bedenklich ist „unbedenklich"?

Wie steht es mit der Sicherheit dieses Tausendsassas? Im Jahre 1959 wurde der Zusatzstoff von der US-amerikanischen Lebensmittelbehörde als GRAS (Generally Recognized As Safe), also als unbedenklich eingestuft, eine Einschätzung, an der sich bis heute nichts geändert hat. In Deutschland gibt es zwar eine Obergrenze für den Glutamatgehalt von Lebensmitteln (10 g Glutamat pro kg Lebensmittel), aber keine Angaben über eine täglich duldbare Menge (ADI) für Glutamat. Brauchen wir auch nicht, denn wir wissen, dass Glutamat „selbst in hohen Dosen keine spezifischen Nebenwirkungen aufweist" – diese Erkenntnis ist nicht etwa das Resultat langwieriger Versuchsreihen, sondern kam bei den „Hohenheimer Konsensusgesprächen" ganz simpel durch Handheben in der Runde der versammelten Experten zustande. Die Kosten für diese Gespräche übernahm offenbar der Verband der europäischen Glutamathersteller – ein Schelm, wer Übles dabei denkt.[124] So viel Expertenverstand schloss sich die Deutsche Gesellschaft für Ernährung e. V. (DGE) natürlich an.

Aus der Neurophysiologie wissen wir jedoch inzwischen, das Glutamat der wichtigste erregende Botenstoff (Neurotransmitter) im Zentralnervensystem (ZNS) ist. Und aus der Neurologie wissen wir, dass eine Überdosis dieses Neurotransmitters das ZNS schädigen kann. Die Medizin führt zahlreiche Nervenleiden wie die Parkinson- und Alzheimer-Krankheit, Epilepsie oder die im Volksmund „Veitstanz" genannte Chorea auf Störungen des Glutamat-Stoffwechsels im Gehirn zurück. Schließlich ist Glutamat ein sogenanntes Exzitotoxin, also „eine Substanz", so das *Lexikon der Neurowissenschaft*, „welche durch erregende (exzitatorische) Wirkung auf Nervenzellen deren Untergang bewirkt".[210] In größerer Dosis genossen, kann Glutamat zudem beim Menschen sowohl die Blut-Hirn-Schranke als auch die Plazenta-Schranke überwinden.[728] Sollten diese Befunde nicht doch dazu führen, über eine zulässige Tagesdosis nachzudenken?

Nun, man könnte als Verbraucher zumindest auf die Idee kommen, Glutamat zu meiden oder den Konsum möglichst gering zu halten. Nur – dieser gute Vorsatz ist praktisch nicht umzusetzen. Denn Glutamat versteckt sich nicht nur hinter dem Kürzel „E 621", sondern auch hinter solchen Allerweltsbezeichnungen wie „Aroma", „Würze", „Trockenmilcherzeugnis" oder „fermentierter Weizen". Hersteller von Bio-Produkten setzen ihren Produkten hingegen „Hefeextrakt" zu – Glutamat in Grün eben.

Noch raffinierter ist es, den Gehalt an Geschmacksverstärkern, wie Inosin- oder Glutaminsäure, in Lebensmitteln durch Zuführung von elektrischem Strom zu erhöhen. So behandelte Produkte enthalten dann mehr als doppelt so viel Geschmacksverstärker wie in herkömmlicher Weise gekochte.[122] Köche bezeichnen den Retter aus Geschmacksnot denn auch verschämt, aber treffend als „Maria Hilf!".

Der Verbraucher hat selbst dann, wenn er Selbstgekochtes nicht mit Glutamat nachwürzt, keine Chance, den Überblick zu bewahren und auch nur nachzuhalten, wie viel Glutamat er täglich zu sich nimmt.

Immerhin zwei Aspekte sprechen für die Sicherheit von Glutamat: Mäuse und Chinesen. Mäuse gelten als das empfindlichste Tiermodell. In Fütterungsversuchen zeigte sich zwar, dass der Hypothalamus (die Steuerungszentrale der Hormone) neugeborener Mäuse durch Glutamat geschädigt wurde, aber erst bei relativ hohen Konzentrationen (250–500 mg/kg Körpergewicht Maus). Menschen reagieren aber viel empfindlicher als Mäuse; der Zusatzstoff erhöht ihren Blutspiegel im Vergleich zu Mäusen um etwa das Fünffache, und dieser bleibt auch viel länger erhöht. Die Tierversuche täuschen damit eine Sicherheit vor, die nicht gegeben ist.[21]

Andererseits essen Chinesen viel häufiger chinesisch als Europäer und klagen nicht über üble Nachwirkungen, und in der chinesischen Küche wird reichlich Glutamat eingesetzt (siehe Kasten). Und eine Milliarde Chinesen können doch nicht irren, oder? Klingt logisch, wenn da nicht zum einen die Sache mit den Intoleranzen wäre: Ebenso wie viele Asiaten von einem Glas frischer Milch Bauchkrämpfe bekommen (Lactoseintoleranz) und auf ein Glas Wein mit Hitzewallungen reagieren (Alkoholintoleranz), ist es durchaus möglich, ja wahrscheinlich, dass ein gewisser Prozentsatz von Europäern an Glutamatintoleranz leidet: Während es 1987 noch hieß, Glutamat in Lebensmitteln habe nichts mit dem berühmten China-Restaurant-Syndrom (CRS) zu tun,[126] meint ein von der amerikanischen Nahrungs- und Arzneimittelbehörde (FDA) eingesetzter Ausschuss (1995) inzwischen, dass eine kleine Gruppe gesunder

Das China-Restaurant-Syndrom[228]

Es war eine dramatische Situation: Nachdem die 39-jährige Frau auf leeren Magen (sie hatte zuvor 11 Stunden lang nichts gegessen) ein mehrgängiges Menü aus Wonton-Suppe, Mandelhähnchen und Szetschuan-Rindfleisch zu sich genommen hatte, wurde ihr zunächst unangenehm warm, dann stellte sich ein beklemmendes Gefühl in der Brust ein, schließlich wurde ihr übel und Kopfschmerzen setzten ein. Kurz darauf bekam sie schweres Asthma, das sich rasch zu einem Atemstillstand entwickelte, sodass sie von den herbeigerufenen Sanitätern wiederbelebt werden musste. Wie sich später im Krankenhaus zeigte, war es Natriumglutamat, das sie fast das Leben gekostet hätte.[244]

„Taufpate" des sogenannten China-Restaurant-Syndroms war ein amerikanischer Arzt chinesischer Abstammung, Dr. Robert Ho Man Kwok. Er beschrieb 1968 im *New England Journal of Medicine* Symptome,[243] die er nach Verzehr einer Mahlzeit in einem Chinarestaurant erlebt hatte: Brennen im Nacken, Beklemmung in der Brust, Übelkeit und Schweißausbrüche. Einmal kam es sogar bei einer Fortbildung beim Pharmaunternehmen Sandoz zu einer Massenvergiftung.[127] Trotzdem wird dieser Effekt von weiten Teilen der Lebensmittelwirtschaft generell in Abrede gestellt. Bei ihren Untersuchungen konnten sie so gut wie nie einen Effekt beobachten. Doch des Rätsels Lösung ist gar nicht so schwer: Bei der Kontrolle von Asia-Restaurants stellte die Lebensmittelüberwachung Glutamatzugaben fest, die die erlaubte Dosis um das Zigfache überschritten.[129] Die Tests wurden aber mit weitaus niedrigeren Dosen durchgeführt.

Individuen bereits auf den Verzehr von 3 g Glutamat auf leeren Magen mit dem Syndrom reagieren kann.[128]

Und genau da liegt ein weiterer Unterschied zu asiatischen Verzehrgewohnheiten: Während wir die Pekingsuppe als Vorspeise (also auf leeren Magen) zu uns nehmen, bildet sie in Asien den Abschluss der Mahlzeit. Außerdem heben Kohlenhydrate die schädliche Wirkung von Glutamat weitgehend wieder auf.[130, 131] Wer also seinen Reis mit Sojasoße würzt, hat wenig zu befürchten. Insofern ist es kaum erstaunlich, warum Europäer, aber nicht Asiaten über das Syndrom klagen. Diese Effekte veranlassten Fachleute zu spotten, die „sicher unbedenkliche Dosis" dürfe auf keinen Fall auf leeren Magen genossen werden.[125] Daraus ergab sich ein praktischer Verbrauchertipp: Vor jeder Mahlzeit unbedingt etwas essen.

Glutamat im Essen macht das, was jeder Koch sich wünscht: Appetit. Versuche mit Studenten zeigten, dass sie in ihrer Mensa mehr Suppe aßen, wenn diese (ohne ihr Wissen) mit Glutamat gewürzt war.[73] Ob es dadurch auch zur Gewichtszunahme kam, ist jedoch nicht bekannt. Nicht ohne Grund hält der Pädiater Michael Hermanussen den Zusatzstoff Glutamat für eine Ursache von Fettsucht.[132] Auch in der Tiermast wird die Verwendung von Glutamat empfohlen. Doch bis heute fehlen trotz der hohen Brisanz geeignete Untersuchungen am Menschen, sodass keine abschließenden Aussagen möglich sind.

Dafür zeichnen Tierversuche ein klares Bild: Erhielten neugeborene Versuchstiere Glutamat in höherer Dosis, litten sie später an Unfruchtbarkeit, Kümmerwuchs und verstärktem Fettansatz.[133] Völlig entgegen der Erwartung lag es aber gerade nicht an einem etwaigen Mehrverzehr. Im Gegenteil, die Zunahme an Körpergewicht und die Bildung von Fettpolstern stand in keinem Zusammenhang zur aufgenommenen Futtermenge. Inzwischen weiß man, dass Glutamat in den Hormonstoffwechsel eingreifen und zur Ausschüttung von Stresshormonen führen kann. Eine Schädigung des Fötus während der Schwangerschaft resultiert in einen lebenslang erhöhten Glucocorticoidspiegel und entsprechenden Fettpolstern. Die Gefahr ist im letzten Schwangerschaftsdrittel besonders groß, vor allem dann, wenn die Mutter Glutamat nur langsam abbaut und eine massive Glutamatdosis auf leeren Magen zu sich nimmt.[134]

Fazit: Der Mensch ist die glutamatempfindlichste Tierart, die wir kennen. Unerwünschte Wirkungen hängen von der Dosis, der Art der Zufuhr (mit oder ohne Kohlehydrate, auf vollen Magen oder nüchtern) und der individuellen Empfindlichkeit ab – wahrscheinlich leiden manche Menschen an einer Glutamatintoleranz. Da sich die Gastronomie bisher herzlich wenig um die zulässige Höchstmenge kümmert und der Verbraucher die Zufuhr durch glutamathaltige Speisewürzen, die er im Haushalt verwendet, nicht abschätzen kann, besteht ein vermeidbares Risiko für die Gesundheit, insbesondere im Falle einer Schwangerschaft. Deshalb erscheint es notwendig, den Gesamtglutamatgehalt bei allen Produkten zu deklarieren, die mehr als 1 g Glutamat pro kg enthalten. Nicht zuletzt sollte die derzeit gültige Höchstmenge von 10 g Glutamat/kg Lebensmittel auf die Hälfte gesenkt werden. Das ist problemlos möglich – mit den Umami-Substanzen Inosinat und Guanylat lässt sich der Glutamatzusatz deutlich senken, ohne dass es schlechter schmeckt. Und billiger wird's mit diesen beiden Zusatzstoffen auch noch …

Chance Food-Design? Light-Produkte

Glutamat gehört sicherlich zu den nicht ganz harmlosen Werkzeugen der Food-Designer. Aber fragen wir statt nach den Gefahren der Psychophysik doch einmal nach den Chancen, die sie eröffnet, denn eigentlich bietet diese eine faszinierende Option: Sie erlaubt erstmals, die genusssüchtige Menschheit zu einer vernünftigen

Die Cafeteria-Diät: Ein Beweismittel geht flöten

Designer-Food wurde sogar an Ratten getestet – mit dem Ziel, bestimmte Aspekte des Übergewichts zu erforschen. In einem gerne zitierten, eindrucksvollen Experiment wurden junge Nager nach dem Entwöhnen mit einer so genannten Cafeteria-Diät gefüttert.[140] Die spanischen Experimentatoren vom Institut für Biochemie und Physiologie in Barcelona boten ihren Schützlingen eine Auswahl von Leckereien in beliebiger Menge an: Leberpastete, Schweizer Käse, Kekse, Toffees, Schokolade, Haselnüsse, Milchpulver usw. Die Wirkung war dramatisch: Die jungen Ratten ließen das übliche Laborfutter links liegen, langten bei den Leckereien zu, als sei jeden Tag Weihnachten, und verdoppelten im Vergleich zu Ratten, die nur Laborpellets in ihrem Napf vorfanden, ihre tägliche Kalorienzufuhr. Die Folgen für ihr Gewicht waren vergleichsweise gering. Statt knapp 340 g bei Laborpellet-Kost brachten die Männchen aus dem Schlaraffenland gut 380 g auf die Waage. Bei den Weibchen war das Verhältnis ähnlich.

Je jünger die Tiere waren, als sie die Cafeteria-Kost angeboten bekamen, desto schneller wuchsen sie. Wie zu erwarten, war der Effekt auf das Gewicht geringer, wenn sich die Tiere austoben konnten, also beispielsweise ein Laufrad im Käfig vorfanden.[141] Eine genauere Analyse zeigte zudem, dass die Tiere, gleichgültig, wovon sie jeweils naschten, stets das gleiche Verhältnis von Fett zu Kohlenhydraten und Eiweiß einhielten. Offenbar wirkte trotz des verlockenden Überangebots noch ein innerer Regulationsmechanismus. Auch Stoffwechseluntersuchungen erbrachten wenig greifbare Unterschiede, außer dass die „schlanken" Vergleichsratten höhere Harnsäurewerte aufwiesen (gilt als Risiko für Stoffwechselkrankheiten).[142]

Aber da ist noch etwas, etwas ziemlich Irritierendes: Das Laborfutter für die Kontrolltiere war in einem entscheidenden Punkt manipuliert. Es enthielt, wie die Arbeiten an unauffälliger Stelle durchblicken lassen, 2,5–3 % Fett.[140, 142, 143] Das ist für einen Allesfresser wie die Laborratte viel zu wenig! Die Folgen sind ein gedämpfter Appetit und ein gebremstes Wachstum. Das heißt, die Kontrollratten wurden weder „normal" noch „gesund" ernährt, sondern ganz einfach mangelernährt – vermutlich, um ein möglichst eindrucksvolles Ergebnis zu erhalten. Was Wunder, wenn die Cafeteria-Ratten die praktisch fettfreien Pellets verschmähten. Auch wenn sich die Tiere mit der Cafeteria-Kost eine etwas dickere Speckschicht zulegten, erlauben die Versuche, wenn überhaupt, nur einen Schluss: Die Cafeteria-Diät führte zu einem besseren Wachstum als die mangelhaften Laborpellets. Besonders verdächtig: Es fehlen Angaben zum Auftreten von Krankheiten und vor allem zur *Lebenserwartung* der Tiere. Sollte die Cafeteria-Kost gar nicht so schlimm wie ihr Ruf sein?

Kost zu verleiten. Erfahrungsgemäß scheitern die meisten Menschen, wenn sie beschließen, in Zukunft „Gesünderes" zu verzehren. Warum eigentlich? Es würde doch genügen, den Gaumen des Verbrauchers zu seinem eigenen Vorteil zu täuschen, und schon gehörten die Ernährungsprobleme der Überflussgesellschaften der Vergangenheit an. Es würde reichen, wenn die Lebensmittelindustrie nach den Vorgaben der Ernährungsexperten geschmacklich optimierte Gesundheitsprodukte entwickelte: fettarmen Schweinebraten, luftige Vollkornbrötchen und Fruchtquark ohne Zuckerzusatz. Niemanden müsste mehr Heißhunger auf blasse Pommes, fettige Bratwürste und klebrige Limos quälen. Das Thema „bewusste Ernährung" wäre gegessen.

Die Lebensmittelindustrie lässt ihre ernährungsbewussten Kunden natürlich nicht im Stich: „Light" heißt ihre Antwort auf die Wünsche des Publikums. Die Rechnung ist ziemlich simpel: Ein Stück Zucker hat einen Brennwert von 10 Kilokalorien, eine Süßstofftablette mit der gleichen Süßkraft einen solchen von annähernd null. Das ist zwar logisch, aber nicht biologisch gedacht, denn wenn wir Süßes schmecken, erwartet unser Körper Zucker. Darum schüttet er reflexartig schon einmal vorsorglich Insulin aus, um ihn abzubauen. Nur so kann er den Blutzuckerspiegel konstant halten. Wenn dann der von der Zunge angekündigte Zucker ausbleibt, baut das Insulin den noch im Blut vorhandenen Zucker ab. Infolgedessen sinkt der Blutzuckerspiegel, und das ist ein Alarmsignal. Rezeptoren im Körper registrieren diesen bedrohlichen Zustand, und das Gehirn antwortet mit Hungergefühl.[138]

Genau deshalb werden natürliche und naturidentische Süßstoffe seit Jahrzehnten erfolgreich in der Schweinemast eingesetzt, denn sie erhöhen laut Hersteller-Prospekt „Gewicht und Gewinn", verbessern „die tägliche Futteraufnahme bei Ferkeln und Jungschweinen", ja sogar „bei Sauen mit gezügeltem Appetit" wird die Futteraufnahme stimuliert.[83] Aus Gründen des Verbraucherschutzes sollte das Bundesinstitut für Risikobewertung bei Süßstoffen daher auf einem Warnhinweis bestehen: „Für Übergewichtige ungeeignet." Die Süßstoffbranche schätzt es natürlich nicht, wenn solche Fakten an die Öffentlichkeit dringen. Sie hat sich deshalb allerlei Ausreden bereitgelegt, die aber alle nicht den entscheidenden Punkt entkräften können: In der deutschen Futtermittelverordnung sind alle natürlichen und naturidentischen Süßstoffe für alle Tierarten jedweden Alters seit Jahrzehnten als Masthilfsmittel zugelassen.

Einschlägige Experimente sprechen denn auch dafür, dass Menschen nach dem Verzehr saccharinhaltiger Lebensmittel nicht nur die „leeren" Kalorien kompensieren, sondern „überschießend" reagieren – sie nehmen zu. So zogen die Autoren einer prospektiven Studie an 80 000 Frauen das ernüchternde Fazit: „Die Hypothese, dass eine langfristige Verwendung von Süßstoffen hilft, Gewicht zu verlieren oder Gewichtszunahme zu vermeiden, kann durch die Daten nicht bestätigt werden." Im Gegenteil – ihre Daten zeigen sogar, dass die Frauen mit Süßstoffen dicker wurden als mit Zucker.[135] Bekannt und belegt ist der Effekt, der auch als „cephalic phase response" bezeichnet wird, seit Jahrzehnten und in Dutzenden von wissenschaftlichen Publikationen beschrieben.[138]

Mag sein, dass Süßstoffe als Schlankmacher nichts taugen. Aber was ist mit den Techniken zum Einsparen von Fett? Auch wenn es nicht jedermanns Sache ist, für Freunde moderner Technik sind Light-Fette einfach faszinierend: Da wird Molkeneiweiß zu winzigsten Kügelchen verpresst, bis sie einen Durchmesser von einem Zehntausendstel Millimeter haben. Unser Gaumen spürt die einzelnen Kügelchen nicht mehr, und weil sie sich leicht gegeneinander verschieben lassen, entsteht beim Essen ein schmieriges Mundgefühl. Dieser „natürliche" Fettersatz hat einen Nachteil: Da Molke Eiweiß enthält, taugt er nicht zum Kochen, Backen und Braten. Wer sein Light-Fett auch mal in der Pfanne benutzen möchte, braucht etwas anderes – etwas, das wie feuerfester Kunststoff auch bei hohen Temperaturen nicht verschmurgelt. Ein solches Produkt ist „Olestra", das in den USA als Fettersatz zugelassen ist. Es schmeckt wie Fett, ist stabil gegen Hitze und garantiert unverdaulich.[83]

Was unverdaulich ist, kann nicht dick machen. Das sagt der gesunde Menschenverstand, doch die experimentellen Fakten zeichnen ein differenzierteres Bild. Dabei geht es um Fakten, die die Hersteller zum Zwecke der Zulassung in den USA selbst erhoben und veröffentlicht haben. Zur allgemeinen Überraschung wurden die Versuchstiere durch die Pseudofette keineswegs schlanker. Die Ratten fraßen einfach mehr, bis sie das kalorische Defizit wieder ausgeglichen hatten. Schlimmer noch: Bei einem Versuch des Nahrungsmittel-Konzerns Kraft General Foods zeigte sich, dass die Tiere umso fetter wurden, je höher der Anteil an kalorienarmem Fettersatz im Futter war.[137] Nicht viel anders das Ergebnis seines Konkurrenten Procter & Gamble: Auch hier nahmen die Versuchshunde dank dem kalorienfreien Kunstfett Olestra zu.[136]

Woher wussten die Ratten und Hunde, dass der kalorische Gehalt ihrer Futternäpfe manipuliert war – noch dazu ganz ohne Kalorientabelle? Offenbar verfügt der Körper über einen Regelmechanismus, der unser Gewicht – weitgehend unabhängig davon, was wir essen – im vorgegebenen Rahmen hält. Jeder, der schon einmal eine Diät gemacht hat, kennt dieses Phänomen: Sinkt der Fettgehalt der Nahrung nachhaltig, fürchtet der Körper eine drohende Hungersnot und stellt sich auf Sparflamme um. Es ist ein Leichtes, den Gaumen des Menschen zu täuschen, aber beinahe unmöglich, seinen Darm zu überlisten. Über kurz oder lang erkennt der Körper den Betrug, den der menschliche Verstand mit viel List und Tücke geplant hat. Würden kalorienarme Produkte auf Dauer schlank machen, dann wären die Amerikaner das magerste Volk der Welt, denn nirgendwo sonst werden so viele fett- und kalorienreduzierte Produkte verspeist wie im Land der unbegrenzten Möglichkeiten.

Wie Experimente mit Kindern zeigen, funktioniert die Gewichtsregulation beim Menschen offenbar nicht viel anders als bei Ratten. In einer Studie teilten die Forscher Kinder in einer Ganztageseinrichtung in zwei Gruppen ein. Während eine Gruppe mit „normalen" Mahlzeiten versorgt wurde, servierte man der anderen identische Gerichte, aber diesmal mit Fettersatzstoffen. Da die verzehrten Mengen erfasst wurden, war es möglich, die tatsächlich aufgenommenen Kalorien analytisch exakt zu bestimmen. Es zeigte sich, dass der Mangel an Fett bereits wenige Stunden nach dem ersten manipulierten Frühstück eine Gegenreaktion auslöste: Der Appetit wurde beim zweiten Frühstück „von innen heraus" (endogen) korrigiert, und nach zwei Tagen hatten die Kinder alle fehlenden Kalorien durch Mehrverzehr wieder zu sich genommen.[139]

Für die Food-Designer sind diese Ergebnisse wohl eine ziemliche Enttäuschung, für so manches mittelständische Unternehmen war der Ausflug in die Sparte der kalorienarmen Erzeugnisse ein wirtschaftliches Fiasko. Die Kunden wechselten von einem Light-Produkt zum nächsten, sobald ihr Körper den Trick durchschaut hatte. Diese Reaktion wird derzeit von Herstellern bedient. Die kurzen Lebenszyklen kalorienarmer Milchprodukte lassen sich nur durch eine breite Angebotspalette verlängern. Immer dann, wenn sich „der Bauch" von einem Artikel abwendet, findet „der Kopf" im Regal ein neues Produkt, das seinen Wünschen entspricht.

Unsere Augen, unsere Geschmacks- und Geruchsnerven, unser Mundgefühl lassen sich durch Farbstoffe, Aromen, Geschmacksverstärker oder Emulgatoren vielleicht ebenso täuschen wie die Klaqueure des Kaisers in Andersens Märchen *Des Kaisers neue Kleider* durch die Illusion von Macht und Pracht. Aber nicht unser „Bauchgefühl". Und darum bleiben auch Abnehmversuche mit derartigen Light-Produkten in der Regel ohne langfristigen Erfolg. Ganz im Gegenteil können Maßnahmen, den eigenen Appetit mit Light-Produkten zu zügeln, zu Heißhungerattacken führen. Wird das resultierende schlechte Gewissen dann mit dem Finger im Hals, Abführmitteln oder exzessivem Fitnesstraining bekämpft, ist der Weg in die Essstörung programmiert. Aber das ist ein anderes Thema.

Halten wir fest: Es gibt klare Hinweise, dass unser Appetit und Verdauungstrakt genau umgekehrt denken wie die Experten – werden ihm Fett und Zucker entzogen, reagiert der Körper auf längere Sicht nicht mit einer Gewichtsabnahme, sondern mit einem Sparprogramm, sprich Zunahme. Daraus kann für den Körper eine Gefahr erwachsen. Diese Gefahr geht vom Food-Design aus – wie wir noch sehen werden –, aber nicht von jeder Art, sondern nur von ganz bestimmten Formen.

Warum Wohlgeschmack häufig scheitert

Diese Beobachtungen sollten Anlass zum Nachdenken sein. Warum testen Produktentwickler und Marketingfachleute jedes neue Produkt so lange, bis es auch wirklich den Geschmack des Verbrauchers trifft? Und warum verabschieden sich trotz aller erfolgreichen Bemühungen neun von zehn Ideen innerhalb eines Jahres wieder sang- und klanglos vom Markt? Wie zum Hohn verzehren die Kunden zum Mittag am liebsten traditionelle Gerichte, die garantiert noch nie in einem Sensoriklabor einer kritischen Prüfung unterzogen wurden.

Zwar verzeichnen nicht wenige Produktideen bemerkenswerte Anfangserfolge, doch meistens geht der Absatz nach einem halben Jahr unaufhaltsam bergab. Das hat weniger damit zu tun, dass der moderne Kunde ständig etwas Neues im Mund erleben will. Schließlich isst er Speisen, die ihm wirklich schmecken, mit Begeisterung ein Leben lang. Das gilt auch für die wenigen erfolgreichen Innovationen wie Cola, Chips und Hamburger. Wenn aber die Mehrzahl der nach den fachlichen Kriterien der Psychophysiker optimierten Produkte auf dem Markt scheitert, so beweist dies im wissenschaftlichen Sinne nur eines: Wir überschätzen die Manipulierbarkeit von Geruch und Geschmack.

Dabei misst die Wissenschaft der Sensorik seit je eine viel geringere Bedeutung bei als das Marketing. „Es wird ganz allgemein angenommen, dass Geschmack und Geruch wenig oder keinen Einfluss auf die langfristige quantitative Regulation der Aufnahme von Speisen und Getränken haben", fasst eine Publikation von Teitelbaum und Epstein (Institut für Psychologie und Zoologie, University of Pennsylvania) den Stand des Wissens von 1963 zusammen.[144] Das klingt provokant, lässt sich aber auch ohne die zahlreichen Tierversuche belegen, auf die sich die Autoren stützen. Nehmen wir als Beispiel Kaffee oder Hefeweizen. Das erste Mal erforderte von den meisten Menschen Überwindung, weil beides bitter und außerdem auch noch ziemlich sauer schmeckt (eine Eigenschaft, die den meisten Konsumenten später kurioserweise nicht mehr bewusst ist). Hefeweizen hat für den Neuling noch dazu einen leichten Beigeschmack von Erbrochenem.

Angenommen, Kaffee und Weizenbier wären in Deutschland unbekannt und sollten nun auf dem Markt platziert werden: Schon bei der allerersten Verkostung in der Versuchsküche würden sie von den Testern mit angewidertem Gesichtsausdruck in den Ausguss gekippt.

Statt heißem Espresso käme nach umfangreicher Marktforschung und teuren Sensoriktests vielleicht ein lauwarmer Karamelldrink in einer „innovativen Verpackung" auf den Markt und anstelle von einem kühlen Weizen eine süßstoffhaltige Kräuterlimo mit Schuss. Würde der Geschmack für den langfristigen Konsum sorgen, gäbe es keine Raucher. Oder hat je einem Kettenraucher die allererste Zigarette geschmeckt?

Fazit: Der Mensch konsumiert mit Begeisterung übel schmeckendes und ekliges Zeug. Sie sind eine Ausnahme, ein echter Feinschmecker? Mal sehen. Schmecken Ihnen Bratwürste im Naturdarm oder höhlengereifter Emmentaler? „Naturdarm" ist ein Organ, das ursprünglich mit übel riechendem Naturdünger gefüllt war. Beim Hartkäse handelt es sich um das verfaulte Drüsensekret von Milchvieh. Ist Ihnen bewusst, dass Waldhonig nichts anderes ist als von Bienen hervorgewürgter Läusekot? Jeder diplomierte Marketingfachmann würde vor einer Neueinführung solcher Spezialitäten dringend warnen – und doch sind sie in aller Munde.

Appetit: Führer oder Verführer?

Wenn schmackhafte, aber inhaltsleere Produkte regelmäßig scheitern, dafür aber Unappetitliches von Erfolg gekrönt sein kann, dann folgt der Appetit möglicherweise anderen Regeln als gemeinhin behauptet. Deshalb wollen wir seine Funktion und Arbeitsweise ein wenig genauer kennenlernen, bevor wir zur Frage zurückkehren, welche Folge das Food-Design denn auf die innere Regulation unseres Körpers hat. Bei Tieren, denen keine Ernährungsberatung bei der Auswahl der Speisen zur Seite steht, lässt sich die Möglichkeit nicht von der Hand weisen, dass der Appetit als Führer durch den Nahrungsdschungel dienen könnte. Beim Menschen hingegen gilt er als gefährlicher Verführer, dem Zügel anzulegen sind. Wie aber funktioniert der Appetit nun wirklich?

Werfen wir zunächst einen Blick ins Labor. Tiere halten die Zufuhr von Kalorien über einen weiten Bereich von diätetischen Manipulationen konstant. Diese Regulation setzt erst dann aus, wenn Magen oder Nieren biologisch überfordert werden. Wird der Nährstoffgehalt einer festen Nahrung mit Füllstoffen wie Zellulose oder Kaolin um bis zu 75 % verdünnt, behalten die Tiere ihre Zufuhr in bemerkenswerter Weise bei, indem sie einfach mehr fressen. Fügt man einer flüssigen Nahrung Wasser hinzu, wird die normale Aufnahme bis zu einer Verdünnung der Nährstoffe auf 2 % korrigiert.[144] Dieser Mechanismus ist seit einem halben Jahrhundert experimentell belegt.[145] Offenbar bemerken Rezeptoren im Körper, ohne dass unser Verstand weiß wie ihm geschieht, den spezifischen Mangel und leiten den Organismus via Appetit dazu an, sich nach geeigneter Speise umzusehen.[146]

Die Regulation funktioniert sogar dann, wenn die Tiere weder riechen noch schmecken können. Selbst wenn die Forscher deren Geschmacks- und Geruchsnerven chirurgisch durchtrennten, waren die Tiere in der Lage, ihre Nahrungs- und Flüssigkeitsaufnahme weiterhin zu regulieren. Wenn das kein Beweis ist! Es muss sich daher um eine von innen gesteuerte, endogene Regulation handeln, die nicht über die bewusste Wahrnehmung, sondern unwillkürlich über den Verdauungstrakt vermittelt wird. Diese Form der enterosensorischen Wahrnehmung ist im Gegensatz zur Verarbeitung von Geschmackssignalen unbewusst, wird aber in ein Appetit- oder Sättigungsgefühl umgesetzt.[222]

Im Jahr 1982 konnte man zum Stand der Diskussion in der *Naturwissenschaftlichen Rundschau* Folgendes lesen: „Unter natürlichen Bedingungen stellt die Ratte in der Regel ihren ‚Speisezettel' so zusammen, dass sie eine gut ausgewogene und vollwertige Diät zu sich nimmt. In einer Reihe von klassischen Versuchen hat Curt P. Richter gezeigt, dass Ratten bei einem sogenannten ‚Cafeteria-Regime', bei dem sie unter einer größeren Anzahl von Nahrungsmitteln nach Belieben wählen können, in der Regel eine vernünftige Auswahl treffen und ebenso rasch wachsen wie Tiere, die die Standard-Labordiät erhalten."[147]

Aber wie soll das funktionieren, wenn Geschmacks- und Geruchsnerven durchtrennt sind? Solche Beobachtungen erlauben nur eine Schlussfolgerung: Den Lebewesen genügt die Wirkung auf den Körper – ganz ohne Bewusstsein –, und das, was ihnen gut tut, schmeckt ihnen auch. Mag sein, wenden manche Ernährungsberater ein, aber der Mensch hat diesen Instinkt im Laufe der Zivilisation doch längst verloren!

Vor knapp 100 Jahren waren diese Instinkte jedenfalls noch ziemlich intakt, wie die amerikanische Kinderärztin Clara Davis an Säuglingen zeigte, die nach dem Abstillen eine breite Palette von rohen sowie gekochten Lebensmitteln zur freien Auswahl angeboten bekamen.[148] Sie ernährten sich über viele Monate bis zu einem Jahr optimal und gediehen besser als Kinder, die nach den Maßstäben des Fachpersonals in derselben Klinik aufgezogen wurden. Darunter war auch ein rachitischer Junge, der aus freien Stücken regelmäßig Lebertran trank, zumindest so lange, bis sein Mangelzustand behoben war. Natürlich entsprachen die Versuchsbedingungen nicht unbedingt den Realitäten in einem Haushalt, insbesondere hatten die Kinder keinerlei Zugang zu Süßwaren oder aromatisierten Kinderlebensmitteln. Dennoch geben sie einen deutlichen Hinweis auf eine angeborene Regulation.

Die Aufnahme von Nahrung gilt entwicklungsgeschichtlich als älter als die sexuelle Fortpflanzung. Das hängt einfach damit zusammen, dass es vor der sexuellen Fortpflanzung die asexuelle gab – durch simple Teilung. Genauso wenig, wie die rigide Sexualmoral der Kirchen die Christenheit von fleischlichen Sünden abhalten konnte, wird die Menschheit ihren Appetit durch Fertiggerichte oder Beratung „verlernen". Beides kann zwar durch Schuldgefühle, Ängste und verquere Vorstellungen von Sünde – heute namentlich Esssünden – gestört werden. Dies nimmt zahlreichen

Der Körper merkt alles

Selbst wenn der Geschmack der Nahrung manipuliert wird, scheint das die Nährstoffaufnahme nicht zu beeinflussen. Teitelbaum und Epstein: „Wenn man die Nahrung mit Traubenzucker süßt, bleibt die kalorische Regulation auf gleichem Niveau. Macht man das Futter bitter, indem man bis zu 1,25 % Chinin ... beimischt, funktioniert die Regulation der Futteraufnahme von Ratten weiterhin. Bei der Aufnahme von Wasser sieht das Bild ziemlich ähnlich aus. ... Die Tiere trinken Chinin-Lösungen so lange, bis sie akut giftig werden."[144] Chinin ist ein Bitterstoff, den Tiere normalerweise instinktiv ablehnen. Zudem findet ein steter Ausgleich statt. Ist die erste Mahlzeit kohlenhydratbetont, bevorzugen die Tiere danach eher fett- oder eiweißreiches Futter usw.[149] – ein Ergebnis, das völlig im Einklang mit den einschlägigen Versuchen mit der Cafeteria-Kost steht.

Wie Experimente mit Spurenelementen und Vitaminen zeigen, trifft die beschriebene Regulation nicht nur für kalorisch relevante Nährstoffe wie Fett oder Kohlenhydrate zu. Beispielhaft sei ein Versuch mit dem Vitamin B_1 (Thiamin) zitiert: „Entzieht man in einem Cafeteria-Regime die ... Thiamin-Quelle, dann fressen die Ratten alle ihre eigenen Exkremente, während sie unter normalen Bedingungen nur etwa 35–50 % der Exkremente zu sich nehmen. Das ist eine adäquate Reaktion, da die Darmflora viele wichtige Nährstoffe, darunter auch Thiamin, produziert. Macht man die Aufnahme von Fäkalien unmöglich, dann kommt es zu einer Verschiebung der Diät von Kohlenhydraten zu Fetten, bei deren Abbau weniger Thiamin benötigt wird. Zugleich entwickelt die Ratte eine starke Abneigung gegen alle Bestandteile der bisher angebotenen Diät; sie werden gleichsam wie langsam wirkende Gifte behandelt, die den Krankheitszustand hervorrufen. Bietet man in einer solchen Situation mehrere neue Nahrungsmittel an, von denen eines Thiamin enthält, dann lernen die Ratten im Verlauf von einigen Tagen, welche Nahrung ihren Zustand bessert, und fressen dann ausschließlich diese."[147]

Die meisten dieser Spurenstoffe sind beim besten Willen nicht zu schmecken oder zu riechen. Dennoch reagieren Laborratten auf geringste Änderungen in der Zusammensetzung ihres Futters. Tiere, die an eine suboptimale Versorgung mit der Aminosäure Lysin gewöhnt worden waren, bemerkten bei Futterwahlversuchen Unterschiede im Lysingehalt von 0,1 Promille (!) und fraßen gezielt die lysinreichere Variante – ein Zeichen dafür, dass sie selbst feinste Unterschiede in der Futterzusammensetzung wahrnehmen. Diese Konzentrationsunterschiede sind mit Rezeptoren im Maul sensorisch nicht direkt erfassbar. Vermutlich werden sie, so die Forscher, über ihre Wirkung auf das Wachstum registriert.[150]

Offenbar sind Lebewesen nicht nur in der Lage, den eigenen Bedarf „richtig" einzuschätzen, sondern unter Umständen sogar den ihres Nachwuchses. Dies führen uns jene Ringeltauben vor Augen, die in den Wäldern des amerikanischen Nordwestens leben. Die Männchen trinken jeden Sommer zur selben Zeit von ausgewählten mineralreichen Quellen. Dann

▷

fliegen sie zu ihren Nestern zurück und tränken damit die Weibchen. Der Hintergrund: Normalerweise bilden Tauben eine quarkartige calciumreiche Substanz, die sogenannte Taubenmilch, um ihre Jungen zu füttern. Dafür picken sie gewöhnlich calciumreiche Saaten und Nüsse, aber in der fraglichen Region finden sie fast nur calciumarme Beeren vor. Indem sie gezielt calciumreiche Quellen aufsuchen, versorgen die Täuberiche ihre Brut mit Mineralstoffen.[151] Über eine solche Regulation des Calciumstoffwechsels verfügen auch Säuger – wenn auch auf Kosten des Federviehs. Denn an sich vegetarisches Rotwild oder auch Schafe verspeisen notfalls junge Vögel, um den Calciumbedarf zu decken.[221]

Individuen die Lebensfreude, beraubt die Spezies Mensch jedoch nicht eines angeborenen Triebes. Die übliche Gewichtszunahme bei Verzehr von kalorienreduzierter Nahrung oder bei Diäten zeigt die Funktionsfähigkeit eines Systems, das darauf programmiert ist, im Falle von Mangelsituationen vorausschauend zu reagieren.

Kopf und Bauch

Die Lebensmittelwirtschaft wird durch das Wirken der inneren Appetitregulierung immer wieder vor neue Probleme gestellt, deren Mechanismen Psychophysiker und Ernährungswissenschaftler nicht erklären können. Ein Beispiel: Man kann in Deutschland an Kinder problemlos Fruchtspeiseeis („Wassereis") verkaufen, aber nicht an Erwachsene. Letztere konsumieren seit Jahren fast ausschließlich Milchspeiseeis mit hohem Fettgehalt. Wenn sich ernährungsbewusste erwachsene Verbraucher schon ein Eis gönnen, wenn sie „sündigen", dann frönen sie weniger ihrem Süßhunger als ihrem latenten Fettdefizit, das sie mittels Eiscreme ausgleichen. Erst dann sind sie zufrieden und die liebe Seele hat wieder ihre Ruhe. Kinder hingegen decken ihren Fettbedarf (bisher noch) ohne schlechtes Gewissen durch andere Mahlzeiten und akzeptieren auch ein Wassereis, das nur bunt und süß ist.[222]

Weil der ernährungsbewusste Verstand bei den Wünschen ein Wörtchen mitzureden hat, ist natürlich Geflügelgyros angesagt. Geflügel gilt als mager, dennoch ist hier das Ergebnis meistenteils genauso fett wie beim normalen Gyros: Hier wird gewöhnlich reichlich Hähnchenhaut mit entsprechend hohem Fettanteil verwendet. Außerdem gibt es Techniken, um den Fettgehalt unauffällig aufzubessern. So beklagt das Wiesenhof Geflügel-Kontor zu Recht, dass Hähnchenfleisch „zumeist trocken, strohig und faserig" ist. Abhilfe schafft eine Injektionslösung aus Fett, Wasser und einem Emulgator (E 472 b und c), wobei der Zusatz eines Schaumverhüters sicherlich vorteilhaft wäre. Die Mixtur wird mit einem Nadelbett mit etwa 120 Nadeln ins gekühlte Hähnchen gejagt.[152]

Das Unternehmen ist von seiner Erfindung begeistert: „Die dünnen Nadeln des Nadelbettes verursachen nur sehr kleine Einstichöffnungen, durch die die fein verteilte Flüssigkeit praktisch nicht nach außen treten kann." Die Haut bildet „eine im wesentlichen undurchlässige Sperrschicht". „Das eingespritzte Wasser gleicht einen Wasserverlust beim Braten, Grillen oder dgl. aus", während „das Speiseöl dafür [sorgt], dass das Fleisch zart ist".[152] Diese Hinweise auf den guten Geschmack dürfen nicht darüber hinwegtäuschen, dass die Erfindung in erster Linie den Fettgehalt im Geflügel erhöht. Wer in gutem Glauben Nährwerttabellen verwendet, um seine Nahrung auszuwählen, ist nicht „ernährungsbewusst", sondern nur ein wenig naiv.

Ähnliche Mechanismen können wir bei den Pommes beobachten. Seitdem sie von der Industrie so bearbeitet werden, dass sie weniger Fett aufnehmen, isst man sie mit Mayonnaise. Wundert es dann noch, wenn gastronomische Konzepte, bei denen fettarme Geflügelgerichte mit knackigen Salaten kombiniert werden, nach bemerkenswerten Anfangserfolgen ein halbes Jahr später kläglich scheitern? Der Fettmangel verschaffte hingegen dem Croissant neue Märkte: Wer kalorienreduzierte Marmelade und fettarme Margarine aufs Knäcke schmiert, dem werden über kurz oder lang die Croissants besser munden. Seit sich der hohe Fettgehalt des französischen Nationalgebäcks herumspricht, wechseln die Kunden zum Ciabatta. Aber auch der neue Shootingstar der Backshops enthält eine ordentliche Portion Fett. Dann schmeckt das Ganze auch mit Geflügelwurst.

Die Diskrepanz zwischen dem Wunsch von Kopf und Bauch nimmt immer groteskere Formen an. Je mehr sich der Gast bei Befragungen durch Marketingfachleute leichte sommerliche Salate an italienischem Wasserdressing wünscht, desto begieriger verzehrt er in der Kantine eine Currywurst. Je mehr das Angebot seinen verstandesgelenkten Wünschen entspricht, desto schlechter bewertet er das daraufhin angebotene Essen. Der Kopf antwortet im Sinne des Zeitgeistes, doch sobald das Essen aufgetischt wird, übernimmt der Verdauungstrakt das Kommando.

Natürlich lässt sich dieser austricksen – aber meistens nur für kurze Zeit. Hannelore Daniel, Ernährungsphysiologin an der Technischen Universität München, hat tierexperimentelle Studien durchgeführt, bei denen sie Tiere durch manipuliertes Futter in eine gesundheitliche Schieflage brachte. Sie fraßen daraufhin weniger, um von der angebotenen Kost keinen weiteren Schaden zu nehmen. Daniel: „Man kann sie aber dadurch überlisten, dass man ihnen einen Aromastoff anbietet. Wenn dieselbe Mangeldiät plötzlich nach Vanille schmeckt, fangen die Tiere wieder an zu fressen. Nach drei Tagen hören sie zwar wieder auf, wenn man dann aber einen anderen Aromastoff nimmt, fangen sie wieder an."[153]

Hier sehen wir die Effekte der Aromatisierung in aller Deutlichkeit: Sie stimulieren den Verbraucher beim ersten Mal, bei der Testverkostung im Labor, bei der Vorführung im ernährungswissenschaftlichen Seminar, aber eben nicht auf Dauer. In aller Regel durchschaut der Körper die Täuschung und kompensiert. Aber das ist nur ein Teil der Wahrheit. Es ist nicht die Psychophysik als solche, die ein Problem darstellt, sondern ganz bestimmte Anwendungen wie Light-Produkte, die ein vermeidbares Risiko darstellen.

Vom Sinn des Kochens

Nun unterscheidet sich unser Verdauungstrakt deutlich von dem unserer nächsten Verwandtschaft. Im Vergleich zu den Menschenaffen hat er sich in mehreren Punkten erheblich verändert. Nicht nur ist unser Gebiss zierlicher, sondern unser Enddarm ist auch nur halb so lang; der Dünndarm, der der Aufnahme leicht verdaulicher, d. h. aufgeschlossener Nahrung dient, hingegen gut doppelt so lang wie bei Gorilla, Orang-Utan und Schimpanse.[154] Der kürzere Enddarm spricht dafür, dass Schwerverdauliches, wie Rohkost oder Körner, in unserer Ernährung seit Langem keine große Rolle mehr spielen. Voraussetzung für diese Verschiebung in der Länge der Darmabschnitte war höchstwahrscheinlich ein küchentechnischer Aufschluss unserer Nahrung. Fermentation und Feuer erweiterten den Speisezettel, indem sie den Gehalt an Krankheitskeimen und Parasiten, vor allem aber an pflanzlichen Abwehrstoffen verminderten – man denke nur an Weizen, Kartoffeln oder Bohnen, die keinesfalls roh verzehrt werden sollten.[83]

So verbringen Zwergschimpansen (Bonobos) und Gorillas täglich viele Stunden mit Nahrungssuche und Verdauung.[231, 232] Der geringere verwertbare Nährwert von Rohkost und der größere Aufwand bei der Verdauung kostet unsere äffische Verwandtschaft Zeit und bindet Kräfte. Die Nutzung des Feuers zum Kochen markiert deshalb einen Wendepunkt in der Evolution des Menschen. Die Nahrungsaufnahme beschränkt sich seither auf wenige Stunden, Magen und Darm werden entlastet. So gewann die Menschheit Zeit für andere, schöpferische Tätigkeiten. Ohne Küche gäbe es keine kulturelle Evolution. Ihre Bedeutung ist vergleichbar der Erfindung der Schrift.[222] Das heißt natürlich auch, dass das Wirken der Lebensmittelindustrie nicht pauschal mit einer Entwertung der Nahrung gleichgesetzt werden darf, sondern die Leistungen der Lebensmittelwirtschaft anzuerkennen sind – auch dann, wenn so manches nicht wünschenswert ist und in diesem Buch kritisiert wird.

Natürlich hatte diese Entwicklung einen Preis. Denn die Verarbeitung der Rohstoffe in leicht verdauliche Kochkost muss erst einmal bewerkstelligt werden. Nicht nur Verdauen, auch Kochen ist Arbeit. Erst eine Ökonomisierung der Arbeit schafft den für den kulturellen Aufschwung nötigen Zeitgewinn. Offenbar ist es effektiver, wenn eine Person Mahlzeiten für eine ganze Gruppe von Menschen kochte, als wenn jeder Einzelne sich mühte, mit seinem Darm die Abwehrstoffe zu entgiften. Erst der Trend zu Convenience-Produkten in der zweiten Hälfte des 20. Jahrhunderts erlaubte die schnelle Zunahme der Single-Haushalte. Jetzt kocht einer für alle.

Die Verarbeitung von Lebensmitteln zur Verminderung des Gehaltes an Abwehrstoffen ist nicht auf den Menschen beschränkt. Auch manche Tiere verarbeiten ihre Nahrung. Biber lassen Astmaterial im Wasser weichen, um Tannine abzubauen.[155] Vögel wie Würger spießen giftige Insekten auf Dornen oder Stacheldraht so auf, dass sich deren Abwehrsekrete durch Luftzutritt oder durch enzymatische Fermentation zersetzen.[156] Blattschneider-Ameisen fermentieren ihr pflanzliches Material in großen Pilzgärten mit speziellen Kulturen, die sie hegen und pflegen.[157] Papageien wiederum praktizieren Geophagie. Sie fressen gezielt eine bestimmte Art von Erde – nicht etwa um Mineralstoffmangel auszugleichen, sondern um damit Giftstoffe wie Alkaloide in ihrer Nahrung zu binden.[158] Gleiches ist bei Affen zu beobachten.[159] Pica, wie die Geophagie beim Menschen genannt wird, ist bei vielen Naturgesellschaften verbreitet, um giftige Pflanzennahrung wie alkaloidhaltige Kartoffeln schadlos verzehren zu können.[160]

Wenn uns die Erzeugnisse aus Küche oder Supermarkt besser schmecken als die unveränderten Produkte aus der Natur, spiegelt das den optimierten Nährwert und die Minimierung von Gefahren wider – und nicht eine wie auch immer geartete „Schändung des Vollwertes", wie Gesundheitsapostel klagen. Weißmehlbrötchen schmecken nicht deshalb besser, weil sie „ungesund", sondern weil sie bekömmlicher sind als Vollkornbrötchen.[83] Dabei wendet der Körper möglicherweise andere Qualitätskriterien an als der Ernährungswissenschaft lieb sein mag. Wie präzise diese Rückkopplung zwischen Geschmack und physiologischer Wirkung funktioniert, sehen wir daran, dass uns genau diejenigen Speisen am besten schmecken, die eine optimale Kombination darstellen. Viele Rezepte dienen nicht nur der Ergänzung von Nährstoffen, wie etwa im Falle der optimalen Eiweißkombination durch Kartoffelbrei mit Spiegelei oder Mais mit Bohnen[161], sondern vor allem der Entgiftung. Dazu gehört das Marinieren von Fleisch ebenso wie das Glas Bier zum Braten, der Senf zur Grillwurst oder der Salbei beim Saltimbocca.[162–165] Entgiftet werden dabei diverse krebserregende Substanzen wie heterozyklische Amine oder Benzpyren. Leider fehlen bis heute systematische Untersuchungen derartiger Wirkungen.

Die vielen traditionellen Rezepturen der landestypischen Küchen enthalten eine Fülle von „eingebauten" Vorteilen, die die Menschheit im Laufe der Jahrtausende durch Ausprobieren herausgefunden hat. Über die Bekömmlichkeit und den Genuss wurden die Rezepte und Verfahren verfeinert. Das ist das Wesen der Kochkunst. Wer ohne Kenntnis dieser Zusammenhänge einfach nur nachbaut, wer versucht, mit spitzem Bleistift überall dort Geld zu sparen, wo man's im ersten Moment nicht schmeckt, der gefährdet die Gesundheit des Menschen vielleicht mehr, als es ein unnötiger Zusatzstoff könnte. Deshalb ist es so wichtig, dass Lebensmittel „richtig" verarbeitet werden. Wenn Zusatzstoffe dazu da sind, wertgebende Inhaltsstoffe oder bekömmlichkeitsfördernde Verfahren zu ersetzen, geben wir ohne Not eine wichtige Errungenschaft der Menschheit preis, die ihr auch in Zukunft von größerem Nutzen wäre, als es eine Ernährungsberatung je sein könnte.

Ein Hoch auf die Hausmannskost

Die Stabilität von Rezepturen und Ernährungsweisen über lange Zeiträume – unbeeindruckt von wirtschaftlichen Entwicklungen, Kriegen und ideologischen Veränderungen – weist auf einen biologischen Mechanismus hin. Die Speisekarten, die vor 80 Jahren in München in den Lokalen auslagen, unterscheiden sich von den aktuellen Angeboten überraschend wenig. Der wichtigste Unterschied: Früher existierte ein größeres Spektrum an „Fliagats", also an Geflügel. Da es noch keine Massentierhaltung von Hähnchen und Puten gab, hielten die Landwirte allerlei unterschiedliches Federvieh. Daneben spielten zu dieser Zeit internationale Gerichte wie Pizza, Paella oder Nasi Goreng noch keine Rolle.

Warum aber sind Nationalgerichte so erfolgreich und weshalb isst der Gast heute mit Begeisterung Ethnofood? Liegt es daran, dass die Menschen vermehrt reisen und sich dabei an anderer Leute Küche gewöhnen? Wohl kaum, hatten doch die China-Restaurants schon großen Zulauf, lange bevor die Deutschen das Reich der Mitte bereisen konnten. Außerdem gilt der Tourist, der einen großen Bogen um die Küche des Gastlandes macht und vorsorglich nach „Würstel con Krauti" fragt, schon fast als Stereotyp eines Pauschalreisenden aus dem Land der Dichter und Denker.

Der Erfolg der ausländischen Gastronomie hat andere Gründe. Zunächst handelt es sich bei den sogenannten Nationalgerichten um spezielle Zubereitungsformen und Rezepturbestandteile, die sich in dieser Kombinationen in Millionen von Mägen Woche für Woche ein ganzes Leben bewährt haben. In der „gutbürgerlichen Küche" deutscher Wirtshäuser wird jedoch immer weniger selbst gekocht. Stattdessen schiebt der „Koch" Fertiggerichte zweifelhafter Qualität in die Mikrowelle. Deren Rezepturen unterscheiden sich aus Kostengründen erheblich von den Vorbildern. Damit sie trotzdem so schmecken wie das Original, gibt es ja Zusatzstoffe und Aromen. Das bedeutet bei gleichem Geschmack eine andere physiologische Wirkung.

Gourmets und Genussmittel

Was für Kantinen und Imbissstände gilt, trifft in gleicher Weise für Gourmet-Tempel zu. Viele Spitzenköche glauben, sie müssten ihre Gäste mit immer neuen Kreationen à la Regenwurmsülze auf Kleeblattschaum verwöhnen. Praktisch nichts von alledem geht in die Annalen der Feinschmeckerei ein. Dafür sehnt sich die Kundschaft anschließend gar nicht so selten nach Bratkartoffeln, um etwas „Anständiges" im Magen zu haben. Nicht die fettarme Gesundheitsküche ist gefragt, sondern Köche, die mit der gusseisernen Pfanne umgehen können, ohne dass das Ergebnis von Fett trieft.

Die Biologie belohnt Triebbefriedigung mit Genuss und Lebensfreude. Je besser die biologische Vorgabe erfüllt wird, desto größer die Befriedigung – eine Tatsache, die das Wesen der Feinschmeckerei und der Genussmittel ausmacht. Aber welche Triebe befriedigt das Luxusrestaurant im Vergleich zu einer simplen Gulaschsuppe in der Eckkneipe? Warum schmecken Zucker, Kaffee, Cola oder Schokolade so gut? Etwa, weil sie wertvolle Nährstoffe bieten?

Wohl kaum. Wir konsumieren Genussmittel, weil sie psychotrope Substanzen beinhalten. Warum gaben die Europäer mindestens 1000 Jahre lang mehr Geld für ernährungsphysiologisch wertlose Gewürze aus dem fernen Morgenland aus als für nährstoffreiches Essen? Heilkundlichen Quellen zufolge soll beispielsweise der sensorisch langweilige, aber sündhaft teure Safran genauso wirken wie Opium.[166] Warum wurde Cola zu einem Welterfolg? Weil es neben Zucker und Koffein auch Myristicin enthält, das in der Leber in ein Amphetamin umgewandelt wird.[167] Letzteres ist chemisch fast identisch mit Ecstasy. Überspitzt gesagt: Würde Cola nach Pferdeäpfeln schmecken, hätte es immer noch das Zeug zum Welterfolg, und die Experten würden seinen Erfindern bestätigen, alles Glück der Erde läge hinter dem Rücken der Pferde.

Psychotrope Substanzen sind nicht nur im Kaffee oder der Schokolade, sondern auch in vielen anderen, unverdächtigen Lebensmitteln enthalten.[83] Etwa jede zehnte Frau kann bei einer Diät nicht auf Quark verzichten, was auf eine Abhängigkeit von Caseinomorphin hindeutet, einem Opiat auf Eiweißbasis, das eigentlich zur Beruhigung von Babys und Kälbchen da ist.[357] Aufgrund des Gehaltes an Caseinomorphin in der Muttermilch schlafen Säuglinge nach dem Stillen friedlich ein. (Diese Art von natürlichen „Morphinen", die mit eiweißhaltiger Nahrung zugeführt wird, nennt man Exorphine in Anlehnung an die körpereigenen Endorphine.) Manche Menschen entwickeln Heißhunger auf Weißbrotkrusten, Braten oder Chips. Beim Rösten entstehen opiatwirksame Substanzen wie Harmane.[169] Auch Morphium ist chemisch betrachtet nichts anderes als ein Reaktionsprodukt aus zwei Molekülen der Aminosäure Tyrosin.[168]

Gerade die gehobene Feinschmeckerküche zielt – im Unterschied zum haushaltsüblichen Kochen, das in erster Linie der Zerstörung unerwünschter Antinutritiva gilt – auf die Bil-

▷

dung psychotroper Wirkstoffe ab. Eine vorzügliche Mahlzeit zeichnet sich dadurch aus, dass sie ein unbeschwertes Lebensgefühl hervorruft. Auch wenn man reichlich gespeist hat, stellt sich ein Gefühl der Zufriedenheit, der Entspanntheit und der Leichtigkeit ein. Dies weist auf Opiate hin. Es ist nicht der abstrakte Gaumenkitzel, den der Körper braucht, sondern die Befriedigung, die eine wohlschmeckende Speise auf physiologischem Wege hervorruft.

Da ist die ausländische Gastronomie im Vorteil, weil sie durch billige Familienarbeitskräfte mehr selbst zubereitet. Wer heute einen echten Hefeteig mit Vorteig speisen will, findet ihn nur noch in seltenen Fällen beim Bäcker, dafür aber relativ häufig in der Pizzeria. Was ordnungsgemäß zubereitet wurde, ist meistens auch bekömmlich. Und was bekömmlich ist, ist meistenteils auch erfolgreich.

Für die Lieferanten von vorgekochter Gemeinschaftsverpflegung (Caterer) bedeutet dies Tag für Tag eine neue Herausforderung. Die Erfahrungen aus den Kantinen sind eindeutig: Zu Beginn schmecken die Gerichte des neuen Caterers lecker, sodass neun von zehn Mitarbeitern das Angebot nutzen. Aber schon nach wenigen Wochen greift ein Teil der Belegschaft auf selbst belegte Brötchen und Pausenriegel zurück, und allmählich sinkt die Akzeptanz auf etwa 40 % – genau der gleiche Effekt wie er von Light-Produkten oder Vollkornbrötchen bekannt ist. Obwohl der Geschmack passt, bekommt der Körper nicht das, was er sich versprach. Die Caterer versuchen dem zu begegnen, indem sie ihre Köche reihum ausleihen, damit es immer etwas anders schmeckt. Oder sie beliefern ihre Kunden nur eine gewisse Zeit und tauschen dann mit einem anderen Lieferanten. Damit nutzen sie den gleichen Effekt wie die Forscherin Hannelore Daniel (siehe Seite 70) bei der Ernährung ihrer Ratten: Mit einem neuen Geschmack ließen sie sich kurzfristig überlisten, etwas zu fressen, das ihnen nicht bekam.

Natürlich lassen sich viele Gerichte zentral kochen und gekühlt verteilen. Aber dazu sind Kenntnisse der physiologischen Wirkung in Abhängigkeit von Rezeptur und Verfahrenstechnik notwendig. So lassen sich Bohnen- oder Kohlgerichte problemlos vorkochen. Aber Kartoffeln sollten vor Ort gegart werden. Tiefkühlkartoffeln enthalten resistente Stärke, die bei vielen Gästen zu Blähungen führt. Auch die Caterer leiden unter den Misserfolgen mit neuen Produktideen, vor allem dann, wenn sie leichtfertig die Ergebnisse von Kundenbefragungen als Maßstab nehmen. Letztlich leben die meisten Unternehmen von wenigen traditionellen Gerichten, die regelmäßig gegessen werden und für den erforderlichen Umsatz sorgen – zumindest solange sie nicht auf „gesund“ getrimmt wurden. Wer die Mägen seiner Kundschaft mit ständig neuen manipulierten Produkten verunsichert, darf sich nicht wundern, wenn er scheitert. Wer auf den Beifall der Ernährungsexperten spekuliert oder ihn gar erhält, darf sich nicht wundern, wenn es zu einem wirtschaftlichen Fiasko kommt.[222]

Training im Mutterleib

Entscheidend für einen funktionierenden Appetit ist das Training von Gaumen und Stoffwechsel. Das Lernen beginnt bereits im Mutterleib. Das Fruchtwasser nimmt Geschmacksstoffe aus der Nahrung an, das Blut liefert die Nährstoffe aus der Nahrung und „informiert" via hormoneller Signale über die Wirkungen.[170] Später transportiert die Muttermilch einen Teil der sensorischen Signaturen der vorher verzehrten Speisen.[171] Nach dem Stillen übt der Geschmack der ersten Nahrungsmittel eine prägende Wirkung aus.[226] Der Körper eines Kleinkindes widmet sich intensiv den Wirkungen der neu probierten Speisen. So kann er prüfen, welche Substanzen in der Nahrung enthalten sind, um angesichts von Verfügbarkeit und eigener Veranlagung den Stoffwechsel optimal einzustellen. Ist das Programm auf der „Festplatte" einmal installiert, bleibt es für den Rest des Lebens erhalten.

Das ist auch der Grund dafür, weshalb sich die Ernährungspräferenzen von Kultur zu Kultur unterscheiden. Individuen wählen aus den vor Ort verfügbaren Nahrungsmitteln die jeweils besten Kombinationen aus. Angenommen, die Ernährungsexperten der Eskimos stellen fest, dass Bewohner des fernen Bayern länger leben als sie selbst, und angenommen, sie würden ihren Landsleuten daher zum Verzehr von Schweinsbraten, Knödeln, Rettich und Hefeweizen raten: Die Wirkung wäre für die Gesundheit dieser Menschen ebenso fatal wie die Idee, Bayern so zu ernähren wie Eskimos. Allen Ernstes wollen unsere Ernährungswissenschaftler aber herausgefunden haben, dass die Küche der Eskimos – roher Fisch und Robbenspeck – diese in der rauen Arktis vor Herzinfarkt schützt, und raten deshalb den Deutschen in ihren heimeligen Wohnstuben zum Verzehr von Omega-Fettsäuren.

Jedem Volk schmeckt etwas anderes, und jeder Mensch hat seine persönlichen Vorlieben. Die Kultur gibt den Rahmen vor, und die sozialen Interaktionen stellen sicher, dass die meisten Mitglieder einer Gesellschaft in ihrer Kindheit die verfügbaren Speisen probieren konnten. Dabei entscheiden weder die Erziehung noch das Vorbild der Eltern darüber, welche Vorlieben ein Mensch entwickelt. Nur in den seltensten Fällen übernimmt die Tochter das Lieblingsgericht der Mutter oder der Sohn das seines Vaters. Kinder bevorzugen entgegen der populären Auffassung der Ernährungsberatung nicht immer das, was die Eltern mögen, und schon gar nicht, was sie ihnen aufdrängen.[173] (Dies steht nebenbei bemerkt nicht im Widerspruch zur Futterprägung: Der Hang zu bestimmten Aromen erhöht lediglich die Bereitschaft, unbekannte Speisen zu probieren, die damit aromatisiert sind, vermag aber nicht die Bekömmlichkeit komplexer Gerichte zu erhöhen. Bei gleicher Bekömmlichkeit wird jedoch das Produkt mit dem „richtigen" Aroma bevorzugt.)

Dahinter steckt weder Protest noch Ablehnung der Eltern, sondern die Physiologie. Jeder Mensch ist dank unterschiedlicher Ausstattung mit Enzymen in der Leber zur Entgiftung von Abwehrstoffen zu anderen Stoffwechselleistungen befähigt. Der eine verträgt keinen Rotwein, der andere keinen Weißen, der eine mag keinen Kohl, der andere keine Erbsen. Aufgrund dieser Unterschiede ist aus evolutionsbiologischer Sicht ein System notwendig, das es jedem Individuum ermöglicht, für sich die optimalen Speisen herauszufinden und in seiner Geruchs- und Geschmacksdatei abzuspeichern. Es sind jedoch weder Geruch noch Geschmack, die Gerichte zu Lieblingsspeisen machen, sondern die Wirkung auf den Körper des einzelnen Menschen.

Was bedeuten diese Erkenntnisse für die Designer-Produkte der Lebensmittelindustrie? Prinzipiell geht von neuartigen Lebensmitteln genauso wenig ein gesundheitliches Risiko aus wie von der Tatsache, dass Kinder heute etwas anderes essen als ihre Eltern. Da unser Körper durchaus lernfähig ist, kann sogar das penetrante Erdbeeraroma eines Fruchtjoghurts eine geeignete Reaktion des Regulationssystems zur Folge haben – schließlich riechen und schmecken echte Erdbeeren völlig anders. Problematisch für den Verbraucher ist allerdings die Fähigkeit der Food-Designer, mit wachsender Perfektion der psychophysikalischen Techniken die Rückkopplung zu verwirren: Wenn mehrere gleich schmeckende Lebensmittel mit jeweils deutlich anderer Zusammensetzung angeboten werden, beispielsweise im Falle von Diätprodukten, verliert der Appetit seine Orientierung. Wenn die Sinne intakt sind, kann er nur dann funktionieren, wenn ihm Geruch und Geschmack zuverlässige Signale auf den physiologischen Inhalt seiner Speisen geben.[172]

Das hat weitreichende Folgen für die Lebensmittelwirtschaft: Wer Rezepturen oder Verfahrenstechniken neu, d.h. betriebswirtschaftlich günstiger gestaltet, ändert auch bei gleichbleibendem Geschmack die biologischen Wirkungen. Dies hat – mit zeitlicher Verzögerung – oftmals negative Folgen für den Absatz. Sinkt dieser ein paar Wochen oder Monate nach einer Rezepturänderung, so ist nicht immer die Konkurrenz dafür verantwortlich. In solchen Fällen wäre es ratsam, auch an einen physiologischen Effekt zu denken. Als vor einigen Jahren in Paprikapulver Salmonellen auftauchten, wechselte ein großer Chipshersteller vom Pulver zum Aromaextrakt. Obwohl sich dieser geschmacklich in nichts von seinem Vorbild unterschied, sank der Absatz.

Instinktiv gegen Beratung

Macht Ernährung, vor allem falsche Ernährung, nicht krank? Ernährung ist naturbedingt meistenteils „richtig". Unterläge das System nicht einer präzisen Regulierung, würden alle Lebewesen innerhalb kurzer Zeit nach dem Entwöhnen von der Milch Zeichen von Fehlernährung zeigen. Aber die Tiere in freier Wildbahn sterben nicht an „Fehlernährung", sondern an Parasiten, Infekten und Verletzungen, oder sie verhungern einfach. Weil die Nahrung des Menschen heute weitgehend frei von Parasiten ist, weil er nicht mehr an Infekten oder Verletzungen verstirbt und Nahrungsmangel in Industrienationen weitgehend ausgestorben ist, wird er so alt, dass sein Stoffwechsel irgendwann „Schlagseite" bekommt, weil er altert und die Reparatursysteme allmählich erschöpft sind. Wenn der Körper aber, wie wir annehmen, tatsächlich in der Lage ist, seine Nahrungswahl der aktuellen Stoffwechsellage anzupassen, dann müsste dies auch bei Stoffwechselkrankheiten funktionieren. Und genau das haben Tierversuche bestätigt: „Bei Stoffwechselkrankheiten oder künstlich herbeigeführten Stoffwechselstörungen reagieren sie [die Versuchstiere] mit einer richtigen Anpassung ihrer Diät. Sie fressen nicht mehr, als sie brauchen, und nehmen im Falle einer eiweißarmen Diät nicht zu viele Kalorien zu sich, um genügend Eiweiß zu erhalten."[147]

Auch beim Menschen sind derartige Effekte bekannt. So berichtet Ferdinand Hoff, ehemals Direktor der Universitätsklinik in Frankfurt: „Ich habe eine ganze Reihe von Krankheitsfällen gesehen, in denen die ‚unbewusste Vernunft' des instinktiven Kochsalzhungers vernünftiger war als die Unvernunft falscher Diätvorschriften. So kenne ich Fälle schwersten Kochsalzmangels bei urämischem Erbrechen oder bei der sogenannten Salzverlustniere oder auch bei der ärztlichen Kombination von kochsalzarmer Kost mit reichlicher Anwendung von Saluretika, bei denen eine Katastrophe durch die ärztliche Anordnung einer kochsalzfreien Kost drohte und bei denen der Kranke flehentlich um Salzzulage bat, die auch unbedingt notwendig war. Hierher gehört die seit Langem in verschiedener Form verbreitete Anekdote von dem fast hoffnungslosen Kranken, der inständig nach einem Salzhering verlangte, den er denn auch von irgendeinem großen Arzt oder einem sonstigen hilfsbereiten Menschen erhielt und der ihn dann gesund machte."[174]

Leber- und Gallenpatienten entwickeln Heißhunger auf Süßes sowie auf Grapefruits, während sie schwer verdauliche und die Leber belastende Speisen, wie gebratenes oder gegrilltes Fleisch, ablehnen. Ratten, deren Gallenflüssigkeit durch eine Operation nicht mehr in den Verdauungstrakt gelangen kann, verlieren innerhalb von Stunden den Appetit auf fetthaltige Speisen. Werden sie jedoch statt mit üblichen Fetten mit Fettsäuren mittlerer Kettenlänge gefüttert, fressen sie diese bereitwillig. Dies dürfte darauf zurückzuführen sein, dass mittelkettige Fette auch bei fehlender Gallenflüssigkeit resorbiert werden können.[175] Von Patienten, die an einer lebensbedrohlichen perniziösen Anämie (durch

▷

Vitamin-B_{12}-Mangel) leiden, ist bekannt, dass sie einen Heißhunger auf die B_{12}-reiche Leberpastete entwickeln.[176] Hoff hält deshalb die instinktive Nahrungswahl für einen wichtigen Regulationsfaktor bei Krankheiten: „Nicht selten ist der Instinkt des Kranken eine bessere Richtschnur für die Diätetik als eine unzureichend oder falsch begründete ärztliche Diätvorschrift."[174]

So wird auch die resignierende Klage von Volker Pudel, ehemals Präsident der Deutschen Gesellschaft für Ernährung, verständlich: Ihm käme es nach 40 Jahren Ernährungsaufklärung so vor, als äßen die Menschen, was sie immer gegessen hätten, aber jetzt mit schlechtem Gewissen. Unser Appetit ist ein uralter Trieb. Ihm abzufordern, er möge in Zukunft statt auf eine Tasse Kaffee Appetit auf ein Glas Buttermilch entwickeln, ist kein Zeichen fachlicher Kompetenz. Der Versuch, das biologische Ziel eines lebenswichtigen Triebes durch Aufklärung, Beratung oder schlichtes Wollen umzupolen, ist prinzipiell zum Scheitern verurteilt, gleichgültig wie „sinnvoll" das Ziel und wie „logisch" die Methode auf den ersten Blick erscheinen mögen.

Die Präferenz für ein Produkt ist von seiner Wirkung abhängig, auch wenn wir diese vielfach noch gar nicht kennen. Der Geschmack signalisiert dem Körper, was er zu erwarten hat. Natürlich kann man durch Imitation des Geschmacks auch ohne Wirkung erfolgreich Geschäfte machen. Aber das setzt voraus, dass der Kunde in neun von zehn Fällen zum „Original" greift. Ist das Verhältnis umgekehrt, bedeutet dies das „Aus" für das Produkt.

Das Hirn im Bauch

Wenn die Regulation der Nahrungsaufnahme selbst dann funktioniert, wenn Versuchstiere weder schmecken noch riechen können, erlaubt dies nur eine Schlussfolgerung: Die zentrale lenkende Rolle fällt dem Verdauungstrakt zu. Vielen Menschen erscheint er als suspekter Kanal, der von geheimnisvollen Untermietern besiedelt wird und Übelriechendes produziert. Dabei könnte seine Leistung kaum größer sein, denn aus Sicht des Körpers ist Essen ein unglaublich gefährlicher Vorgang. Wer fremde Organismen verzehrt – und das ist das Wesen jeder Ernährung –, wer sie in ihre Bestandteile zerlegt, um einzelne Teile für den eigenen Körper zu nutzen, nimmt gewaltige Risiken in Kauf. Verzehrte Lebewesen bieten Stacheln oder Gräten auf, andere enthalten Gifte oder führen Mikroorganismen mit sich, die Krankheiten verursachen.[177] Allein an pflanzlichen Abwehrstoffen sind inzwischen Hunderttausende von Substanzen bekannt.[178] Unser Verdauungssystem muss daher ein ständiges Monitoring betreiben und flexibel reagieren können, um ihm nützliche von gefährlichen Stoffen zu unterscheiden und angemessen zu behandeln. Überwiegen dank Abwehrstoffen die Nachteile, wie im Vollkornweizen, vergeht den Kunden auf die Dauer der Appetit.

Zu den Risiken durch den Verzehr fremder Organismen gesellen sich die Gefahren durch die Verdauung selbst, denn all das, was der Mensch zum Verdauen braucht – man denke nur an Salzsäure oder eiweißspaltende Enzyme –, ist prinzipiell in der Lage, auch die eigene Magen- und Darmwand anzugreifen und zu zerstören. Doch damit nicht genug. Nach Abschluss der Nährstoffresorption gelangt der restliche Speisebrei für einige Zeit in den Dickdarm, einem gefährlichen Paradies für Bakterien und Pilze. Dort könnten die Mikroben in wohliger Wärme ein unkontrollierbares Eigenleben entfalten, Schimmelgifte produzieren oder statt nährstoffarmen Fäkalien den Wirt selbst als ergiebige Futterquelle nutzen. Deshalb steht bei der Verdauung die Abwehr von Gefahren im Vordergrund, wie die Erkennung und Entgiftung von Abwehrstoffen und Krankheitskeimen. Erst dann folgt die Resorption von Nährstoffen.[177]

Dabei „sickern" die Nährstoffe nicht einfach vom Darm ins Blut, um dann, am Zielort angeschwemmt, nach dem Zufallsprinzip an das richtige Enzym zu geraten und so in einen nützlichen Bestandteil des menschlichen Körpers umgewandelt zu werden. Der Stoffwechsel erfordert eine präzise und vorausschauende Steuerung, damit der Organismus, der sich in ständigem Ab- und Aufbau befindet, auch Bestand hat.[179] Allein durch das Resorbieren von Nährstoffen vermag sich der Körper ebenso wenig zu regenerieren wie durch das planlose Abladen von Kotflügeln und Auspufftöpfen in einem Automobilwerk eine Luxuslimousine entsteht.

Alle Inhaltsstoffe einer Mahlzeit müssen vom Körper erkannt, in Empfang genommen und auf einen geeigneten Transporter verladen werden. Der muss wissen, wo er seine Fracht abladen soll. Am Zielort werden sie zu Enzymen geleitet, die rechtzeitig dafür bereitgestellt wurden. Die Enzyme selbst haben eine Lebensdauer von durchschnittlich 20 Minuten, dann werden sie abgebaut.[179] Der Körper muss daher seinen eigenen Zustand und seinen Bauplan bis hinunter auf die molekulare Ebene kennen und stets wissen, was vorhanden ist, was er benötigt und welcher Weg der effektivste ist, um seine Lebens- und Leistungsfähigkeit sicherzustellen. Dieses „Körperbewusstsein" arbeitet unabhängig von unserer bewussten Wahrnehmung und unserem Verstand.

Um schnell und flexibel reagieren zu können, benötigt der Körper eine *vorausschauende* Steuerung und sollte möglichst schon beim Verzehr wissen, was ihn erwartet. Ein vorausschauendes Handeln setzt ein präzises Gedächtnis voraus. Dazu gleicht der Körper Geruch und Geschmack mit seiner physiologischen Erinnerung ab und entwickelt darüber seinen Appetit. Deshalb ist das Geschmacks- und Geruchsgedächtnis des Menschen jenes Gedächtnis, das am längsten erhalten bleibt. Andererseits muss das System lernfähig sein. So kann es etwa im Falle von Kaffee oder Bier ein Verlangen nach unangenehmen geschmacklichen Eigenschaften wie Bitterkeit – eigentlich ein Hinweis auf giftige Stoffe – entwickeln, wenn der Körper lernt, damit positive Wirkungen zu verbinden. Gleichzeitig entsteht eine Aversion gegen einen bisher wohlgelittenen Geschmack, wenn sich das Produkt als nachteilig oder gar giftig erweist.[180] Solche Nahrungsmittelaversionen können derart stark sein, dass selbst Jagd- und Tötungsverhalten außer Kraft gesetzt wird. So versuchten wilde Kojoten, die mit präparierten, übelkeitserregenden Lammködern gefüttert worden waren, ihre Beutetiere anschließend durch Unterwerfungsgesten zu besänftigen und nahmen bei der geringsten „drohenden" Bewegung eines Schafes Reißaus.[208]

Natürlich sind wir stolz darauf, mit dem Kopf und nicht „aus dem Bauch heraus" zu denken. Aber evolutionsbiologisch betrachtet gilt unser Hirn als frühe Ausstülpung des Urdarms. Ursprünglich hatte es vor allem für Nachschub zu sorgen. Stellen Sie sich einfach einen organisierten Zellhaufen vor, der herausfindet, dass es ihm Vorteile bringt, wenn er sich andere Zellhäufchen einverleibt. Dann braucht das System einen Informationsweg, um der Eintrittspforte den Wunsch nach Nachschub zu übermitteln. Alsbald benötigt es an der Eintrittspforte Rezeptoren, um Genießbares von Ungenießbarem zu unterscheiden. Im Wechselspiel von Fressen und Gefressenwerden entwickelten sich daraus die Sinne für das Schmecken, Riechen, Hören und Sehen rund um die Öffnung, die dem Körper Nahrung gewährt. Zunge und Nase wachen seitdem als „Türsteher" peinlich genau darüber, was dem Körper zugeführt werden darf. Um die Flut von Sinneswahrnehmungen zu verarbeiten, entwickelten Lebewesen ein immer komplexeres Gehirn.

Der Verdauungstrakt wird von insgesamt ca. 100 Millionen Nervenfasern innerviert. Sie entsprechen in der Grundstruktur dem Nervengewebe im Gehirn und mengenmäßig etwa dem Rückenmark. Dieses Darmhirn führt nicht etwa nur die Befehle „von oben" aus, sondern befindet sich „im Zwiegespräch" mit den entwicklungsgeschichtlich alten Teilen des Gehirns, um über den Appetit die nächste Darmfüllung zu regeln, damit ein geeignetes inneres Milieu im Körper aufrechterhalten werden kann (Homöostase).[181–184]

Fazit: Das Geschmacksdesign scheitert ein ums andere Mal. Aber das hindert die Lebensmittelwirtschaft nicht daran, munter weiterzumachen, so wie ein Lottospieler auch nicht die Hoffnung aufgibt, eines Tages das große Los zu ziehen. Schließlich sparen sensorische Täuschungsmanöver viel Geld, und das Ergebnis trifft womöglich auch einmal den Geschmack des Kunden. Diese Manöver bleiben für die Kunden aber nicht ohne Folgen. Der Appetit verliert über kurz oder lang die Orientierung, wenn Produkte gleich schmecken, aber immer wieder anders zusammengesetzt sind und damit unterschiedlich wirken. Ein Beispiel dafür sind die Light-Produkte.

Es ist in aller Regel nicht die einzelne Manipulation, die ein stabiles System gefährdet, doch die Masse des psychophysikalischen Designs kann zu Problemen führen. Eine Ausnahme stellt dabei eine wachsende Risikogruppe dar: Bulimiker, also Menschen mit Ess-Brech-Sucht. Sie berichten, dass es ganz bestimmte Lebensmittel sind, die ihre Fressattacken auslösen: Produkte, bei denen der „Gaumenkitzel" optimiert wurde und die für den „Mehrverzehr" designed wurden[204].

Wenn aus dem Gesagten eine Forderung abgeleitet werden kann, dann die, dass zumindest Grundnahrungsmittel konstante physiologische Wirkungen entfalten sollten. Wir brauchen ein überschaubares Sortiment von Lebensmitteln, deren Eigenschaften über Rezeptur und Verfahrenstechnik definiert sind, die dem Körper eine verlässliche Zusammensetzung bieten. Dies ist wichtiger als die Philosophie der vermeintlich richtigen Nährstoffe oder der Vermeidung von Kalorien, Fetten, Eiweißen und Kohlenhydraten oder was sonst gerade auf dem Index der Angstmacher steht. Das meiste erledigt das Nervensystem ganz alleine, wenn man es nur lässt und die sensorische Information beim Verzehr stimmig ist. Dann spielt es auch keine große Rolle, wenn die Lebensmittelwirtschaft weiterhin ihre Gimmicks verkauft und ihre Gummibärchen mit den aktuellen Farben der Frühjahrsmode ausstattet. Der Körper kann bei Bedarf immer zurückgreifen auf reelle Nahrung. Auf ein Grundnahrungsmittel wie Brot beispielsweise.

Fabrikbrot vom Bäcker: Ein Handwerk gibt sich auf

Ja, sie waren ein Segen für die Bäcker: die Backmittel. Vor 100 Jahren war Backen ein ziemlich anspruchsvolles Handwerk. Nicht etwa, weil damals noch keine Maschinen in der Backstube standen, sondern vor allem, weil die Mehle noch sehr zu wünschen übrig ließen. Das Weizenmehl war oft zu schwach, um daraus genießbare Semmeln und lockeres Weißbrot herstellen zu können. „Zu schwach" heißt, sein Gehalt an Eiweiß („Kleber") war zu gering, um einen elastischen Teig mit dehnfähigen Poren zu bilden. Bis weit in die Nachkriegs- und Wirtschaftswunderjahre mussten Deutschlands Mühlen kleberstarken Brotweizen importieren. Beim Roggen verursachten vor allem Auswuchsmehle erhebliche Probleme. „Auswuchs" nennt man Getreidekörner, die bei feuchter Witterung schon vor der Ernte in den Ähren zu keimen beginnen. Sie ergeben Mehle mit hoher enzymatischer Aktivität und kletschiges Brot. In trockenen Jahren waren die Enzymaktivitäten wiederum so gering, dass die Brote trocken und krümelig wurden.

Als es endlich gelang, aus gekeimtem Getreide standardisierte Malzmehle herzustellen, waren Bäcker wie Kunden gleichermaßen erfreut. Das Naturprodukt verbesserte vor allem bei enzymschwachen Mehlen die Brotqualität. Das war der Grundstein der Backmittelindustrie. Vom Erfolg beflügelt suchten die Chemiker nach weiteren Möglichkeiten, des Bäckers Arbeit zu erleichtern. Um 1920 tauchten die ersten chemischen Mehlbehandlungsmittel zur Bleichung und Verbesserung der Backfähigkeit auf dem Markt auf.[388] Mehl wurde früher – entgegen der heute verbreiteten Auffassung – nicht frisch verbacken, sondern erst einmal längere Zeit gelagert, weil das die Backeigenschaften verbesserte. Dabei wurde das Mehl auch heller. Aus diesem Grunde schätzten die Bäcker das „Weißmehl".

Diese geheimnisvollen Weißmacher stießen in aller Welt auf reges Interesse. In vielen Ländern wurde es populär, das Mehl mit Nitrosyltrichlorid („Agene") zu behandeln. Nitrosyltrichlorid ist eine gelbe, ölige Flüssigkeit mit stechendem und tränenreizendem Geruch, die bei Temperaturen über 60 °C in die Luft fliegen kann. Doch die erste Nebenwirkung, die auffiel, waren nicht weinende Bäcker oder explodierende Backöfen, sondern eine neue Krankheit: die „Hundehysterie".[194] Wenn Hundehalter ihre Schützlinge mit Backwaren aus behandelten Mehlen fütterten, reagierten diese mit Angst, Krämpfen und wilden Grimassen. Sie rannten unkontrolliert herum und verfielen alsbald in eine Starre. In den USA führte das 1950 zum Verbot des dubiosen Backmittels.

Detaillierte Untersuchungen zeigten, dass Nitrosyltrichlorid mit einem Eiweißbestandteil des Mehls, der Aminosäure Methionin, reagiert und dabei ein Nervengift bildet.[196] Die Hundehysterie konnte experimentell sowohl mit der neuen Methionin-Verbindung als auch mit Eiweißextrakten aus Backwaren an zahlreichen Tierarten wiederholt werden, allein der Mensch scheint hier unempfindlicher zu reagieren.[194] Der Anstieg von Demenzerkrankungen in den letzten Jahrzehnten führte zur Frage, ob dies eine Folge des Missbrauchs von Nitrosyltrichlorid in den Bäckereien sei. Eine interessante, aber spekulative These.[195] Sollte sie aber zutreffen, ist nicht nur ans Essen zu denken: Nitrosyltrichlorid entsteht auch beim Chloren von Wasser und löst bei Bademeistern und Kindern, die Hallenbäder frequentieren, nicht selten Asthma aus.[197, 198]

Die deutsche Backmittelwirtschaft hatte schon vor dem Zweiten Weltkrieg vor dem ausländischen Verfahren gewarnt – allerdings weniger wegen seiner erkennbaren Giftigkeit; vielmehr bescheinigte man dem Konkurrenten Wirkungslosigkeit. Als nach dem Krieg die üblen Folgen der Bleichung nicht mehr zu leugnen waren, forderte die Branche konsequent ein Verbot *aller* „chemischen" Behandlungsstoffe.[385] Unterstützung bekamen sie von den westdeutschen Lebensmittelchemikern, die im Januar 1952 erklärten: „Die Mehlbehandlung ist grundsätzlich abzulehnen." Die DDR hatte bereits 1951 per Rundverfügung „jegliches Bleichen und Behandeln von Mehlen verboten".[388]

Der Nobelpreisträger Otto Warburg befürwortete ein generelles Verbot und erreichte, dass die deutschen Laureaten aus Chemie und Medizin eine entsprechende Petition an Adenauer unterschrieben. Warburg: „Diese Substanzen sind bei ständigem Genuss gefährlich … Wenn die Backfähigkeit nur auf Kosten der Gesundheit erreicht werden kann, so müssen sich die Bäcker mit der natürlichen Backfähigkeit des Mehles begnügen. Bekanntlich ist Brot auch schon vor der chemischen Mehlbehandlung gebacken worden…"[388] Die Zusatzstoff-Diskussion führte, so der Lebensmittelchemie-Historiker Berend Strahlmann, zur Gründung der Deutschen Forschungsgemeinschaft. Und 1957 auch im Westen zum Verbot der Mehlbehandlung mit den damaligen Mitteln.[388]

Aber ihr Siegeszug war dennoch nicht mehr aufzuhalten. Mit dem Aufstieg der Lebensmittelchemie nach dem Zweiten Weltkrieg und später der Biotechnologie drängten immer neue Zusatzstoffe in die Bäckereien Westdeutschlands. Darunter auch ein neues Bleichmittel, denn trotz des immer wieder betonten Verbotes sind unsere Toastbrote nach wie vor strahlend weiß. Heute verwendet man „zum Aufhellen der Krume" sogenannte Lipoxygenasen.[219] Das sind Enzyme, die das Carotin im Mehl zersetzen. Und das ist dank des neuen Wirkprinzips bis heute erlaubt.

Die Ironie der Geschichte will es, dass der Absatz von Backmitteln zunahm, je besser die Qualität der Mehle wurde, die unsere Landwirtschaft produzierte. Einer der Gründe war die aufstrebende Brotindustrie, die auf Zusatzstoffe angewiesen war, um die natürlichen Schwankungen der Rohstoffe auszugleichen und sie an die Anforderungen der Maschinen anzupassen: Wenn Hochgeschwindigkeitsmixer heute in 40 Sekunden einen Teig kneten, bedeutet das „den Ersatz der gefühlvollen Hand des Bäckers durch die gefühllose Maschine", erläuterte Ludwig Wassermann vom Backmittelhaus Ulmer Spatz. Um „die Teige gegen diesen gefühllosen Angriff stabil zu machen", braucht man jetzt Emulgatoren.[380]

Ohne Zusätze keine vollautomatische Produktion, sie sorgen dafür, dass die Teige keine Sperenzchen machen und die aufeinander abgestimmten Maschinen nicht aus dem Takt geraten; sie sorgen dafür, dass die Brötchen, Teilchen oder Kekse immer ihre Normgröße erreichen. Erst durch Anpassung der Teige an den Takt der Maschinen ließen sich teure Bäckerhände durch nimmermüde Automaten ersetzen. Mit Ascorbinsäure (Vitamin C) beispielsweise werden Teige elastischer. Das erhöht nicht nur die Dehnbarkeit des Teiges und damit das Volumen, sondern vermindert auch den Energiebedarf des Kneters. Zugleich erlaubt sie eine höhere Wasserzugabe, was sich nicht nur vorteilhaft aufs Gewicht auswirkt, sondern auch die Frischhaltung verbessert, weil Brot mit einem höheren Wassergehalt nicht so rasch austrocknet.[689]

Moderne Backmittel sind High-Tech. Emulgatoren machen Teige maschinenfreundlich und voluminös, Enzyme bauen die Stärke ab, andere erweichen den Teig, Phosphate steuern die Porengröße, Lipoxygenasen bleichen Toastbrot auf strahlend weiß, Färbemittel verleihen hellen Mehlen ein Vollkorn-Image, modifizierte Stärken steuern die Gefrier-Tau-Stabilität, Ascorbinsäure ersetzt die mehrstündige Teiggärung, Bräunungsvorläufer bringen knusprige Rösche und Aromapräkursoren erzeugen appetitlichen Brötchenduft.[383]

Was der Industrie recht war, war den Bäckern billig. Mit Backmitteln gelang es in Windeseile und ohne jedes handwerkliche Können, ein großes Sortiment zu backen. „Knapp 250 000 Tonnen verkaufte die Zunft der deutschen Backmittel- und Backgrundstoffhersteller 2004 an inländische Bäckereien", vermeldet die Branche. „Im Angebot sind neben Backmitteln, Füllungen, Glasuren usw. auch Backfette, Vor- und Fertigmischungen und tiefgefrorene Teiglinge. Der Umsatz wird auf 1,6 Milliarden Euro geschätzt."[393]

Speziell das Frühstücksbrötchen erfreut sich einer intensiven Pflege durch die Backmittelchemiker. Weitgehend „chemiefreie" Brötchen gibt es noch bei einigen Bäckern im Osten und in Biobetrieben. So sieht eine typische Rezeptur eines Brötchen-Backmittels aus: „Stabilisator (Guarkernmehl, Diphosphat, Calciumphosphat), Zucker, Emulgator (Mono- und Diacetylweinsäureester von Mono- und Diglyceriden

Kaffeekränzchen

Statt simpler Backpulver bedient sich der Experte programmierter Präzisions-Triebsysteme. Für Bisquitböden oder Sandkuchen empfiehlt ein Anbieter „Triebmittelsysteme, die schnellen Vortrieb während des Mischens liefern, während der Gare schlummern und beim Backen wieder zu vollem Trieb erwachen".
Die erste Stufe reagiert bereits im Hochgeschwindigkeitsmixer: Monocalciumphosphat-Monohydrat setzt aus Natriumhydrogencarbonat winzige Gasbläschen frei, die im Teig an der Grenzfläche zwischen Fett und Wasser in Wartestellung verharren. Die zweite Stufe, mit Wachs imprägniertes Natriumpyrophosphat, erhält erst im Ofen ihr Startsignal. Bei etwa 60 °C schmilzt ihr Wachsmantel, und das freigesetzte Pyrophosphat reagiert mit dem restlichen Natriumhydrogencarbonat. Das wiederum setzt Kohlendioxid frei und bläst damit die präparierten winzigen Bläschen zu ihrer endgültigen Porengröße auf. Wird der richtige Zeitpunkt verpasst, platzt das Gebäck, weil die schnell steigende Ofentemperatur den Teig außen verfestigt hat.[454–456]
Die Backpulver-Anbieter verkaufen der Industrie „für gefrostete Hefeteige" andere Systeme als für „flüssige pumpfähige Massen". Allein der Unterschied, ob für Krapfen Eipulver oder Frischei verwendet wird, verschafft ihnen Arbeit. Je nachdem, welche Phosphate zum Einsatz kommen, halten sie das Gebäck saftig, dienen der Hefe als Nährsalz oder wirken als Kunstsauer. Die feine gleichmäßige Porung von Toast, der eher an Kuchen erinnert, lässt sich beispielsweise durch die richtige Kombination von Phosphaten mit geeigneten Emulgatoren erzielen.[454–456, 461] In Füllungen steuern sie die Textur, indem sie programmiert Calcium freisetzen, das seinerseits die Gelierung der Füllung einleitet. Daneben verhindern sie in Fertigmehlen das Verklumpen. Speziell das Phosphat E 341 schützt die Pulver sogar vor Motten- und Käferfraß, die Insekten gehen davon ein, weil es ihre Atmungsorgane (Tracheen) verstopft.[235]

von Speisefettsäuren E 472e), Malzextrakt, Weizenmehl, Traubenzucker, pflanzliches Öl gehärtet, Sojamehl, Enzyme, Mehlbehandlungsmittel (Ascorbinsäure E 300), Trennmittel (Calciumphosphat)." Dazu kommen noch Wasser, Mehl, Hefe und Salz.[355]

Weil's so lecker war, noch ein Erfolgsprodukt eines Konkurrenten mit dem hübschen Namen „Einmalz-Granulat": „Gerstenmalzextrakt, Malzmehl geröstet, Zucker, Sojamehl, Stabilisator (Guarkernmehl), Emulgatoren (Mono- und Diacetylweinsäureester von Mono- und Diglyceriden von Speisefettsäuren, Lecithin), Säureregulatoren (Diphosphat, Calciumphosphat, Polyphosphat), Traubenzucker, Mehlbehandlungsmittel (Ascorbinsäure), Enzyme."[355]

Dank ihrer Innovationsfähigkeit prosperierte die Backmittelwirtschaft. In ihren Labors erblickte die deutsche Vielfalt an Backwaren mit über 200 Brot- und mehr als 1200 Feingebäcksorten das Licht der Welt. Sorge bereitete der Branche allerdings das Bäckersterben. Um auf einem schrumpfenden Markt bestehen zu können, ersann sie die Fertigmischungen, die sie sackweise verkauft. In den Säcken ist alles drin. Nur noch Wasser zugeben, umrühren und abbacken. Die Körnerwelle verhalf der Branche zum endgültigen Durchbruch. Schließlich stellt Vollkornbrot gewisse fachliche Anforderungen an den Bäcker. Das vielfältige Angebot an Vollkorn beim konventionellen Bäcker wäre ohne Fertigmischungen undenkbar.

Es gibt auf dem Convenience-Sektor praktisch alles für alle Brote und Brötchen, Gebäcke und Teilchen, ganz gleich, ob Käsesahne, Bauernbrot, Mehrkornschnitte, Maurerlaibl oder Müslistange. Sie werden riesel- oder pumpfähig vom Backmittelhersteller bezogen – auf Wunsch auch „in der praktischen Schlauchpackung". Für jeden Teig und jede Füllung steht eine Palette von Fertigprodukten zur Verfügung. Der Bäcker hat bei vielen Gebäcken wie Windbeuteln die Qual der Wahl zwischen einem Fertigmehl, das mit Wasser und Eiern verrührt wird, einem Fertigmehl, das nur noch Wasser braucht, oder vorgefertigten Windbeuteln, die noch gefüllt werden müssen. Dafür gibt's natürlich auch Fertigfüllungen. Oder er greift gleich zu gefüllten Windbeuteln, die tiefgefroren angeliefert werden.

Krank durch Kunstsauer

Besonders stolz war die Branche auf den Kunstsauer, der um 1930 erstmals auf den Markt kam. Mit ihm sollte es später möglich werden, Roggenbrot auch großtechnisch herzustellen, weil die Zusatzstoff-Mixtur die Teigbildung berechenbar und damit automatisierbar machte – im Gegensatz zum Sauerteig, der individuell gepflegt werden musste. Doch zunächst musste man die Bäcker überzeugen.

Unser Brot enthält – abgesehen von Weißbrot und Brötchen – traditionell etwas Roggenmehl. Leider kann man aus Roggenmehl alleine mit Hefe keinen Teig bereiten, eine Teigsäuerung ist unumgänglich. Deshalb wird in Ländern mit Roggenanbau mit Sauerteig gebacken. Der Sauerteig ist die Seele der Bäckerei. Er will gepflegt sein wie ein Haustier. Er hat seine Macken, reagiert empfindlich aufs Wetter, er braucht regelmäßig Futter (in Form von Mehl) und stellt ein paar bescheidene Ansprüche an seine Umwelt: Es darf nicht zu kalt und nicht zu warm sein. Welche Temperatur die beste ist, hängt davon ab, welchen Geschmack der Bäckermeister erzielen will. Dadurch kann er die Zusammensetzung der Mikroorganismen steuern. Die Mikroben im Sauerteig bilden nicht nur Säure und sorgen dadurch für einen backfähigen

1931: Werbung für Kunstsauer[735]

- „Der Ireks-Fertigsauer ist immer sofort gebrauchsfertig."
- „Die Gesamtherstellungszeit des Brotes mit Ireks-Fertigsauer beträgt nur etwa 2,5 Stunden."
- „Selbst schlecht backfähige Mehle ergeben bei Verwendung von Ireks-Fertigsauer ohne Beimischung besser backfähiger, insbesondere teurer ausländischer Mehle ein ausgezeichnetes Großbrot."
- „Ireks-Fertigsauer schließt alle Sauer- und Brotfehler, wie sie bisher auch bei sorgfältiger, aufmerksamer Führung manchmal nicht zu vermeiden waren, aus."
- „Die Teigmehrausbeute durch den Mehrwasserzuguss für Fertigsauer und die Verminderung des Gärverlustes ist so bedeutend, dass damit nicht nur die Kosten des Fertigsauers und der Hefe gedeckt werden, sondern auch noch ein Mehrverdienst erzielt wird."

Teig, sie erledigen meist unbemerkt noch eine weitere wichtige Aufgabe: den Abbau von Abwehrstoffen, die das Getreidekorn produziert hat, um sich vor naschhaften Mäulern zu schützen.[83, 187, 188] Deshalb verursachen unverarbeitete Weizenkörner und Roggenflocken erhebliche Verdauungsstörungen. Einen Teil dieser schädlichen Stoffe entfernt der Müller mit der Kleie, den Rest muss der Bäcker durch seine Teigführung abbauen. Nur wer sich den Luxus einer traditionellen Teigführung erlaubt, erhält auch ein bekömmliches Produkt.

Was sind das für geheimnisvolle Abwehrstoffe? Schließlich heißt es doch, dass Vollkorn besonders „gesund" sein soll. Davon kann keine Rede sein. Die Menschheit hat außer während Hungersnöten niemals freiwillig Vollkornbrot aus Weizen gegessen. Wie uralt das Weißmehl ist, zeigt das Wort „Semmel". Es stammt aus dem Assyrischen und kam über die Römer (lateinisch „simila"), die das Weißmehl liebten, zu uns.[284] Homer lobte in der Ilias das „weiße Mehl", und urzeitliche Funde zeigen, dass auch in unseren Gefilden Brote aus hellen Mehlen durchaus üblich waren.[300] Die Herstellung eines hellen Mehles gelingt ohne Schwierigkeiten mit zwei Mahlsteinen, wie sie Jahrtausende im Einsatz waren. Später wurde das Mehl zur besseren Trennung „gebeutelt", sprich durch unterschiedlich dichte Gewebe gesiebt.[384] In Deutschland gibt es seit mindestens 500 Jahren mechanische Beutelmühlen, die mit Wasser- oder Windenergie helle Mehle erzeugen.[299, 384]

Die meisten Abwehrstoffe stören die Verdauung des Menschen, wie das Phytin aus den Randschichten des Kornes. Es bindet Mineralstoffe und Vitamine, sodass diese dem Körper vorenthalten werden.[187] Eine andere Gruppe sind die sogenannten

Enzyminhibitoren. Sie legen die Verdauungsenzyme lahm, sodass die Stärke unverdaut bis in den Enddarm gelangt. Dort schert sich die Darmflora wenig um diese Abwehrstoffe und zerlegt die Stärke in Zucker. Den wandelt sie wiederum in Gase und Fuselalkohole um. Der Kunde merkt's an massiven Blähungen.[185] So hofft die Pflanze sicherzustellen, in Zukunft nicht mehr von „Körnerfressern" belästigt zu werden.

Eine ziemlich brisante und auch vielfältige Gruppe von Stoffen sind die Lektine, eine chemische Keule der Pflanzen.[392] Glücklicherweise lassen sich viele durch Kochen zerstören. Eine Ausnahme von dieser Regel sind jedoch die Lektine des Weizens.[224] Das Weizenkeimlektin (WGA, engl. Wheat Germ Agglutinin) ist ein formidables Insektengift, weshalb es als „natürliches" Pflanzenschutzmittel zum Einsatz kommen sollte. Bei der toxikologischen Prüfung erwies es sich aber als so giftig, dass eine Zulassung als Pestizid aussichtslos gewesen wäre.[223] Immerhin kennt man seither seine Folgen für den Körper. Es zerstört die schützende Schleimschicht der Darmzellen und begünstigt die Ansiedlung pathogener Bakterien. Die auffällig hohe und energetisch teure Neubildungsrate unserer Darmzellen ist vermutlich eine Anpassung in diesem Pas de deux der Evolution, ein Gegenzug unseres Körpers, um gefährliche Lektine möglichst rasch loszuwerden.

Das Hauptrisiko besteht in der Fähigkeit des unverdaulichen WGA, die Darmwand zu passieren und sich in den Blut- und Lymphgefäßen abzulagern.[225] Dieser Prozess ist vermutlich die Erklärung, warum Ärzte bei Vollwertköstlern, die über Jahre unverarbeiteten Weizen verzehren, vermehrt schwere arteriosklerotische Zustände beobachtet haben.[185] Einmal in der Blutbahn, bewirkt das WGA außerdem eine Schädigung von Thymus (Atrophie) und Bauchspeicheldrüse (Hypertrophie).[223]

Zugleich ist das WGA ein wichtiger Allergie-Kandidat. Es veranlasst Mastzellen zur Histaminausschüttung. Zahlreiche Lektine wirken entzündungsfördernd, beeinflussen die Bindung von IgE (siehe das Kapitel „Allergien: Wen juckt's?"), und stimulieren T_H2-Helferzell-Reaktionen – alles klassische Merkmale von Allergenen. Schlimmer noch, WGA schleust Nahrungsbestandteile huckepack aus dem Darm in die Blutbahn.[223] Deshalb ist auch die Entstehung von Allergien gegen Milch, Fisch oder Eier (beispielsweise durch den Brotbelag) durch den Verzehr von Weizenvollkorn durchaus denkbar.

Neben Nahrungsbestandteilen transportiert das WGA auch Mikroorganismen aus dem Darminhalt in den Blutkreislauf.[223] Die Bakterien können Autoimmunreaktionen provozieren, die schließlich zu Krankheiten wie Diabetes oder Arthritis führen.[239] Nicht wenige Rheumatiker reagieren auf Weizen mit einer Verschlimmerung ihrer Symptome.[394] Nachgewiesen ist zudem, dass Weizenlektine nicht nur ungehindert die Darmwand passieren, sondern auch die Blut-Hirn-Schranke überwinden, Dabei können sie sogar bestimmten Viren wie dem Aids-Erreger HIV den Weg ins

Gehirn ebnen[301] – brisant genug, um den ungehemmten Müsliverzehr neurologisch einmal genauer unter die Lupe zu nehmen. Das gilt umso mehr, als es mit der Weizen-Ataxie und der Gluten-Neuropathie mindestens zwei schwere Nervenkrankheiten gibt, die eindeutig auf den Verzehr von Weizen zurückzuführen sind.[186]

Durchfall frisch vom Bäcker: Zöliakie

Das WGA steckt aber nicht nur, wie sein Name sagt, im Keimling, sondern ebenso im Weizeneiweiß, speziell im Gliadin. Vieles deutet darauf hin, dass die damit verbundene Schädigung der Darmschleimhaut eine chronische Entzündung verursacht: die Zöliakie. Sie hat in den letzten Jahrzehnten erheblich zugenommen. Die Patienten zeigen aufgetriebene Bäuche und leiden unter steten Durchfällen – ähnlich wie bei einer Lactoseintoleranz (siehe Seite 94 ff.) – und müssen zeit ihres Lebens alle Getreidearten meiden, die Gliadin enthalten, wie Weizen, Roggen oder Hafer.[462] Eine Heilung ist nicht möglich, behandelt wird symptomatisch, das wichtigste Medikament ist Cortison.

Über den exakten Entstehungsmechanismus der Zöliakie (auch Sprue genannt) ist die Fachwelt bisher uneins. Die einen halten sie für eine allergische Reaktion, die anderen für die Folge eines Enzymmangels, also für eine Intoleranz. Nimmt man hitzestabile Lektine im Weizengluten, die noch im gebackenen Brot aktiv sind, als Urheber dieses Krankheitsbilds an, so ließe sich beides aufs Beste verbinden: Lektine führen sowohl zu Allergien als auch zu Enzymmangel, denn sie reagieren mit Verdauungsenzymen und verklumpen diese.[245] Inzwischen sieht es so aus, als neige sich die Waagschale der Lektinhypothese zu, doch ein endgültiger Beweis steht noch aus – nicht zuletzt wegen des Problems, genügend gesunde Kontrollpersonen zu finden, die bereit wären, sich im Dienste der Wissenschaft einer Darmbiopsie zu unterziehen.

All das wäre meistenteils völlig überflüssig, würde sich das Bäckerhandwerk an seinen berühmten „goldenen Boden" erinnern, denn der traditionelle Sauerteig baut die Bestandteile des Glutens ab, die für die Auslösung der Zöliakie verantwortlich sind.[199, 200] Als wirkungslos hat sich der Kunstsauer erwiesen.[200] Vielleicht wäre es sinnvoller auszuprobieren, wie ein Brotteig fermentiert sein muss, damit ihn Zöliakiepatienten vertragen. Aber statt vernünftiges Brot zu backen, verkauft man den Opfern teure Spezialnahrung. Damit haben die Backmittel – und zwar ohne dass dies die Erfinder des Kunstsauers vor 75 Jahren hätten ahnen können – mutmaßlich ein gesundheitliches Problem verursacht. Die Branche lässt nun den fraglichen Eiweißbestandteil gentechnisch aus der Pflanze entfernen. In diesem Falle ist die Gentechnik womöglich völlig überflüssig.

Geweihte Blähungen

Jedes Mal nach der heiligen Messe bekam er Bauchgrimmen. Niemand konnte sich erklären, warum Pfarrer Clive Barret (51) aus Leeds über zehn Jahre hinweg unter Magen-Darm-Problemen litt und ständig Gewicht verlor. Schließlich wog der 1,80 m große Mann noch knapp 57 kg. Die Ärzte vermuteten einen Dickdarmkrebs und stellten den Theologen fast ein Jahr lang nach allen Regeln der Kunst auf den Kopf, ohne etwas zu finden. Irgendwann kam ein kluger Kopf auf die Idee, den Reverend auf Allergien zu testen, und schon nach kurzer Zeit stellte sich heraus, dass er an Zöliakie aufgrund einer schweren Gluten-Unverträglichkeit litt – Gluten ist ein Hauptbestandteil von Hostien.
„Ich war schockiert, als ich schließlich erfuhr, dass ich allergisch auf Gluten reagiere. Ich habe nicht gewusst, dass einen so etwas so schlimm mitnehmen kann", meinte Pfarrer Barret nach der Diagnose erleichtert. Inzwischen hat er Weizen, Gerste und Roggen von seinem Speiseplan gestrichen. Und neue Hostien hat er sich auch besorgt. Zwar viereckig, aber dafür garantiert glutenfrei.[302]

Dies ist ein eindrucksvolles Beispiel dafür, wie traditionelle Verfahrenstechniken und Rezepturen toxikologische Probleme lösen, ohne dass wir es überhaupt bemerkt hätten. Für die Gesundheit des Menschen sind diese verborgenen Effekte bedeutsamer als Fragen nach dem Vitamin- oder Zuckergehalt. Diese Ignoranz gegenüber dem kulturell tradierten Know-how provoziert Fehleinschätzungen der Toxizität von Zusatzstoffen. Und zwar gleich in doppelter Hinsicht: Erstens überschätzen Verbraucher deren Giftigkeit im Vergleich zu den Abwehrstoffen der Pflanzen, zweitens unterschätzen Experten die Folgen der Zusatzstoffe, wenn diese Fermentationen ersetzen und so die Gesundheit des Verbrauchers durch sekundäre Pflanzenstoffe gefährden.

Die Folge aus beiden irrigen Vorstellungen ist eine Gefährdung der Gesundheit des Verbrauchers. Denn die Lebensmitteltechnologen ließen es sich nicht nehmen, eben dieses Gliadin aus dem Weizen extra an die Bäcker zu verkaufen. Aus ihrer Sicht haben sie damit zwei Fliegen mit einer Klappe geschlagen: Erstens ließ sich damit ein Rückstand der Stärkeherstellung profitabel nutzen. Weizeneiweiß bleibt bei der Gewinnung von Weizenstärke übrig. Zweitens erlaubt ein Zusatz an Weizeneiweißpräparaten den Verzicht auf diverse „chemische" Zusatzstoffe, sie sind schließlich E-Nummern-frei.[463] Durch Zugabe spezifischer Weizeneiweiße (sogenannter „funktionaler Additive", siehe Kapitel „Die Schweinerei mit den sauberen Etiketten: funktionale Additive") lässt sich das Volumen des Brotes regulieren, das Gewicht durch verbesserte Wasseraufnahme erhöhen, die Maschinenfreundlichkeit optimieren oder die Toleranz beim Tiefgefrieren steigern. Ideal vor allem für Vollkorn- und Mehrkornbrote.

Chili con Carne und die Entwicklung von Biowaffen

Obwohl Lektine seit über 100 Jahren bekannt sind, hat man erst 1975 begonnen, sich Gedanken über ihre gesundheitliche Wirkung zu machen. Seitdem sind zahlreiche Versuche an Ratten durchgeführt worden, die ihre vielfältigen toxischen Wirkungen belegen: Lektine schädigen die Darmzellen, stören die Verdauung, fördern Entzündungen und irritieren die Immunabwehr.[392] Doch die Reaktion von Gesundheitsfunktionären, Health-Food-Gurus und Rohkost-Aposteln war – Schweigen. „Selten in der Geschichte der Biologie haben wohl so viele Nager ihr Leben und ihre Gesundheit geopfert, um Forschungsergebnisse [immer wieder] zu bestätigen, und wohl nur selten ist diese Information von den Verantwortlichen im Gesundheitswesen, für die sie bestimmt war, so entschieden ignoriert worden", lautet der sarkastische Kommentar des Immunologen David L. Freeds.[245]

Neben dem WGA hat sich noch ein zweites Lektin als hitzestabil erwiesen: das Bohnenlektin Phytohämatoglutinin A (PHA). Selbst nach 45-minütigem Kochen zeigt es noch Aktivität. Nicht umsonst werden Bohnen erst eingeweicht und dann lange gekocht, bis sie „gut schmecken". Verfüttert man PHA an Ratten, so entwickeln diese Symptome, die denen einer Entzündung der Dünndarmschleimhaut sehr ähnlich sind: Durchfall, gestörte Nährstoffabsorption, Mineralstoffmangel, Wachstumsstörungen usw. Die ausgemergelten PHA-Ratten mit ihren dünnen Extremitäten und ihrem aufgetriebenen Leib erinnern stark an eine Krankheit, die wir aus Fernsehfilmen über die Dritte Welt kennen: an Kwashiorkor.[289] Die einzige Eiweißquelle für die betroffenen Kinder sind meist Hülsenfrüchte wie Bohnen, die oft nicht weich gekocht werden, denn Brennstoff ist knapp und teuer. Das führt zu einem Teufelskreis von Durchfall und Mangelernährung, der jedes Jahr unter Kindern in Entwicklungsländern viele Todesopfer fordert.

Gelegentlich vergiften sich auch Verbraucher in unseren Regionen, so das Personal einer englischen Klinik, das im Rahmen einer Kampagne für gesundes Essen in der Kantine Chili con Carne speiste. Drei Stunden später erbrachen sich zahlreiche Mitarbeiter und litten an Durchfall, sodass sich die Tischgesellschaft alsbald in ihrer eigenen Ambulanz wiederfand. Der naheliegende Verdacht einer bakteriellen Lebensmittelvergiftung erwies sich als unbegründet.[245] Schuld waren die Bohnen, sie enthielten knapp über 100 000 aktive Lektin-Einheiten pro Gramm – statt etwa 300, wie für gekochte Bohnen typisch (selbst rohe Bohnen haben gewöhnlich nicht mehr als 70 000). Was könnte der Grund für den ungewöhnlich hohen Gehalt sein? Lektine gehören zu denjenigen Pflanzenabwehrstoffen, die vor allem bei einer unmittelbaren Bedrohung durch Fraßfeinde gebildet werden (Phytoalexine), weshalb die Gehalte stark schwanken können.

Da Lektinvergiftungen vielfach nicht erkannt werden, haben die Patienten nicht selten eine lange Leidensgeschichte hinter sich, die allen Beteiligten angesichts der „gesunden Ernährung" umso unverständlicher erscheint. So das Beispiel einer Frau, die zunächst an ▷

Verstopfung litt, die dann zunehmend mit Durchfall abwechselte. Obwohl über Jahrzehnte zahlreiche und aufwendige diagnostische Untersuchungen am Darm nichts Auffälliges erbrachten, verschlechterte sich ihr Zustand so sehr, dass sie eines Tages ins Krankenhaus eingeliefert werden musste. Dort stellte sich heraus, dass die Dame Vegetarierin war. Sie aß gerne Bohnen und Linsen. Ein Verzicht auf die Hülsenfrüchte ließ die Schwerkranke innerhalb von zwei Tagen vollständig gesunden.[247] Daher sehen Toxikologen den Trend zum knackigen Rohkostteller mit gemischten Gefühlen: Eine sogenannte „vollwertige" Ernährung ist immer auch eine lektinreiche Ernährung.

David Freed empfiehlt daher, bei der Suche nach den Ursachen verbreiteter Krankheiten auch an die Lektine zu denken. Um seine Hypothese zu untermauern, dass Lektine nicht nur bei Ratten, sondern auch beim Menschen Allergien auslösen, schritt er zum Selbstversuch: Er inhalierte mehrfach das Jackbohnen-Lektin ConA und entwickelte prompt eine allergische Lungenentzündung. Sein trockener Kommentar: „Zumindest was meine Person angeht, kann ich bekräftigen, dass wir Menschen uns gar nicht so sehr von Ratten unterscheiden."[245] Die ausgeprägte toxische Wirkung von Lektinen als Atemgift ist natürlich auch den Militärs nicht verborgen geblieben. Daher wurde das Lektin Ricin denn auch als Atem-Kampfstoff patentiert. Bereits 5 Mikrogramm (!) pro Kilogramm Körpergewicht reichen aus, einen Menschen zu töten.[229, 346]

Lektine können also nicht nur gegessen, sondern auch eingeatmet werden. Freed verdächtigt daher die Lektine der Pollen als Auslöser von Heuschnupfen und Asthma. Danach wären sie die schwer fassbaren Allergene vom Soforttyp, nach denen schon so lange gesucht wird. Gras und Pollen, wie auch die dünnen Membranen, die den Milbenkot umwickeln, enthalten Lektine, ebenso der Staub von Getreide und Soja.[293, 294, 343, 348] Einige der wichtigsten Allergene in Bananen, Erdnüssen und Latexprodukten sind ebenfalls Lektine.[280–282] Doch bisher besteht wenig Neigung, dieses spannende und ergiebige Feld genauer zu untersuchen. Wer rohes Gemüse, Vollkorn und frisches Obst empfiehlt, kann diese Art von Forschung nicht gebrauchen...

Den fraglichen Zusatz Gliadin können auch Nudeln (Weizeneiweiß hilft Hartweizen einzusparen), Frühstückscerealien (verbessert die Knusprigkeit und erleichtert durch seine klebenden Eigenschaften das Aufbringen von Vitaminen und anderen Gesundheitsboten) und Sojasoße (laut Herstellerangaben „eine beliebte Grundlage ... in der Herstellung von Sojasoße") enthalten. Durch Fraktionierung, Modifizierung und Hydrolyse erhält man einen Geschmacksverstärker oder auch einen Wasserbinder für Wurst und Fleischwaren. Er ersetzt Milcheiweiß, beispielsweise in Kaffeeweißern oder Milchaustauschern für Kälber und Ferkel.[463] Die dabei wiederum übrig bleibenden Eiweißreste kommen, statt in den Schweinetrog zu wandern, oft genug auf den Gesundheitsmarkt, insbesondere als „wertvolles Eiweiß für den Muskelaufbau“ für Sportler. Der Gehalt an Lektinen ist in all den genannten Produkten mutmaßlich recht unterschiedlich, aber wie sollen die Betroffenen herausfinden, was sie wirklich essen?

Der Bäcker als Entsorger

Oft genug geschieht der Einsatz „funktionaler Additive“ im guten Glauben, natürliche Zutaten könnten nicht schaden. Doch das Konzept provoziert Intoleranzen. Nicht jeder verträgt alles. Je nach genetischer Veranlagung werden die einen vom Weizenlektin krank, andere wiederum vom Milchzucker. „Milch macht müde Männer munter“, verrät uns die Werbung. Und wer seine Kinder liebt, der gönnt ihnen eine „Extraportion Milch“. Aber ob's wirklich „gesund“ ist, kommt sehr darauf an. Zum Beispiel auf die Hautfarbe. Wer 100 erwachsenen Schweden ein Glas frische Milch anbietet, wird im statistischen Mittel 99 von ihnen Gutes tun; bei uns Deutschen sind es immerhin noch 88, bei Italienern gerade noch 51, unter Sudanesen lediglich 25, und die allermeisten Chinesen werden sich ob der Zumutung mit Grausen abwenden. Milch, für alle Säuger die erste Nahrung, ist für die meisten Erwachsenen auf der Welt ein ekliges Drüsensekret, auf das ihnen im Laufe des Heranwachsens mehr und mehr der Appetit vergangen ist. Genauso könnte man ihnen ein „schönes gekühltes Glas Kuhspeichel“ anbieten, spottet der Anthropologe Marvin Harris.[304]

Warum ist das so? Schuld ist nicht die Erziehung, sondern der Zucker in der Milch.[303] Lactose oder Milchzucker kommt in der Milch aller Säuger vor. Sie besteht aus den beiden Zuckern Galactose und Glucose. Im Dünndarm spaltet ein Enzym namens Lactase den Milchzucker in die beiden genannten Komponenten auf. Aufgrund einer genetischen Veranlagung oder einer Schädigung der Darmwand (z. B. durch starken Durchfall, Parasiten, Milchallergie, WGA usw.) produzieren die Dünndarmzellen mancher Erwachsener weniger oder gar keine Lactase.[303]

Fehlt's an Lactase, gelangt die Lactose unverändert in den Dickdarm; das nennt man *Malabsorption* (wörtlich „schlechte Aufnahme“). Eine derartige Malabsorption kann beim Betroffenen zu höchst unangenehmen Begleiterscheinungen führen. Im Dickdarm fallen die dort ansässigen Bakterien über das unverhoffte Angebot an unverdautem Zucker her und setzen daraus kurzkettige Fettsäuren, Kohlendioxid und Methan frei. Das hat nicht nur schmerzhafte Blähungen zur Folge, sondern auch wässrige Durchfälle, weil die Lactose Flüssigkeit bindet. Doch die Effekte unterscheiden sich von Mensch zu Mensch. In vielen Fällen werden kleine Mengen vertragen, sodass die Kaffeesahne im Kaffee oder ein kleiner Becher Joghurt ohne Folgen bleiben.

Der sudanesische Arzt H. F. Ahmed, der in England zur Ausbildung weilte, beschrieb seine Symptome in der Medizinzeitschrift *Lancet* höchst anschaulich[262]: „Obwohl ich morgens nur ein leichtes Frühstück aus Cornflakes und Milch nahm, wurde der Gang durch die Krankenzimmer zu einer unerträglichen Prozedur. Ich musste ganze Batterien von Flatulenzen und Darmgeräuschen unterdrücken, und nach der Visite raste ich nach Hause auf die Toilette, um mehrere explosive Entladungen hinter mich zu bringen." Schließlich gab ihm eine Kollegin den richtigen Tipp. Ahmed fährt fort: „Innerhalb weniger Tage, nachdem ich mit einer milchfreien Diät begonnen hatte, stellte ich fest, dass die ständigen Blähungen im Unterleib wie auch der Zwang zum häufigen Furzen weg waren. Die Darmgeräusche verschwanden, und beinahe zum ersten Mal in meinem Leben hatte ich einen regelmäßigen Stuhlgang."

Chronische Verdauungsstörungen mit Blähungen, Bauchschmerzen und Durchfall gehören zu denjenigen Beschwerden, mit denen Hausärzte täglich konfrontiert werden. Besteht aufgrund von Krankengeschichte und Symptomen der Verdacht einer Lactose-Malabsorption, vor allem wenn es sich um Menschen aus südlicheren Gefilden handelt, stehen dem Arzt verschiedene Tests zur Verfügung: Beim Lactose-Toleranztest wird die Erhöhung des Blutzuckerspiegels nach Trinken einer Lactoselösung gemessen. Bleibt der Anstieg des Blutzuckerspiegels aus und treten Verdauungsbeschwerden auf, so kann man von einer Malabsorption ausgehen. Der H_2-Atemtest beruht darauf, dass Bakterien im Darm aus unverdauter Lactose Wasserstoff freisetzen. Dieser Wasserstoff gelangt via Blutstrom in die Lungen und kann im Atem nachgewiesen werden.

Sollte der Patient tatsächlich unter einer Malabsorption oder Intoleranz leiden, so erhält er gewöhnlich den Rat, sich möglichst milchzuckerarm zu ernähren. Aber das ist gar nicht so einfach. Während es früher völlig genügte, Milch und ein paar Milchprodukte zu meiden, hat sich das Bild durch den technischen Fortschritt nachhaltig gewandelt. Heute werden viele Milchprodukte wie Quark ganz anders hergestellt, sodass sich der Gehalt an Milchzucker mehr als verdoppelt hat[407] (siehe das Kapitel „Irren ist menschlich: die Toxikologie auf dem Prüfstand"). Milchzucker wird ebenso wie Weizeneiweiß als „funktionales Additiv" zahlreichen Lebensmitteln zugesetzt: Vor allem Backwaren, aber auch Wurst, Soßen, Salatdressings, Puddingpulver, Dosen- und Tütensuppen, Backwaren wie Plätzchen, Kuchen, Teilchen und Waffeln, Konfekt, Getreideflocken, tiefgefrorene Früchte und Obstkonserven sowie Kaffeeweißer sind nur einige davon.[305]

Welcher Kunde, der unter Lactoseintoleranz leidet, ahnt, dass er bei den leckeren süßen Teilchen vom Bäcker vorsichtiger sein sollte als an der Käsetheke? Denn

Wundermittel Lactose[306, 307, 310]

- Säuglings-Fertigmilch: zur Angleichung der Lactosegehalte
- Dosenobst: verbessert Mundgefühl und Kaueigenschaften
- Fruchtfüllungen (z. B. Apfeltaschen): längere Haltbarkeit (durch Osmoregulation)
- Schokolade: intensiviert das Aroma, beschleunigt Austreten der Luftblasen beim Abfüllen
- Schinken: maskiert den leicht bitteren Geschmack der Phosphate
- Trockengemüse: als Farbstabilisator
- Leberwurst: maskiert Bittergeschmack, verlängert Haltbarkeit
- Eiscreme, Milchprodukte, Suppen- & Soßenpulver: billiger Füllstoff
- Süßwaren & Konfekt: verringert die Sandigkeit, sorgt für angenehme Weiche und zarten Schmelz
- Kaffeeweißer: Stabilisator für das Eiweiß
- Gemüsekonserven: vermindert das Weichwerden des Gemüses bei der Hitzesterilisation
- Fertigsuppen & -soßen: Streckmittel und Wasserbinder
- Salatdressings & Gewürzzubereitungen: Streckmittel, verstärkt Aroma, erhöht Viskosität
- Mikrowellengerichte: verbessert die Bräunung
- Süßstofftabletten: Bindemittel
- Getränke (z. B. Sportlerdrinks): Geschmacksverstärker und Stabilisator

Um die Lactose zu gewinnen, wird erheblicher Aufwand betrieben: Nach der Entfernung des restlichen Fettes sowie der Molkeneiweiße wird die zurückbleibende Flüssigkeit so lange eingedampft, bis der gelbliche Rohzucker auskristallisiert. Die übrig gebliebene Melasse geht entweder in den Prozess zurück oder wird biotechnologisch zu Alkohol, Milch- oder Propionsäure weiterverarbeitet. Der Rohzucker wird dann ähnlich wie Rübenzucker raffiniert, bis man den reinen weißen Milchzucker erhält.
Damit ist das Verarbeitungsschema noch nicht zu Ende. Durch eine Behandlung mit Enzymen lässt sich Lactose in Galactose und Glucose aufspalten. Dadurch erhält man einen neuartigen Sirup, der erheblich süßer ist als Milchzucker.[464] Ein solches Produkt namens „Serussweet" wird zum Süßen von Speiseeis, Gebäck, Schokolade und anderen Leckereien empfohlen. Was auf dem Etikett so bescheiden als „Milchproteinerzeugnis" erscheint, ist lebensmitteltechnisch gesehen ein sprühgetrocknetes „Süßmolken-Ultrafiltrations-Permeat-Pulver" und besteht nicht etwa aus Eiweiß, sondern zu 85 % aus Zucker.

Milchverträglichkeit und Menschheitsgeschichte[303, 304, 309, 311]

Warum vertragen die Nordeuropäer auch als Erwachsene Milchzucker, der größte Teil der Weltbevölkerung aber nicht? Die Anthropologen William H. Durham und Marvin Harris führen dies auf die Umweltbedingungen zurück, unter denen sich neolithische Siedler in nördlichen Breiten behaupten mussten. Schließlich eignen sich kalte Regionen schlecht zum Anbau von Pfirsichen oder Weizen. Die meisten Flächen lassen sich nur durch Weidewirtschaft nutzen. Da liegt es nahe, nicht nur Fleisch zu essen, sondern auch die Milch zu nutzen. Da Säuglinge Milchzucker problemlos vertragen, war es evolutionsbiologisch nicht allzu schwierig, diese Fähigkeit auch nach dem Abstillen zu bewahren.[304, 311]

Nach Ansicht von Durham und Harris hatte das in den nördlichen Gefilden einen wichtigen ernährungsphysiologischen Vorteil: Als der *Homo sapiens* vor etwa 10 000 Jahren begann, im Norden tief ins Landesinnere vorzudringen, drohten ihm Knochenerkrankungen wie Rachitis. Für ein gesundes Skelett brauchen wir reichlich Sonnenlicht, um Vitamin D bilden zu können. Aus diesem Grunde wurde die Haut nach Norden hin immer heller und damit durchlässiger für die Sonnenstrahlen. Doch in kühlen Regionen reicht auch das im Winter nicht mehr, weil sich die Menschen fest einmummeln müssen, um der Kälte zu trotzen. Hier erweist sich die Lactose der Milch als Retter in der Not: Sie hilft Calcium durch die Darmwand zu transportieren und ersetzt dabei Vitamin D.[356] Im Gegensatz zu den Küstenbewohnern (wie den Eskimos) konnten die Siedler im Landesinneren ihren Vitamin-D-Bedarf auch nicht durch den Verzehr Vitamin-D-reicher Fische decken.[304, 311]

Säuglinge erhalten via Muttermilch genügend Lactose, Erwachsene greifen seither auf andere Großsäuger zurück, die sie nun als „Ammen" halten. Das Vieh, das bisher vorwiegend als Fleischlieferant gedient hatte, wurde dadurch auch zur Milchquelle. Milch ist reich an Calcium, das aber nur in Anwesenheit von Lactose richtig resorbiert werden kann – und das wiederum erfordert eine aktive Lactase zur Lactoseverwertung. Weltweit wird Lactose in südlichen Ländern dort mehr oder minder gut vertragen, wo Weidewirtschaft mit Rindern, Ziegen oder Schafen betrieben wurde, also bei vielen Nomadenvölkern.

Wir leben in einer Kultur, die darauf schwört, Milch sei das ideale Nahrungsmittel für jedermann. Das führte ironischerweise dazu, dass gut gemeinte Lebensmittelhilfen in Form von Milchpulver, wie sie die USA zwischen 1955 und 1975 zu Millionen Tonnen nach Afrika und Lateinamerika sandten, die Ernährungsprobleme dort verschärften: Die Bedürftigen bekamen von der „milden Gabe" Bauchkrämpfe und Durchfall, was ihnen prompt den Vorwurf der Undankbarkeit einbrachte.[304] Erst Mitte der 1960er-Jahre fanden Forscher an der Johns Hopkins Medical School heraus, dass 75 % aller Afroamerikaner und 20 % aller weißen Amerikaner im Erwachsenenalter keinen Milchzucker abbauen konnten.[311] Die Molkereiwirtschaft mühte sich daraufhin, all jenen Amerikanern, die von Milch krank wurden, einzureden, dass die Vorteile der Milch ihre Nachteile überwögen...

im Hartkäse ist die Lactose allenfalls im Milligrammbereich enthalten. Dafür landet umso mehr Milchzucker in der Bäckerei. Er erlaubt beispielsweise die Herstellung von Hefeteigen auch mit Mehlen, die aufgrund von backtechnischen Qualitätsmängeln nicht dazu geeignet sind. Zudem sorgt er für eine goldgelbe Kruste und ersetzt manchmal sogar teures Butterfett. In manchen Gebäcken erlaubt Lactose den Verzicht auf Magermilch. Kuchenteige nehmen mit Lactose zudem mehr Flüssigkeit auf. Die Bundesanstalt für Getreide-, Kartoffel- und Fettforschung in Detmold freut sich: „Der über die erhöhte Flüssigkeits-Aufnahme verursachte Gewinn an Teig macht sich auch in einer vermehrten Gebäckausbeute bemerkbar."[315]

Der Hintergrund für die Bemühungen der Experten ist banal: „In Deutschland und der EU fallen große Mengen Milchzucker als Nebenprodukt bei der Käseherstellung an. Da dieser Zucker in der Regel erheblich preiswerter ist als der gebräuchliche Rübenzucker, wurde an der Bundesanstalt für Getreide-, Kartoffel- und Fettforschung (BAGKF) untersucht, ob er sich zur Herstellung feiner Backwaren verwenden lässt. Milchzucker hat sich dabei als außerordentlich geeignet erwiesen." Wenn heute Lactose in der Bäckerei landet, dann handelt es sich nach Worten der Bundesanstalt dabei um einen „Beitrag zum Abbau von Agrarüberschüssen".[315]

Süße Teilchen – schlimme Früchtchen

Wenn das Brot des Bäckers nicht mehr schmeckt, dann findet der Kunde im Laden immer noch eine faszinierende Auswahl an süßen Teilchen, Tortenstücken und anderen verführerischen Leckereien. Wer den pappsüßen Zuckerguss meiden möchte, kann sich ja mit einem ebenso süßen Obstkuchen verwöhnen. Der steht wenigstens im Ruf, gesund zu sein. Doch auch da sind Bauchschmerzen nicht ausgeschlossen. Etwa jeder dritte Mitteleuropäer hat offenbar Schwierigkeiten, Fruchtzucker (Fructose) zu verdauen.[236] Im Grunde ist das nicht weiter schlimm, denn zwischen der Lactose- und der Fructose-Malabsorption gibt es einen gravierenden Unterschied: Fructose kann in Gegenwart einer gleich großen Menge an Traubenzucker (Glucose) problemlos resorbiert werden. Denn Traubenzucker aktiviert jenen Transporter im Darm, der sich auch der Fructose annimmt. Deshalb vertragen die Betroffenen normalen Haushaltszucker ohne Schwierigkeiten, da dieser zu gleichen Teilen aus Trauben- und Fruchtzucker besteht. Gleiches gilt für Früchte, die einen ausgewogenen Gehalt von Trauben- und Fruchtzucker aufweisen.

Problematisch ist vor allem das Symbol gesunder Kost: der Apfel. Er hat einen deutlichen Fructose-Überschuss. Deshalb bekommt er vielen Menschen schlecht.[238] Sie reagieren darauf mit den gleichen Beschwerden wie bei einer Lactose-Malabsorp-

Fructose: Alleskönner

- Marmeladen, Desserts, Backfüllungen: intensiviert den Fruchtgeschmack von Obstprodukten und verlängert ihre Haltbarkeit
- Süße Backwaren: Feuchthaltemittel, „Soft-Biss"
- Eiscreme: verbessert die Formbarkeit
- Snacks: fördert die Expansion
- Müsliriegel: erhöht Bissfestigkeit
- Limonaden und andere Süßgetränke: Süßungsmittel, da süßer als Zucker
- LowCarb-Produkte (d. h. Produkte mit niedrigem Kohlenhydratgehalt): Der glykämische Index von Fructose liegt niedriger als von Glucose.
- Tiefkühl-Desserts: erlaubt Kontrolle des Gefrierpunkts

tion. Bei Kindern führt Apfelsaft deshalb häufig zu Durchfällen. Da Äpfel ein wichtiges Streckmittel in vielen Fruchtfüllungen sind und da Fructose in wachsendem Ausmaß zahlreichen Produkten zugesetzt wird (angefangen von Lebkuchen und Desserts über Joghurt und Marmeladen bis hin zu Pausenriegeln und Zwieback), hat der Verbraucher reichlich Möglichkeiten, sich unwissentlich Fructose einzuverleiben. Mag sein, dass es viele Hersteller mit ihren Fruchtextrakten gegenüber ihren Kunden gut gemeint haben, aber für den Kunden zählt nicht die Absicht, sondern die Wirkung.

Die Folgen einer Ernährung mit Kohlenhydraten, die vom Verdauungstrakt nicht aufgespalten und resorbiert werden können, sind fast immer dieselben – ganz gleich, ob es sich um Stärke aus Weizenvollkorn, Lactose oder Fructose handelt: Sie liefern den Mikroorganismen im Enddarm ein gefundenes Fressen. Nicht resorbierte Kohlenhydrate ziehen Hefen und Pilze aller Art an, und diese setzen sie in Gase, d. h. Blähungen, um. Im Laufe der Zeit wandern die fraglichen Mikroorganismen immer weiter in Richtung der „Futterquelle". Am Übergang vom Dünn- zum Dickdarm werden sie von der Ileozökalklappe zunächst daran gehindert, bis in den Dünndarm vorzudringen. Aber die unvermeidliche Gasbildung sorgt dafür, dass die Blähungen in die „falsche Richtung" abgehen. Gelangt dabei Speisebrei mitsamt seinen Mikroben in den Dünndarm, können diese sich dort ansiedeln und vermehren. Die Folge ist das so genannte Overgrowth-Syndrom.[238] Auf lange Sicht sind rheumatische Beschwerden und andere Autoimmunerkrankungen fast unvermeidlich.[239]

Wollte die Lebensmittelwirtschaft die Probleme vermeiden, die von einem beliebigen Einsatz der Fructose ausgehen können, würde es genügen, wenn sie Fruchtzucker, wo immer möglich, mit genauso viel Traubenzucker kombinieren würde. Doch für diese einfache Antwort ist die Branche bisher taub. Es ist erstaunlich, wie schnell die Repräsentanten jene Einsichten verdrängen, die sie den Verbrauchern so gerne ins Stammbuch schreiben würden: Naturstoffe sind nicht zwangsläufig harmloser als viele synthetische Verbindungen, die unseren Lebensmitteln als Zusatzstoffe zugesetzt werden.

Bäckerasthma: atemberaubende Backmischungen

Nicht nur der Kunde leidet unter der fehlenden Einsicht der Branche – manchmal auch die Hersteller selbst. Um 1985 begann die Karriere einer neuen Berufskrankheit: des Bäckerasthmas. Es fängt meist an mit einer chronisch verstopften oder ständig laufenden Nase, bis sich beim allergischen Bronchialasthma schließlich typische Atemwegsprobleme etablieren. Die Bäcker sind bei Weitem am häufigsten davon betroffen. Bis Ende 2003 gab es 14 700 anerkannte Fälle. Da die Bäcker ihre arbeitsunfähigen Kollegen über die Berufsgenossenschaft mitfinanzieren müssen, resultiert daraus für die 18 000 Betriebe eine enorme finanzielle Belastung.[386] Ganz zu schweigen von dem menschlichen Leid: Obduktionen zeigen Lungenüberblähungen, Hypertrophie der glatten Muskulatur der Bronchialwände und häufig exzessive Schleimsekretion, die die Atemwege völlig verschließen kann – ein qualvolles Ende.

Für die Enzymwirtschaft ist die Ursache klar: das Mehl. Mehl staubt und kann so – wie andere Stäube auch – beim Einatmen Asthma auslösen. In der Tat lässt sich bei den Betroffenen häufig eine Allergie auf Mehlstaub nachweisen. Merkwürdig ist nur: Müller, die in gleicher Weise dem Mehlstaub ausgesetzt sind, bleiben fast durchweg gesund.[471] Außerdem: Bäcker backen schon seit Jahrtausenden mit Mehl, ohne dass es zu nennenswerten Beschwerden gekommen wäre. Was hat sich am Mehl geändert, dass dieser Anstieg in jüngster Zeit möglich war? Die steile Zunahme allergischer Erkrankungen im Backgewerbe in den Jahren 1984–1990 verlief parallel zum Absatz von Backmitteln.[192, 490] Der Beginn der Asthmawelle fällt dabei mit dem Einzug der Enzyme in den Backmischungen zusammen – Enzyme, die häufig aus fragwürdigen Schimmelpilzen *(Aspergillus)*, Hefen *(Candida)* und Bakterien *(Bacillus)* gewonnen werden.[382]

Dass von Enzymen eine reale Gefahr ausgeht, weiß man nicht nur aufgrund der Erfahrungen in den Herstellerwerken, sondern auch von gewöhnlichen Haushaltswaschmitteln. Die darin enthaltenen Enzymzusätze haben ebenfalls zahlreiche Allergien bei den Hausfrauen ausgelöst, wenn sie ihre Waschmaschine mit den staubenden enzymhaltigen Waschmitteln beschickten. Für den Körper stellen Enzyme von Mikroorganismen ein Risiko dar, da sie zu den typischen Angriffswaffen dieser Organismen zählen. Daher sind Enzyme aus Schimmelpilzen wie *Aspergillus*-Arten

Enzymroulette[312, 382]

» Alpha-Amylasen (E 1100) aus Pilzen verbessern Krustenbräunung sowie Aromabildung. Bakterielle Alpha-Amylasen sorgen für eine Verflüssigung des Teiges, wieder andere verzögern das Altbackenwerden.
» Amyloglucosidasen wandeln stärkehaltige Reste in Zucker um, vertiefen damit die Farbe der Kruste und verstärken das Aroma ausdrucksloser Gebäcke.
» Glucotransferasen und Cellulasen erhöhen das Wasserbindevermögen und damit die Frischhaltung.
» Furanosidasen und Ferulasäureesterasen verbessern die Teigstruktur.
» Glutathionoxidasen, Peroxidasen und Sulphhydryloxidasen stabilisieren das Eiweiß.
» Glycolipasen und Galactolipasen vergrößern das Volumen.
» Beta-Glucanasen verflüssigen die Teige.
» Glucoseoxidasen, Galactoseoxidasen und Hexoseoxidasen stabilisieren das Eiweiß.
» Hemicellulasen, Xylanasen und Pentosanasen sorgen für ein höheres Gewicht durch Wasserbindung und ein größeres Volumen durch Beeinflussung der Teigstruktur.
» Laccasen und Polyphenoloxidasen regulieren die Stabilität des Teiges.
» Lipasen beeinflussen die Emulgierung und das Aroma.
» Exo-Peptidasen regulieren Färbung und Geschmack.
» Phospholipasen regulieren die Porengröße.
» Pullulanasen beeinflussen das Wasserbindevermögen.
» Transglutaminasen stabilisieren den Kleber, der den Teig zusammenhält, Pentosanasen lassen das Roggenbrot saftiger schmecken.
» Endoglucosidasen machen den Teig maschinenfreundlich.
» Proteasen verkürzen die Knetzeit und entspannen Keksteige.
» Lipoxygenasen bleichen den Teig für Toastbrot und Brötchen, indem sie die Carotinoide im Mehl zersetzen.

für das Immunsystem Gefahrensignale und bedeuten höchsten Alarm. Es bekämpft nun das Enzym, als ginge es um Leben und Tod.

In der Tat reagieren viele Betroffene auf eine Provokation mit Enzymen, die typischerweise in Backmitteln enthalten sind.[189, 190, 240, 472] Aber woher kommt dann die gleichzeitige Allergie auf Mehl? Nehmen wir zur Erklärung ein anderes Asthma, das als Folge von Pollenflug auftritt (siehe Kapitel „Allergien: Wen juckt's?"). Auch hier werden wie im Falle des Mehlstaubs gleichermaßen natürliche Partikel eingeatmet. Auffällig ist, dass die Menschen gerade auf dem Land, wo es besonders viele Pollen gibt, nicht so häufig unter einer Pollenallergie leiden wie in den Städten. Die Pollenkörner sind dort in besonderem Maße mit aggressiven Staub- und Rußpartikeln beladen, sodass es kein Wunder ist, wenn die Lunge gereizt reagiert. Allerdings braucht sie für eine allergische Reaktion die Pollen, denn in der feuchten Lunge quellen diese und setzen dabei Enzyme frei, um das Terrain fürs Keimen vorzubereiten. Genau gegen diese Enzyme entwickelt sich dann die „Pollenallergie" bzw. das Asthma.

Bei der Mehlstauballergie verhält es sich genauso: Wenn empfindliche Personen die enzymbeladenen Stäube einatmen, dann lösen diese Asthma aus. Der eine reagiert auf Pollen, der andere auf Mehl. Das Immunsystem sieht die Enzyme als Feinde an und wehrt sich wie beim rußgespickten Pollen gegen den Träger, das Mehl, statt gegen die blinden Passagiere, die Enzyme. Auf diesem Wege entstehen auch Allergien gegen weitere Backmittel wie Guarkern- oder Sojamehl. Ist das Immunsystem durch Einatmen enzymbeladener Mehlstäube sensibilisiert, kann es passieren, dass anschließend auch Magen- und Darmschleimhäute auf Backwaren reagieren und der Patient nicht nur seinen Beruf aufgeben muss, sondern auch nach dem Genuss von Backwaren mit Blähsucht, Übelkeit und Durchfall zu kämpfen hat.[554]

Inzwischen hat man wohl auch bei den Backmittelherstellern die Zeichen der Zeit erkannt – selbst wenn man den offenkundigen Zusammenhang allein schon aus Gründen der Haftung bestreitet – und setzt nun die Enzyme in einer nicht staubenden, granulierten Form zu. Aber auch bei einem Zusatz in granulierter Form lässt sich die Staubentwicklung nicht völlig vermeiden. So werden die Fälle von Bäckerasthma in Zukunft seltener werden, aber nicht verschwinden.[473]

Schon einmal im 20. Jahrhundert war die Anzahl von Bäckerallergien, speziell Ekzemen an den Händen, unaufhaltsam und bedrohlich angestiegen. Damals gerieten Mehlverbesserungsmittel wie Chlor, Stickoxide und Benzoylperoxid (zur Bleichung) sowie Bromate, Jodate, Persulfate und Phosphate (zur Erhöhung der Backfähigkeit), um nur einige zu nennen, in Verdacht, jedoch gelang es nicht, der Auslöser habhaft zu werden. Das änderte sich schlagartig, als am 1. April 1957 in Deutschland das gesetzliche Verbot in Kraft trat, „Getreidemahlerzeugnisse oder daraus hergestellte Lebensmittel mit ... Mehlverbesserungsmitteln zu behandeln".[388] Prompt ging das Bäckerekzem rapide zurück, einige Ärzte berichteten sogar, es sei „praktisch verschwunden".[193]

Sind die Enzyme auch ein Problem am Frühstückstisch, wenn die Brötchen herumgereicht werden? Angeblich nicht, denn die meisten Enzyme werden beim Backen zerstört. Aber manchmal bleiben die allergieauslösenden Strukturen dennoch erhalten. Zudem gibt es eine Gruppe von Enzymen (bestimmte Alpha-Amylasen), die das Altbackenwerden verzögern und die deshalb die üblichen Backtemperaturen unbeschadet überstehen müssen.[308] Eine Untersuchung an Personen, die auf Alpha-Amylase allergisch waren, ergab, dass sich bei den meisten die Beschwerden nach einer zehntägigen brot- und backwarenfreien Kost besserten bzw. ganz verschwanden.[313]

Sind Backmittel giftig?

Nein, würde die Branche entrüstet rufen, schließlich seien die Stoffe allesamt zugelassen und damit per Gesetz harmlos. Na ja, im Grunde genommen besagt eine Zulassung nur, dass die Stoffe, in kleiner Menge genossen, für Labornager nicht akut giftig sind. Denn die gesundheitliche Prüfung nimmt keine Rücksicht auf die Art und Weise der Verwendung. Der Tatbestand, dass Backmittel nicht „roh" genossen werden, sondern vor dem Verzehr bei hohen Temperaturen (bis 250 °C) verbacken wurden, interessiert die Zulassungsbehörde nicht. „Die vielfältigen Umsetzungen und Reaktionen", bestätigt Heinrich Kläui von Hoffmann-La Roche, die beim Erhitzen „eintreten können, die möglichen physiologischen Auswirkungen und die Bedeutung der zahlreichen neu gebildeten Produkte für die gesundheitliche Verträglichkeit sind noch weitgehend unbekannt".[316]
Seine Sorge ist alles andere als aus der Luft gegriffen. Schließlich ist von einigen Zusatzstoffen bekannt, dass aus ihnen beim Erhitzen problematische Stoffe entstehen können. Als Überraschung entpuppte sich das altbekannte Vitamin C, ein wichtiges Backmittel. Im Ofen bildet sich daraus Threonsäure. Threonsäure löst im Tierversuch Skorbut aus – also das typische Krankheitsbild, das akuten Vitamin-C-Mangel kennzeichnet.[191] In der Tat gibt es Skorbutfälle – ein Kuriosum in unserer Zeit –, denen ein massiver Verzehr threonsäurehaltiger Kekse und ähnlichen Gebäcks vorausgegangen ist. Vielleicht ist es ja doch kein Zufall, dass die Skorbutfälle auf hoher See gerade bei jenen seefahrenden Nationen auftraten, die ihre Mannschaften mit Schiffszwieback ernährten.
Dennoch scheint für die Allgemeinheit kein großes Risiko durch schädliche Backmittelbestandteile zu bestehen, denn sonst wären die Effekte aufgrund des erheblichen regelmäßigen Konsums längst sichtbar geworden. Über Risikogruppen lässt sich nur spekulieren. Dabei wäre es überhaupt keine Kunst und auch kein besonderer Aufwand, würde man einmal Ratten mit den Produkten moderner Tütenbäckerei füttern und eine Vergleichsgruppe mit traditionell hergestellter Ware.

Das bittere Ende

Die Enzyme haben sich im wahrsten Sinne des Wortes als Sargnagel des Bäckerhandwerks erwiesen. Doch die Axt an ihren Beruf haben die Bäcker selbst gelegt, als sie glaubten, sie seien nur noch fürs Backe-backe-Kuchen-Image zuständig, aber nicht mehr für ihr eigentliches Handwerk, sprich die Beherrschung der wichtigsten Teigführungen. Wer dem Bäcker mit Backmitteln alle Arbeit in der Backstube abnimmt, macht ihn überflüssig. „Der Bäcker muss sich heute", verteidigt der Hamburger Backmittellieferant Phönix seine Kunden, „um ganz andere Dinge kümmern, wie den Verkauf, die Organisation, den Einkauf, die Abrechnung und Steuern."[237] Mag sein, aber warum lässt er sich das Backen abnehmen und nicht die Buchführung?

Die Bekömmlichkeit hängt nicht vom appetitlichen Aussehen oder der Schaufenstergestaltung ab, sondern von der Teigführung. Sie entscheidet über die Kundentreue. Und die hat durch Verzicht auf Vorteige und Drei-Stufen-Sauer gelitten. Die Folge: Die Kunden wandern reihenweise zum Discounter ab. Das ist nur konsequent. Denn inzwischen hat ein neuer Trend die Fertigmischungen abgelöst: die Tiefkühl-Teiglinge, die den Beruf des Bäckers ein Stück mehr desavouieren. Wir alle kennen jene Schaubäckereien, wo vor den Augen des Kunden Brezeln, Brötchen und Teilchen „ofenfrisch" gebacken werden. Meist handelt es sich um tiefgefrorene Ware und nicht selten aus der Fabrik, die nur noch aufgebacken wird, also im eigentlichen Wortsinn alles andere als frisch ist. Was für eine Frechheit, Kühlware als frische Handwerksqualität zu verhökern!

Tiefkühl-Fabrikware ist inzwischen in den allermeisten deutschen Bäckereien zum Standard geworden – gerade bei dem „kleinen Bäcker um die Ecke". Seither ist das Backen so einfach, dass es auch der Tankwart kann, sogar sonntags. Im Grunde kauft der Kunde bei den meisten Bäckern nur noch einen Mythos – den Mythos vom Handwerk mit goldenem Boden. Kann es da noch überraschen, dass inzwischen viele kleine Bäckereien dichtmachen mussten und von Filialisten übernommen wurden, die ein Betriebswirt leitet? Wenn man nicht mehr backen kann, dann gewinnt, wer den Cent umzudrehen weiß. Da der Bäcker teurer ist – oftmals ohne auch nur einen Deut besser zu sein –, wird sich das Geschehen in die Supermärkte und zu den Ketten verlagern.

Für die Backmittelindustrie ist das eine böse Überraschung. Sie glaubte, sie könnte wachsen, indem sie ihren Kunden alle Arbeiten in der Backstube abnähme. Nun aber verlagert sich das Geschehen von vielen kleinen Betrieben, die nach Preisliste einkaufen, immer mehr zu großen Bäckereiketten. Diese feilschen um jeden Cent. Bisher waren die Backmittel relativ teuer – nicht aufgrund der Zusatzstoffe, sondern weil ihre Hersteller dem Bäcker um die Ecke einen aufwendigen Beratungs- und Betreuungsservice offerierten. Sobald in der Backstube Schwierigkeiten auftauchten, sorgten Reisebäcker und Labor unbürokratisch für Abhilfe. Große Unternehmen brauchen keinen „Reisebäcker", sie verfügen selbst über die nötige Expertise. Sie bezahlen nur die Ware, nicht mehr die Dienstleistung. Das kostet Margen.

Aus einer selbstbewussten Industrie, die das Backen revolutionierte, wird langsam, aber stetig ein Zulieferer, der sich dem Diktat der abnehmenden Hand beugen muss. Und das alles wegen ein paar völlig überflüssiger Zusatzstoffe. Hätte sie die Unabhängigkeit des Bäckerhandwerks unterstützt, könnten beide gut davon leben. Denn Backmittel bestehen nicht nur aus Kunstsauer und Konservierungsstoffen, sondern darunter finden sich auch jede Menge sinnvoller und nützlicher Produkte, angefangen vom Tortenguss bis hin zum Trennmittel für Bleche. Warum schulen die Backmittelhersteller ihre Kundschaft nicht im Führen von Vorteigen und Natursauer? Das Know-how hätten sie.

Was wird bleiben? Der gute Bäcker. Aber das ist eine Minderheit. Und damit sie überleben kann, muss der Kunde den Unterschied zwischen den verschiedenen Produkten auch kennen. Wie soll er sonst seine Wahlmöglichkeit wahrnehmen? Dazu bedarf es einer geeigneten Deklaration in jedem Laden. Innerhalb der EU existieren sogar ganz brauchbare Deklarationsvorschriften für die Bäckerei. Aber niemand kümmert sich um die Einhaltung dieser Rechtsnormen. Weder die Bäcker noch die Verbraucherschützer noch die Lebensmittelüberwachung. Anscheinend gibt's Wichtigeres als unser täglich Brot: Aufklärung über „gesunde Ernährung" mit dem höchst zweifelhaften Rat, möglichst viel Vollkorn zu essen. Da ist das Bauchgrimmen vorprogrammiert, ganz gleich, ob mit oder ohne Backmittel.

Die Schweinerei mit den sauberen Etiketten: funktionale Additive

Je weniger Zusatzstoffe in der Zutatenliste, desto besser. So sieht es jedenfalls der Verbraucher. Die Industrie sitzt damit in einer Zwickmühle. Nicht nur, weil die Produkte immer praktischer und schneller genussfertig sein sollen, sondern auch, weil die EU die Anforderungen an die Deklaration alle paar Jahre ein wenig ausweitet. Umso wichtiger ist es für den Hersteller, alle technischen Optionen zu nutzen, um durch ein sauberes Etikett die vom Kunden geforderte „Natürlichkeit" signalisieren zu können. Die Branche spricht vom „clean label" – vom sauberen Etikett. Werfen wir einmal einen Blick hinter die Kulissen einer „sauberen" Branche und beginnen wir mit einem ganz unverdächtigen Produkt, das es faustdick hinter dem Euter hat: der Milch.

Die Milch im Schafspelz: auf der Suche nach der verlorenen Unschuld

Die Milch hat's wirklich in sich: Fette, Eiweiße, Kohlenhydrate, Mineralstoffe, Cholesterin, Hormone – eben alles, was ein Neugeborenes, ob Kalb oder Kind, zum Wachsen und Gedeihen braucht, wenn auch jeweils in etwas anderer Zusammensetzung. Und „Milch" hat nun einmal bei den meisten Konsumenten von Kindesbeinen an ein unschlagbar gutes Image. Damit ist sie ein idealer Rohstoff für die Zusatzstoff-Technologen.

„Milchproteine sind die Proteine von morgen", wirbt der französische Anbieter Cidil. Warum so bescheiden, wenn diese Zukunft doch bereits begonnen hat? Milchproteine sind längst allgegenwärtig. Nicht nur aus vielen Lebensmitteln, die gemeinhin nicht als Milchprodukte angesehen werden, sind sie nicht mehr fortzudenken, auch Pharma- und Kosmetikindustrie bedienen sich ihrer gern, schließlich gehören sie zu den billigsten tierischen Eiweißen. Wer ahnt schon, dass Milch ein Rohstoff gerade so wie Erdöl ist, aus dem sich Kunststoffe, ja sogar Elfenbein- oder Perlmutt-Imitate herstellen lassen? Als Ausrüstungsmittel für Spezialpapiere, Additiv für Korken und Klebstoffe, als Bindemittel in Tinten und Cremetöpfchen, als Stabilisator in Autoreifen und Trägerstoffe für Unkrautvernichter erweisen sich Milcheiweiße als wahre Allround-Künstler.[401, 402]

Funktionale Additive aus Milch[413, 466–468]

Emulgator: In Mayonnaise und Eis sorgen sie für einen cremigen Mix von Wasser und Fett, in Wurst verhindern bestimmte Milchpräparate die Bildung eines unschönen Fettfilms.
Stabilisator: Sorgt dafür, dass der Joghurt stichfest bleibt und sich keine Flüssigkeit absetzt.
Gelbinder: Damit werden Fischreste zu Surimi verklebt, in der Wurst wird Wasser schnittfest.
Schaumbildner: Caseine und Molkeneiweiße bilden ähnlich gute Schäume wie Eiklar („Eischnee") und ersetzen in Desserts Hühnerei.
Texturgeber: Verbessern die Formbarkeit von Snacks (Flips, Tortilla-Chips) und Keksen bei der Extrusion.
Fettbinder: Milchpräparate verhindern, dass sich in Süßwaren wie Schokolade während der Lagerung ein unschöner, weißer Fettreif auf der Oberfläche bildet.
Filmbildner: Zur Erzeugung von dünnen, flüssigkeitsdichten, essbaren Filmen, die beispielsweise knusprige Kekse vor feuchten Füllungen schützen.
Fettersatzstoffe: Durch Mikropartikulation von Molkenproteinen erzielt man einen typischen cremigen Fettgeschmack.
Wasserbinder: Sorgen für saftiges Formfleisch.
Mundgefühlregulator: Damit fühlt sich das Käse-Imitat wie echter Käse an.

Die Gewinnung erinnert denn auch an eine Erdölraffinerie: Als Rohstoff dient pasteurisierte Magermilch, der Salzsäure, Schwefelsäure oder Milchsäure zugegeben wird. Damit lassen sich die Caseine ausfällen, also jene Eiweiße, aus denen traditionell Käse oder Quark hergestellt wurde. Durch einen Zusatz von Natronlauge oder Calciumhydroxid wird das geronnene Casein wieder löslich. Entfernt man anschließend wiederum das Calcium mittels Ionenaustauscher, so erhält man einen vorzüglichen Emulgator.

Je nach Weiterbehandlung gibt's immer wieder andere funktionale Additive. Sie wirken zwar wie Zusatzstoffe, aber da sie aus einem typischen Lebensmittel gewonnen werden, gelten sie lebensmittelrechtlich nicht als „Zusatzstoff". Auf dem Etikett heißen diese Zusatzstoff-Imitate schlicht „Milchprodukt" oder auch „Milcheiweißerzeugnis".

Ein anderes Beispiel für ein Zusatzstoff-Imitat ist ein cremefarbenes Pulver aus „fettfreier Milchtrockenmasse" namens Savorlac. Es wird als Ersatz für den Geschmacksverstärker Glutamat (E 621) in Suppen, Soßen und Fertiggerichten angepriesen. Da viele Verbraucher Glutamat ganz bewusst meiden wollen, dürfte es nicht an Interesse mangeln. Nun ist Savorlac nicht etwa ein „Ersatz" von Glutamat, sondern besteht zu einem erheblichen Teil daraus. Durch ein paar Kunstgriffe wird die Glutaminsäure aus dem Eiweiß freigesetzt, gerade so wie bei der Herstellung von „Würze", sodass im Endeffekt wieder Glutamat entsteht. Statt E 621 liest der arglose Kunde „Trockenmilcherzeugnis" und legt die Packung beruhigt in seinen Einkaufswagen.

Andere Technologen nahmen sich statt frischer Milch eines drängenden Entsorgungsproblems an: Bei der Käseherstellung fällt Molke an, und zwar in gewaltigen Mengen, denn 1 Liter Milch liefert nur 170 g Käse, aber 830 g Molke. Allein in Europa bleiben Jahr für Jahr 50 Millionen Tonnen Molke übrig. Aber wohin damit? Molke besteht vor allem aus Wasser, Milchzucker und etwas Milcheiweiß, das übrig bleibt, wenn die Caseinate entfernt sind. Da Molke die Gewässer rund 100-mal stärker als normale Haushaltsabwässer belastet, kann man sie nicht einfach in den nächsten Gully schütten. So wird die Flüssigkeit erst einmal getrocknet, um die Lagerkosten zu senken. Eine Vorstellung von den Mengen, um die es hier geht, bekam die Bevölkerung während der Katastrophe von Tschernobyl, als ganze Güterzüge voll mit „radioaktivem Molkenpulver" die Anwohner von Bahnanlagen ängstigten.

Da eine fachgerechte Entsorgung teuer ist und die Verwendung als Schweinefutter finanziell kaum lohnt, suchen Lebensmittelchemiker und -technologen fieberhaft nach Möglichkeiten, den ungeliebten Rückstand über die Mägen zahlungskräftiger Verbraucher zu entsorgen. Nachdem Molkendrinks bei Otto Normalverbraucher ein Flop waren, versprechen sie nun schmalbrüstigen Jünglingen den Körper eines Bodybuilders. Seither vertilgen die Sportsfreunde klaglos die Überreste der Molkereien in Form von Spezialdrinks und Muckipulver. Aber auch das reichte nicht, die Berge an Molkenpulver abzutragen. So kam man auf die pfiffige Idee, das, was Schweine und Sportler übrig ließen, zu funktionalen Additiven und zu Imitaten aufzuarbeiten.

Das ist gar nicht so einfach. Molke wird schnell sauer. Für Lagerung und Transport muss sie daher mit allerlei Zusatzstoffen wie Formaldehyd, Wasserstoffperoxid oder Schwefeldioxid konserviert werden. Anschließend wird ihr gewöhnlich ein Teil des Wassers mithilfe moderner Filtrationstechniken wie Ultrafiltration entzogen. Die Trennverfahren funktionieren nach dem Siebprinzip: Die Molke wird unter Druck durch eine Membran mit unglaublich feinen Poren gepresst (Nanofiltration), die die Inhaltsstoffe entsprechend ihrer molekularen Größe abtrennen.[367]

Durch geschickte Wahl von Filtern und Verfahren lässt sich damit nicht nur das Wasser entfernen, sondern darüber hinaus lassen sich einzelne Eiweißfraktionen je nach Größe gewinnen. So erhält man Alpha-Lactalbumin, Beta-Lactoglobulin, Serumalbumin, Peptide, Immunoglobuline, Lactoferrin und Lactoperoxidase. Lactoperoxidase ist ein Enzym, das die Haltbarkeit von Milchprodukten verlängert und Kosmetika vor dem Verderb schützt. Lactoferrin ist ein Eiweiß, das seine antibakterielle Wirkung seiner Fähigkeit verdankt, Eisen zu binden. Eisen ist der wichtigste Nährstoff der meisten Verderbnis- und Krankheitserreger.[469, 470] Ohne Eisen können sie sich nicht mehr vermehren. Angedacht ist deshalb auch der Einsatz dieser Konservierungsmittel als Medikament für Mensch und Tier.[403]

Wenn Milch sich selbst ersetzt

Natürlich blieb die technische Entwicklung nicht bei funktionalen Additiven stehen. Mit dem nötigen Know-how lassen sich nicht nur Zusatzstoffe nachahmen, sondern auch teure Rohstoffe. Erklärte Absicht des englischen Unternehmens Dairy Crest ist es, „traditionelle Zutaten durch natürliche und kostengünstige Alternativen" zu ersetzen – „maßgeschneidert" natürlich, wie es im Werbeprospekt heißt. Der industrielle Kunde kann heutzutage nicht nur zwischen echten Käsepülverchen in zwei Güteklassen – „Premium" und „Standard" – und echter Trockensahne wählen (sie ist „vor allem für Hersteller gedacht, die ihr Produkt als ‚Sahne-…' oder ‚… mit Sahne' bezeichnen möchten"), sondern gleichermaßen zwischen Getränkeweißern in vier Fettstufen.

Als Rohstoff handelsüblicher Getränkeweißer dient zwar Milch, aber nicht wie üblich das Milchfett, die Sahne, sondern das Eiweiß. Aus Pflanzenfett werden ultrafeine Kügelchen hergestellt, die dann mit Milcheiweiß überzogen (gecoatet) werden. Dadurch entsteht der gleiche optische Eindruck wie bei Sahne. Aber auch andere Milchprodukte lassen sich imitieren, am preisgünstigsten natürlich durch spezielle Molkenprodukte. So gelang es, Molke sogar in eine Art fettarme „Milch" zu verwandeln.[266] Eine „fettfreie Basismasse für imitierten Käse" besteht beispielsweise aus Säurecasein, Calciumsalzen und Phosphaten, die man nur noch mit heißem Wasser und ein wenig Fett anrühren muss.[267] Wie praktisch!

„Wenn es um Qualität geht, gibt es keinen Ersatz für ‚Unique'", lautet der Slogan eines texanischen Lebensmittelzulieferers. Die subtile Ironie dieser Werbung geht einem erst auf, wenn man erfährt, dass sich hinter „Unique" (= einzigartig) Imitate verstecken – genau gesagt Käse-Imitate. Selbstbewusst preist das Unternehmen seine Kunst-Cheddars und -Mozzarellas als Produkte an, die dem Original in vieler Hinsicht überlegen sind. Neben einer verbesserten Lagerfähigkeit, einer perfekten „Pizza-Fädigkeit" und einer stets gleichmäßigen Qualität stehen gleichermaßen Kostenersparnis und Kalorienreduktion im Vordergrund.

Damit nicht genug: Die Stuttgarter Firma Milei bietet ihren Abnehmern Joghurt-Molkepulver als Joghurt-Substitut (z. B. für Schokoladen interessant), Käsepulver-Ersatz als Substitution für Quarkpulver (z. B. für Käsesahne-Kuchen) und neutralisiertes Sauermolkenpulver als Substitut für Süßmolkenpulver. Das wiederum ersetzt in Rezepturen den Anteil an Magermilch, und die ist in Verbindung mit billigeren Pflanzenfetten bereits Ersatz für Vollmilch. Der heimlichen Hin- und Rückverwandlung sind anscheinend keine Grenzen gesetzt, schließlich läuft alles unter dem Decknamen „Milchprodukt".

Auf ähnlich pfiffige Weise lassen sich falscher Schmelzkäse, Sahne-Imitate und zahlreiche andere Milchprodukte aus Molkereirohstoffen herstellen – der menschliche Erfindungsreichtum scheint in dieser Hinsicht fast unerschöpflich zu sein, wie man weltweit an zahlreichen Patentanmeldungen ablesen kann. Hier nur ein paar Beispiele: imitierte Milch auf Süßmolkenbasis, falscher Mozzarella in Pulverform, imitierter Quark aus Pflanzenöl, Aromen und Farbstoffen, milchähnliches Produkt mit niedrigem Fettgehalt durch physikalische Modifizierung einer Molkeproteinlösung – die Liste ließe sich beliebig fortführen.[266, 387, 404, 536]

Motor dieser Entwicklung war der harte Preiswettbewerb, der die Molkereien – nicht selten landwirtschaftliche Genossenschaften – dazu veranlasst hat, Milch durch Milch zu ersetzen. Damit haben sich die Landwirte gleichzeitig selbst ersetzt. Schuld ist aus Sicht der Täter wie immer der Verbraucher, der den ganzen Quark auslöffeln darf.

Quark: verdorben durch Technik

Die Grenzen zwischen traditionellem Produkt und Imitat sind fließend. Klassisches Beispiel: der Quark. Ist er nun ein Imitat oder nicht? Kaum ein Milchprodukt hat sich in den letzten Jahrzehnten so sehr verändert wie Quark. Er zeigt exemplarisch, wie stark sich das Herstellungsverfahren auf die Zusammensetzung und Qualität eines Produkts auswirken kann.

Beim traditionellen Verfahren wird Magermilch im Reifungsbehälter mit Starterkulturen versetzt, erhitzt, die überstehende Molke abgelassen und die Masse im Quarkseparator unter weiterem Molkeaustritt eingedickt. Anschließend wird der Quark auf 4–8 °C abgekühlt und in einer Knet- und Mischmaschine so lange bearbeitet, bis ein Produkt von einheitlicher Konsistenz entsteht. Ein so hergestellter Quark hat eine Trockenmasse von 20–25 % und einen Lactosegehalt von höchstens 3 %, der Rest ist Casein. (Das Fett wird erst nachträglich zugesetzt.)

Beim Thermoquark-Verfahren wird die Milch im Reifungsbehälter auf 95 °C erhitzt, was dazu führt, dass nun auch das Molkeneiweiß und der Milchzucker zum großen Teil in den Quark übergehen.[405] Bei einer anderen technischen Lösung werden die Feststoffe durch Ultrafiltration praktisch vollständig in den Frischkäse überführt.

Dazu trennt man das reine Wasser von der Milch ab und „verwurstet" die erhaltene Masse komplett zu Quark. Das ist etwa so, als ob man aus einem Schweineschlachtkörper nicht mehr die Filets herausschneidet, sondern das komplette Schwein samt Ringelschwänzchen und Rüssel verhackstückt, verpresst und nun als „Filet" verhökert.

Vergleicht man Quark, der auf traditionelle Weise gewonnen wurde, mit solchem, der per Thermo-, Ultrafiltrations- oder Kondensverfahren hergestellt wurde, so erhält man zunächst einmal statt Quark vor allem mehr Wasser. Deshalb bilden sich auch in den Quarkbechern während der Lagerung beachtliche Pfützen. Das gesteigerte Wasserbindevermögen verdanken die Molkereien dem erhöhten Gehalt an Lactose und Molkeneiweiß.

Und warum das alles? Sie haben's wahrscheinlich schon erraten: Es spart Geld. Überführt man Molkeneiweiße in den Frischkäse, so braucht man für 1 kg Quark statt 5,5 Liter Milch beim traditionellen Verfahren beim Thermoverfahren plus Ultrafiltration samt Vollkonzentrierung nur noch 3,5 Liter.[407] Zu allem Überfluss gibt es zur Weiterverarbeitung (z. B. für Quarktaschen, Käsesahne) auch Quarkpulver, die ausschließlich aus Molke hergestellt sind – also ehemals den Rückstand der Quarkproduktion. So wurde deutscher „Quark" konkurrenzlos billig.

Das stieß unseren österreichischen Nachbarn schon vor rund 20 Jahren sauer auf: „Die deutschen Niedrigstpreise sind nur zu erwirtschaften bei voller Ausbeutung aller Milchinhaltsstoffe, gegebenenfalls unter illegaler Mitverarbeitung von Billigst-Eiweißpulver (Hauptsache, die Trockenmasse stimmt)." Was sich hinter den hier angesprochenen „Billigst-Eiweißpulvern" verbirgt, wird der geneigte Leser inzwischen unschwer selbst erschließen können. Analytisch ist diesen Manipulationen kaum noch beizukommen. Das kulinarische Urteil der österreichischen Prüfer fiel noch weniger schmeichelhaft aus: „Die deutschen Produkte waren molkenlässig, salbig und würden in geschmacklicher Hinsicht nach österreichischer Qualitätsbeurteilung meist als verdorben oder ungenießbar beurteilt werden." Aber ist der Geschmack des Kunden erst einmal verdorben, beschwert er sich nur noch dann, wenn man ihm im Urlaub richtigen Quark – in Österreich Topfen genannt – vorsetzt.[407]

Zu Risiken und Nebenwirkungen …

… solcher Produkte Ihren Arzt oder Ihre Ernährungsberaterin zu fragen, können Sie sich sparen, die wissen bei diesem Thema häufig auch nicht mehr als Nachbars Lumpi. Dabei geht es durchaus nicht nur um Geschmacksfragen. Durch den technischen Fortschritt in der Molkerei ist der heutige Quark nach traditionellen Vorstellungen nicht nur in kulinarischer Hinsicht ungenießbar, sondern auch immer weniger Menschen zuträglich. Wer Lactose nicht verträgt, dürfte traditionell hergestellten Quark meistenteils problemlos verzehren können. Mit der neuen Technik führt das scheinbar gleiche Produkt bei vielen zu Völlegefühl, Blähungen und Durchfall.

Beim Milcheiweiß ist die Lage vertrackter als beim Milchzucker, denn es ist nicht nur weitaus weniger Eiweiß im Endprodukt enthalten, sondern vor allem anderes: die Molkenproteine. Während Quark früher nur Spuren davon enthielt, bereiten so manchem Allergiker nun die erhöhten Gehalte an bovinem Serumalbumin (BSA) und an hitzebeständigem Beta-Lactoglobulin Probleme. Zudem besteht der Verdacht, dass eine frühe Zufuhr von Molkeneiweißen das Risiko von Kindern für Autoimmunerkrankungen erhöht. Tierversuche wie auch epidemiologische Studien sprechen dafür, dass zwischen dem Risiko für einen insulinabhängigen Diabetes und dem Molkenzusatz bei Säuglingsmilchen eine enge Beziehung besteht.[358, 408–411] Gestützt wird diese These durch Untersuchungen, die zeigen, dass Diabetiker auffällig viele Antikörper gegen BSA (aber nicht gegen andere Milchproteine) im Blut haben[412].

Säuglingsmilch wird extra mit Molke verschnitten, und diese enthält ein Eiweiß, das bereits erwähnte bovine Serumalbumin, welches in Aufbau und Struktur stark einem Eiweiß der menschlichen Bauchspeicheldrüse ähnelt. Da der Darm von Säuglingen noch viel durchlässiger ist als der von älteren Kindern, gelangt BSA ins Blut, und das Immunsystem beseitigt dieses mit Antikörpern. Die Antikörper richten sich aufgrund der strukturellen Ähnlichkeit gleichzeitig auch gegen das körpereigene Eiweiß der Bauchspeicheldrüse – die Folge ist nach dieser Theorie ein insulinabhängiger Diabetes. Allerdings dauert es Jahre, bis die Bauchspeicheldrüse ihre Arbeit einstellt. Ist die Bildung entsprechender Antikörper erst einmal einprogrammiert, findet der Prozess auch dann noch statt, wenn der Darm ausgereift ist. Jedes Mal, wenn das Kind Speisen zu sich nimmt, die Molken-BSA enthalten, werden Antikörper gebildet, die nun die Bauchspeicheldrüse attackieren.[408] Wie zu erwarten stößt die Molkenhypothese auf erheblichen Widerstand, schließlich wären nach amerikanischem Recht erhebliche Schadensersatzklagen von Betroffenen möglich.

Während BSA für Autoimmunreaktionen auf Kuhmilch verantwortlich sein soll, gilt Beta-Lactoglobulin als ein Hauptfaktor für allergische Reaktionen auf Kuhmilch.[248, 410, 414, 415] Beta-Lactoglobulin, das mengenmäßig bedeutendste Molkeprotein, ist in menschlicher Milch nicht vorhanden; daher reagiert unser Immunsystem unter Umständen allergisch auf dieses Fremdeiweiß – möglicherweise eine Erklärung dafür, dass Molke zu den ganz wenigen eiweißhaltigen Produkten gehört, die von unseren Vorfahren kaum konsumiert wurden. Interessant ist in diesem Zusammenhang eine Untersuchung aus der Schweiz, derzufolge unser Immunsystem nicht (nur) auf Beta-Lactoglobulin reagiert, sondern vor allem auf bakterielle Endotoxine – also

Gifte, die Bakterienzellen bei ihrer Zerstörung freisetzen und die sehr hitzestabil sind.[416] In diesem Fall hätten wir eine ähnliche Situation wie bei der Pollen- oder der Mehlstauballergie (siehe Kapitel „Allergien: Wen juckt's?"): Der Körper wird von den gefährlichen Toxinen alarmiert und reagiert dann gegen den harmlosen Träger, in diesem Fall das Lactoglobulin.

Kuhmilch ist wahrscheinlich das wichtigste Allergen im Säuglingsalter – einfach weil es das häufigste Nahrungsmittel ist (in Japan ist dafür die Reisallergie weit verbreitet, die bei uns kaum eine Rolle spielt).[721] Erwachsene zeigen ein breites Spektrum allergischer Reaktionen: So führen Käsefondue, Sahnekaffee, Schmelzkäse und Quarkbrot zu allergischen Reaktionen, die von Quincke-Ödemen über Asthma bis zum anaphylaktischen Schock reichen. Aber auch Nahrungsmittel bzw. Substanzen, bei denen man nicht sofort an Kuhmilch denkt, können für Milcheiweißallergiker problematisch sein: Bei einer Patientin führte der Genuss eines einschlägigen Kokoslikörs zu Schüttelfrost, Schwindel und Bewusstlosigkeit, und eine andere zeigte Gesichtsschwellungen und Ödeme nach Kontakt mit Babypuder. Wie Nachfragen bei den beiden Herstellern ergaben, enthielt das Alkoholgetränk Magermilch, der Puder Milchpulver.[417]

Die Milch liefert nicht nur „Nahrung" wie Eiweiß oder Milchzucker für die nächste Generation, sondern darüber hinaus ins Eiweiß integriert allerlei hormonell wirksame Verbindungen (in Form von Oligopeptiden). Wenn wir einen Liter Milch trinken oder Pellkartoffeln mit Quark essen, reichen die Wirkstoffmengen nicht aus, um einen pharmakologischen Effekt zu erzielen. Aber wenn einzelne Eiweißfraktionen so stark aufkonzentriert werden, dass man in einem Teelöffel den Extrakt aus 10 000 Litern Milch enthält, kann das Ganze wie der Inhalt eines Tablettenröhrchens wirken. Eignet sich diese Fraktion als Emulgator für Süßwaren, so speist der Kunde einen Cocktail mit potenzieller medizinischer Wirkung. Dagegen verblassen jene Medikamenten-Rückstände im Schweinenacken oder im Hühnerei, die gelegentlich die Öffentlichkeit alarmieren.

So ist es nur logisch, wenn zahlreiche Firmen wie Erie Foods International (USA), DMV International (Niederlande) oder Cidil (Frankreich) funktionale Additive nicht nur an Lebensmittelverarbeiter liefern, sondern auch zu pharmazeutischen Zwecken anbieten. Milchproteine mit therapeutischem Effekt sind groß im Kommen: „Casein beta seg 1–25" gegen Osteoporose, Casein kappa zur Thrombosevorbeugung, Casein alpha gegen Bluthochdruck, Exorphine (siehe Seite 74) zur Schmerzbehandlung, Peptide aus Alpha-Lactalbumin als Appetitzügler und aus Beta-Lactoglobulin zur Behandlung von Schlaflosigkeit – lebensmittelrechtlich alles nur natürliche „Milchprodukte". Für den Verbraucherschützer klingt das Ganze nach Fortschritt, dem Lebensmittel-Toxikologen bereitet diese Entwicklung schlaflose Nächte.

Schutzkulturen: im Zauberwald der Biotechnologie

Nicht nur die Milch selbst, auch Bazillen – vor allem aus der Milch – sorgen für saubere Etiketten. Denn Milch wird seit Langem durch Beimpfung mit Starterkulturen haltbar gemacht. Egal ob Käse, Quark, Joghurt oder Kefir, jedes Mal werden zur Herstellung Mikroorganismen eingesetzt. Gleiches gilt für Sauerteig zum Brotbacken, milchsauer eingelegtes Gemüse oder Traubensaft, der zu Wein vergoren wird. Auch Matjesheringe, Sauerrahmbutter, Salami und Oliven durchlaufen einen Fermentationsprozess, der ihre Haltbarkeit verlängert, bevor sie auf unserem Teller landen.

Dabei wirken nicht nur die von den Mikroorganismen gebildete Essig- oder Milchsäure schützend, manche Mikroben sind sogar in der Lage, Konkurrenten gezielt anzugreifen und mit antibiotischen Eiweißen, sogenannten Bacteriocinen, zu töten.[360, 419, 420] Vor allem Milchsäurebakterien haben sich darauf spezialisiert. Ihr bekanntestes Produkt ist wohl Nisin (s. u.), das konkurrierende Mikroben aufspürt und deren Zellwand durchlöchert.[421] Produziert wird es von einem Bakterium namens *Lactococcus lactis*, das in gewöhnlicher Rohmilch vorkommt und bei der Pasteurisierung abgetötet wird. Nisin wirkt antibiotisch gegen gefürchtete Bakterien wie Listerien, Clostridien oder Staphylokokken, leider aber nicht gegen Salmonellen. Es wird unter der Bezeichnung E 234 zur Konservierung von Pudding, Käse und Schmelzkäse eingesetzt.

Daraus entstand die Idee, Bakterien nicht nur zum „Säuern“ oder zur „Geschmacksgebung“ einzusetzen, sondern gezielt als reine Schutzkultur. Dann benötigt man kein Konservierungsmittel, sondern lässt ausgewählte Bazillen still und leise im Produkt eine Art Antibiotikum synthetisieren.[422] Seither unterdrücken Starterkulturen die Vermehrung unerwünschter Mikroben auf Feinkostsalaten.[447] Darüber hinaus können sie zur „hygienischen Stabilisierung“ von Rohwurst und Aufschnitt eingesetzt werden. Denn das Aufschneiden lässt sich bisher noch nicht steril durchführen, weil die Schneidmesser etwaige Verderbniserreger, die sich an irgendeiner Stelle eingenistet haben, gleichmäßig über die Scheiben verschmieren. So können diese ohne „Konkurrenzflora“ gesundheitlich bedenkliche Keimzahlen erreichen.

Schutzkulturen kommen der steigenden Nachfrage nach schonend verarbeiteten Fertigprodukten ohne Konservierungsmittel entgegen. Man spricht beim Einsatz von Milchsäurebakterien und Bacteriocinen auch von einer „Biokonservierung“.[420–423, 425] Dabei geht es nicht um eine Fermentation der Nahrung, sondern darum, pathogene Keime durch Konkurrenten an der Vermehrung zu hindern.[426] Milchsäurebakterien sind besonders gut als Bacteriocinproduzenten geeignet, weil sie als sogenannte GRAS-Organismen (Generally Recognized As Safe) allgemein als sicher gelten und damit keiner Zulassung bedürfen.[423]

Bacteriocine zur Biokonservierung[336–342, 359, 421, 420]

Produkt	Bacteriocin	Bacteriocinproduzent
Salami	Plantaricin	*Lactobacillus plantarum*
Grüne Oliven	Plantacin	*Lactobacillus plantarum*
Putenwurst	Pediocin	*Pediococcus acidilactici*
Schinken, Carpacchio (vakuumverp.)	Sakacin	*Lactobacillus sakei*
Wiener Würstchen (vakuumverp.)	Pediocin	*Pediococcus acidilactici*
Fleischwaren (vakuumverp.)	Macedocin	*Streptococcus macedonicus*
Taleggio, Fruchtsäfte, Reisgerichte	Enterocin	*Enterococcus faecium*
Cheddar	Diplococcin	*Lactobacillus lactis subsp. cremoris*
Rotschmiere-Käse	Lacticin	*Lactococcus lactis*
Rotschmiere-Käse	unbekannt	*Candida intermedia*
Raclette	Micrococcin	*Staphylococcus equorum*
Räucherlachs	Curvaticine	*Lactobacillus curvatus*
Fertig-Salate	Lactocin	*Lactobacillus casei*
Soja-, Mungsprossen	Mundticin	*Enterococcus mundtii*

Die Bedeutung der Bacteriocine zur Konservierung wächst. In einer aktuellen Übersichtsarbeit sind bereits mehr als 70 Bacteriocine von Milchsäure-, Bifido- und Propionsäurebakterien aufgeführt.[424] Generell hat sich die Palette mikrobieller Verfahren zur Lebensmittelkonservierung in den letzten Jahrzehnten rasant vergrößert. Und wir wissen inzwischen einiges darüber, wie Bacteriocine auf Mikroorganismen wirken.

Aber wie wirken sie auf uns? Darüber herrscht bisher anscheinend weitgehend Unkenntnis. „Die möglichen unerwünschten Wirkungen der Bacteriocine auf den menschlichen Organismus, wie Veränderung der Darmflora, Allergien oder Stoffwechselinterferenzen, sind … nicht eingehend untersucht“, bedauern Dino Isolini und Urs Spahr von der Eidgenössischen Forschungsanstalt für Milchwirtschaft in Bern in einer aktuellen Stellungnahme zu diesem Thema. Entsprechend kurz ist ihr Kapitel „Ernährung und Medizin“. Dort heißt es lapidar: „Über den praxisreifen Einsatz von Bacteriocinen oder bacteriocinbildenden Stämmen zur Beeinflussung der Darmflora sind in der Literatur keine Angaben zu finden.“[424]

Nicht ganz unproblematisch scheint der Einsatz von Bakterien auch aus einem ganz anderen Grund: wegen der Antibiotika-Resistenzen. Seit Langem ist bekannt, dass Bakterien in der Lage sind, über Artgrenzen hinweg Resistenz-Gene an andere

Bakterien weiterzugeben. Untersuchungen am Institut für Lebensmittelwissenschaft der ETH Zürich von Michael Teuber belegen, dass Starterkulturen eine wichtige Rolle bei der Übertragung von Resistenzen spielen. Nach seinen Ergebnissen nehmen dafür üblicherweise genutzte Mikroben Resistenzgene von anderen Keimen aus dem Lebensmittel auf. Nach dem Verzehr übertragen sie diese dann auf die Darmflora des Essers. Teuber kritisiert den Einsatz von Antibiotika wie auch von fragwürdigen Starterkulturen: „Das globale Evolutionsexperiment mit humanen und tiermedizinisch wichtigen Antibiotika hat aus lebensmittelmikrobiologisch bisher für harmlos gehaltenen Keimen zumindest für bestimmte Risikogruppen potenziell gefährliche Infektionserreger gemacht." Aus diesem Grunde ist bei der Auswahl von Starter- bzw. Schutzkulturen darauf zu achten, dass sie nicht als „Drehscheiben für Resistenzgene" fungieren.[446]

Ein Blick in die Waffenkammer

Bakterien haben eine einfallsreiche Maschinerie entwickelt, um Konkurrenten an der Futterquelle auszuschalten. Neben den antibiotischen Bacteriocinen trachten manche auch mit speziellen Enzymen unliebsamen „Mitessern" nach dem Leben.[419] Enzyme sind allgegenwärtig, es gibt sie wohl schon so lange, wie es Leben auf Erden gibt; diese komplex gebauten Eiweiße katalysieren bei allen Lebewesen vom Einzeller bis zum Blauwal unzählige Stoffwechselreaktionen und machen Lebensprozesse „bei Zimmertemperatur" erst möglich. Inzwischen kennen wir rund 10 000 derartiger Biokatalysatoren. Alle Lebewesen verfügen deshalb auch über antimikrobielle Enzyme, die ihnen helfen, sich gegen Krankheitserreger direkt zu wehren, oder die im Fall von Mikroorganismen dazu beitragen, unliebsame Konkurrenten fernzuhalten. Solche Enzyme lassen sich ebenfalls zur Konservierung von Lebensmitteln nutzen.

Das wichtigste Enzym zur Konservierung ist das Lysozym.[427] Es findet vor allem bei der Käseherstellung Verwendung, wo es gegen einen der häufigsten Käsefehler, die von Clostridien hervorgerufene Spätblähung, eingesetzt wird; inzwischen ersetzt es im Emmentaler sogar das umstrittene Nitrat. Auch in Wurstbrät und Räucherfisch hemmt Lysozym die Auskeimung der Sporen des „Wurstvergifters" *Clostridium* (siehe das Kapitel „Die hohe Schule des Panschens", Seite 203); überdies konserviert es Milch sowie Milchprodukte.

Gewonnen wird Lysozym traditionell aus Eiklar, das 0,5 % dieses wertvollen Stoffes enthält; inzwischen lässt es sich auch gentechnisch herstellen. Aus Sicht der Lebensmittelproduzenten ist Lysozym ein ideales Konservierungsmittel: Es wirkt spezifisch und ist zugleich ein „natürliches" Eiweiß – das Image bleibt sauber. Sein Ein-

Abwehrstrategien gegen unerwünschte Mikroorganismen[428]

Konservierende Enzyme	Wirkungsmechanismus
Oxidasen/Katalase	entfernen Sauerstoff, den die Mikroben zum „Atmen" brauchen.
Lipasen	bilden freie Fettsäuren, die neben Bakterien auch Viren töten.
Lysozym	zerstört die Zellwand bestimmter Mikroben.
Chitinasen	zerstören die Zellwand von Schimmelpilzen.
Lactoperoxidase	bildet Hypothiocyanat.
Glucoseoxidasen	bilden Wasserstoffperoxid, das Salmonellen oder Staphylokokken abtötet.
Andere Komponenten	
Lactoferrin	bindet Eisen und entzieht so Mikroben einen lebenswichtigen Stoff.
Enzyminhibitoren	hemmen mikrobielle Enzyme, die den Befall einleiten.
Bacteriocine	wirken antibiotisch.
Killerenzym	hemmt Hefen.

satz beschränkt sich aber nicht auf die Konservierung von Lebensmitteln, sondern es dient zudem als Medikament bei Halsentzündungen, wenn sein therapeutischer Wert nach Angaben des Arzneimittel-Kursbuchs auch eher zweifelhaft ist.[474] Die Grenze zwischen Zusatzstoff und Medikament wird auch hier immer fließender, und es ist sicherlich kein Zufall, dass zahlreiche Firmen, die Enzyme für die Lebensmittelindustrie produzieren, gleichzeitig Pharmaunternehmen beliefern (s. u.).

Inzwischen sind Mikroorganismen wie *Candida*-Hefen, *Aspergillus*-Pilze und *Escherichia*-Bakterien die eifrigsten Enzymproduzenten im Dienste der Lebensmitteltechnik. Und sie werden entsprechend gehegt und gepflegt – ein warmer Fermentierbottich und reichlich Nährstoffe sowie Wachstumshormone sorgen für rasche Vermehrung, und Antibiotika unterdrücken unerwünschte Konkurrenz. Die geernteten Zellen werden anschließend mit Hochdruck, Vakuum oder Ultraschall aufgebrochen und die gewünschten Enzyme z. B. mit Aceton gefällt, anschließend gereinigt und durch Bestrahlung entkeimt.[418]

Der Herr der Bottiche: Novo Nordisk

Als Produzent von rund 60 % aller weltweit genutzten Lebensmittelenzyme ist der dänische Biotechnik-Konzern Novo Nordisk mit Sitz in Kopenhagen der unbestrittene Herrscher im Reich der Fermentierbottiche; Enzyme werden dort in aller Regel mithilfe von gentechnisch veränderten Mikroorganismen gewonnen. Dieser Konzern, den außerhalb der Fachwelt kaum jemand kennt, mischt überall dort mit, wo geröstet, gekocht, gebacken oder entsaftet wird.

Dank seiner Enzympräparate lässt sich buchstäblich auch noch der letzte Tropfen aus Rohstoffen pressen. „Totalverflüssigung" nennt man diese Technik der Saftherstellung. Das Prinzip kennt jeder, der schon einmal Äpfel zu lange liegen gelassen hat. Schimmelpilzenzyme beginnen, das Stützgewebe aufzulösen, der Apfel wird matschig und fault. Das lohnt sich: Benötigt man bei traditioneller Pressung 9 kg Äpfel für 6 Liter Saft, reichen neuerdings schon 6 kg. Zu verdanken ist die wunderbare Saftvermehrung beispielsweise „Pectinex Smash".[429] Dieses Maischenzym baut das Pektin und Hemicellulose in der Zellwand von Äpfeln ab, erläutert Novo Nordisk (Novozyme) die Wirkweise seines Präparats. Dabei entsteht aus den Zellwänden Zucker, die den Saft „gehaltvoller" machen.

Aber nicht nur bei der Apfelsaftproduktion sind Enzyme im Spiel, schließlich verbraucht die Lebensmittelindustrie mehr als die Hälfte aller weltweit produzierten Enzyme. Und die landen dann auf dem Frühstückstisch, allem voran in den Produkten des Bäckers (siehe auch das Kapitel „Fabrikbrot vom Bäcker: Ein Handwerk gibt sich auf"), beispielsweise Amylasen, Lipoxygenasen oder Pentosanasen. Peroxidasen, Tannasen und Chlorogen-Esterasen verbessern Geschmack und Bekömmlichkeit der morgendlichen Tasse Kaffee, Peroxidasen halten die Milch länger frisch, und Fruchtzucker, der z. B. mittels einer Isomerase wie „Sweetzyme" aus Traubenzucker entsteht, süßt die Marmelade, Lysozym konserviert sie, ebenso den Käseaufschnitt, dessen Geschmack mit Lipasen verbessert wurde.[569, 570] Und sollten Sie Ihr Frühstück ins Ritz verlegen, wo man Ihnen Kaviar und Champagner serviert – auch hier treffen Sie auf die fleißigen Helfer: Das Enzym „AR 2000" der Firma Gist-brocades lässt Champagner künstlich reifen, und Kaviar kann dank Novo-Nordisk-Enzymen schonend aus seiner klebrigen Hülle befreit werden, was das lästige und verlustvolle Sieben erspart.[543]

Die nimmermüden Helfer bereiten der Lebensmittelindustrie aber auch Probleme: Haben sie ihre Aufgabe erfüllt, so denken sie gar nicht daran, aufzuhören, sondern produzieren einfach weiter. Aber auch dafür gibt's eine ultimative Lösung aus den Fermentbottichen: Damit es den Enzymproduzenten nicht so geht wie dem Zauberlehrling, der die Geister, die er rief, nicht mehr los wurde, bietet das japanische

Unternehmen Toppan Printing Killerenzyme zum Kauf an, die anderen Enzymen garantiert den Garaus machen.[370] Ob die, wenn sie ihre Aufgabe erfüllt haben, übereinander herfallen, bleibt offen …

„Diese Annahme basiert auf Spekulation"

Dank der ständig wachsenden Bedeutung der Gentechnik werden „maßgeschneiderte" Enzyme in Zukunft immer preiswerter und spielen eine zunehmend wichtigere Rolle in der Lebensmittelverarbeitung. Sie sind deshalb besonders interessant, weil sie in der Regel keiner eigenen Zulassung bedürfen, sondern bereits im deutschen Lebensmittel- und Bedarfsgegenstände-Gesetz pauschal zugelassen worden sind – einschließlich sämtlicher heute noch unbekannter Varianten. Diese Regelung wurde unbesehen in das neue (EU-konforme) Lebensmittel- und Futtermittelgesetzbuch übernommen. Außerdem gelten für Enzyme im Gegensatz zu den meisten „chemischen" Zusatzstoffen kaum Anwendungsbeschränkungen. Damit sie nicht ins Kreuzfeuer der Kritik geraten, wurden sie auch von der Gentechnik-Kennzeichnungspflicht ausgenommen. Eine Ausnahmeregelung macht's möglich: Die Verdopplung einzelner Genomabschnitte, wie man sie für die bakterielle Produktion von Enzymen braucht, wird einfach nicht als Gentechnik angesehen …

Das deutsche Lebensmittelrecht fordert lediglich die Abtötung von Sporen und regelt den Gehalt an Schimmelgiften, Konservierungsmitteln und Trägerstoffen. Das ist sicher eine gute Idee, wird der Problematik der Enzympräparate aber nicht gerecht. Tatsache ist, dass sich ein mikrobiologisch erzeugtes Enzym kaum wirklich rein gewinnen lässt – je stärker man es reinigt, desto stärker leidet auch seine Aktivität. So steckt beispielsweise hinter dem Novo-Nordisk-Maischenzym Pectinex Ultra SP nicht etwa ein einziges Enzym, sondern dahinter verbergen sich über 100 weitere Begleitenzyme; erst deren Zusammenspiel garantiert den Erfolg.[715] Es garantiert aber auch, dass niemand mehr weiß, welche weiteren, möglicherweise unerwünschten Reaktionen sonst noch im Lebensmittel ablaufen.

Enzymzusätze sind inzwischen in Lebensmitteln so allgegenwärtig und rufen je nach Herkunft so vielfältige und unterschiedliche Wirkungen hervor, dass Allergologen manchmal vor einer schier unlösbaren Aufgabe stehen (siehe hierzu die Kapitel „Fabrikbrot vom Bäcker" und „Die hohe Schule des Panschens"). Nicht nur in Hinblick auf die Allergenität wäre es wichtig zu wissen, was ganz speziell mit Enzymen im Darm passiert, die Mikroorganismen in unserer Nahrung abtöten sollen. Wie wirken sie sich auf die natürliche Darmflora aus? Hier kommen die Vertreter von Novo Nordisk in einer Fachpublikation jedoch zu einem beruhigenden Schluss. Aus Sicht der Firma werden ihre Präparate im Verdauungstrakt des Kunden inaktiviert, bevor sie die Darmflora erreichen. Weniger beruhigend klingt allerdings der nächste Satz: „Diese Annahme basiert jedoch auf Spekulation, weil anscheinend keinerlei Untersuchungen durchgeführt worden sind, um dieses Thema näher zu beleuchten.“[427]

Elektrisierender als ein Krimi: Konservierung mit Hochspannung

Die Angst des Verbrauchers vor „chemischen“ Konservierungsmitteln hat nicht nur Mikrobiologen, Biochemiker und Gentechnologen bei ihrer Arbeit beflügelt, sondern auch die Physiker auf den Plan gerufen. Moderne physikalische Verfahren zur Haltbarmachung von Lebensmitteln sind bisher in der Öffentlichkeit kein Thema, schließlich sind sie in aller Regel zu kompliziert, als dass der Ressortleiter oder die Chefin vom Dienst im hektischen Medienalltag damit behelligt werden möchte. Wer will schon sein Publikum mit zu vielen neuen Informationen konfrontieren, die noch dazu einer gründlicheren Erklärung bedürfen?

Zugegeben: Das Thema ist nicht ganz einfach. Aber soll man es einfach unterschlagen, nur weil viele Menschen einen gewissen Horror vor Physik haben? Auf diesem Feld tut sich – Schulphysik hin, undurchsichtige Experimente her – in aller Verschwiegenheit eine ganze Menge. Gerade auf dem Gebiet der Konservierung gibt es inzwischen höchst einfallsreiche Verfahren, von denen sich kaum jemand Vorstellungen macht, der abgepackten Aufschnitt oder ein Fertigmenü in den Einkaufswagen legt. Eine Idee, wohin die Reise geht, liefern die Mikrowellen, die sich nicht nur im Haushalt, sondern auch in der Industrie einen Stammplatz erobert haben. Sie pasteurisieren heute Fruchtsäfte und Schnittbrot, entkeimen die Oberflächen befüllter Marmeladengläser und Joghurtbecher, trocknen Getreide (z. B. für Müsli oder Pasta), tauen tiefgefrorene Butterblöcke und Rinderhälften (für Croissants oder Fertigsuppen) auf, entspannen Teige (Pizza, Kekse), töten krabbelndes und flatterndes „Kleinvieh“ in den Trockenfrüchten oder zerstören Schäume, die in der Molkerei beim Umpumpen gekühlter Milch entstehen.[557–562]

Die Mikrowelle ist für die Lebensmittelindustrie inzwischen so selbstverständlich wie der Lockenwickler für den Friseur. Der technische Fortschritt scheint unaufhaltsam, immer neue Verfahren werden zur Konservierung entwickelt und eingesetzt, überwiegend ohne dass man sich über die Folgen wirklich Rechenschaft abgelegt hätte.[431]

Feinschmecker unter Druck

Viele Mikroorganismen lieben es gar nicht, wenn sie unter Druck gesetzt werden. Hohe Drücke schalten Enzyme aus, zerstören die DNS und töten so Verderbniserreger, während niedermolekulare Substanzen wie Vitamine, Aromen und Farbstoffe meist erhalten bleiben. Lebensmittel, die per Hochdruckverfahren konserviert werden, weisen im Gegensatz zur herkömmlichen Hitzebehandlung keinen „Kochgeschmack" auf und verlieren nicht ihre Farbe.[431, 354] Gefrieren wie Auftauen unter Druck bietet zudem den Vorteil, dass sich kleinere, gleichmäßigere Eiskristalle bilden, sodass kaum Gewebsschäden entstehen. Dadurch sind die Tiefkühlwaren nach dem Auftauen auch nicht „matschig". Druckverfahren sind jedoch nur bei Lebensmitteln mit einem Mindestwassergehalt (von über 15 %) anwendbar – weil sich der Druck nur dann gleichmäßig genug verteilt.

Den umgekehrten Weg wie bei den Hochdruckverfahren geht man bei der Sous-Vide-Pasteurisierung von Fertiggerichten. Bei dieser Technik, die aus Frankreich stammt, wird nicht mit Über-, sondern mit Unterdruck, sprich mit Vakuum (sous vide), konserviert. Die geputzte, zerkleinerte, gewürzte und eventuell vorgebräunte Rohware wird in einen Kunststoffbeutel gegeben, evakuiert und bei einer Kerntemperatur von mindestens 65 °C gegart. Schockgekühlt (nicht gefroren!) hält sich das Gericht bei einer Lagertemperatur von 0 °C etwa drei Wochen; danach ist das Produkt zwar mikrobiologisch noch immer einwandfrei, doch der Geschmack beginnt zu leiden.

Sous-Vide eignet sich für Fleisch, Geflügel, Gemüse und gekochten Reis (weniger für Fisch und Meeresfrüchte). Durch den Sauerstoffentzug fehlt aeroben Mikroorganismen die nötige „Luft zum Atmen", aber auch Aromen und andere Inhaltsstoffe werden nicht oxidiert und zersetzt. Zudem verliert das Produkt in der Plastiktüte weder Kochwasser noch Geschmack, und dank der niedrigen Gartemperatur sowie dem Verzicht auf Tiefkühlung (Eiskristalle!) bleibt auch die Textur erhalten. Nichts wird „matschig": Fleisch bleibt rosig, zart und saftig, Gemüse knackig und farbstabil.[432, 576]

Trotz der hohen Qualität von Sous-Vide-Fertiggerichten werden Sie im Kühlregal Ihres Supermarkts vergeblich danach suchen. Denn diese Technik birgt ein gewisses Risiko: Unter Sauerstoffabschluss gedeihen anaerobe Bakterien wie *Bacillus cereus* und *Clostridium botulinum*, die zu gefährlichen Lebensmittelvergiftungen führen können. Da sich dieser Verderb nicht am Geschmack erkennen lässt, muss die Kühlkette von der Produktion bis zum Verzehr penibel eingehalten werden.[577, 578] Sous-Vide-Produkte sind das Geheimnis der gehobenen Gastronomie. Sie erlauben eine gewisse Vorratshaltung und ermöglichen es, ein Gericht blitzschnell fix und fertig auf den Tisch zu brin-

Entkeimung à la Physik[431, 433, 435, 588]

- Mittels Hochdruck lassen sich flüssige bis zähflüssige Lebensmittel wie Säfte, Konfitüren, Soßen und Bier unter Druck von einigen tausend Bar pasteurisieren; diese Technik wird in Japan bereits kommerziell genutzt.
- Von Kaltentkeimung spricht man, wenn Flüssigkeiten wie Bier zur Entfernung von ungebetenen Gästen bei Zimmertemperatur durch feinporige Membranen gepresst werden oder durch Zentrifugieren abgeschleudert werden. Letzteres spielt in der Milchwirtschaft eine große Rolle: Mit einer Bactofuge lassen sich sogar Sporen entfernen, die selbst mit Hitze nur schwer abzutöten sind.
- Durch Begasung mit Kohlendioxid unter Druck (50–600 bar) sinkt der pH-Wert in Lebensmitteln, weil Kohlendioxid (CO_2) dort mit dem Wasser zu Kohlensäure reagiert; das inaktiviert mikrobielle Enzyme und tötet Mikroorganismen ab. Senkt man den Druck danach rasch wieder (Schnellentspannung), zerplatzt die Mikroben, weil das dann wieder frei werdende CO_2-Gas nicht schnell genug aus ihr entweichen kann. Das erhöht die keimreduzierende Wirkung beträchtlich.
- Ganz neu ist die Hyperbar-Kaltpasteurisation: Dabei werden Fruchtsäfte mit einem Druck von 4000–5000 bar entkeimt. Interessant für die Lebensmittelbranche ist, dass man mit diesem Verfahren nicht nur Flüssigkeiten behandeln kann: Setzt man als Mittel zur Druckübertragung Wasser ein, lassen sich auch verpackte Fleisch- und Wurstwaren bei niedrigen Temperaturen haltbar machen.

gen – selbst Spitzenköche sollen schon mit dieser „Kochhilfe“ geliebäugelt haben.[432] Als frisch zubereitetes Gericht verkauft, bleibt’s dennoch Etikettenschwindel …

Lichtpulse und Stromschläge[433, 431]

Selbst denjenigen, die bisher an Physik wenig Freude hatten, könnte in diesem Kapitel im wahrsten Sinne des Wortes ein Licht aufgehen. Denn Licht zählt zu jenen elektromagnetischen Wellen, mit denen sich – in Form von starken Impulsen – Lebensmittel schonend entkeimen lassen. Schonend deshalb, weil dabei kaum Wärme entsteht. Die Pulse führen dazu, dass die Membranen der Mikroorganismen reißen und die Zellen absterben. Besonders erfreulich: Daneben wird ein Großteil der Viren, Einzeller, Zysten usw. abgetötet.[344] Auch bei diesen Verfahren bleiben Geschmack, Nährstoff- und Vitamingehalt besser als bei der heute üblichen Erhitzung erhalten; zudem sparen sie Energie, weil bei niedrigeren Temperaturen gearbeitet werden kann.

Beim *Lichtpulsverfahren* werden die Oberflächen der Lebensmittel mit Licht entkeimt, das 20 000-mal stärker ist als Sonnenlicht. Es eignet sich für Fisch, Toastbrot und Fleisch, aber auch für Verpackungsmaterialien für Lebensmittel.[677, 678] Wegen der geringen Eindringtiefe der Strahlung ist jedoch keine Vollkonservierung möglich.[679] Ein interessantes Einsatzgebiet ist auch die Entkeimung von Trinkwasser, da – anders als bei der Chlorierung – keine unerwünschten Reaktionsprodukte entstehen.

Das *Hochspannungspulsverfahren* erlaubt es, Säfte, Flüssigei und Magermilch ohne Geschmacksverlust zu sterilisieren. Dazu werden die Flüssigkeiten zwischen zwei Elektroden hindurchgepumpt. Feldstärken von 10 bis 50 kV/cm zersetzen in 1–100 µs (Mikrosekunden) die Zellmembranen und inaktivieren die Enzyme.[448] Wegen seiner zellzerstörenden Wirkung eignet sich das Verfahren auch dazu, Fett aus Fleisch- und Knochenmehl zu extrahieren oder die Ausbeute bei der Saftherstellung zu erhöhen.[449, 556] Hohe Drücke und gepulste elektrische Felder werden inzwischen gemeinsam mit dem Bacteriocin Nisin eingesetzt, um die Lebensmittelsicherheit zu erhöhen. Hier treffen sich Mikrobiologie und Physik – ganz ohne „künstliche Konservierungsmittel".[425]

Nicht ganz so schonend, aber immer noch besser als die traditionelle Behandlung mit Hitze arbeiten elektrothermische Verfahren. Beim Ohm'schen Erhitzen – benannt nach dem Physiker Georg Simon Ohm (1789–1854) – wird das Lebensmittel direkt als Heizwiderstand benutzt. Der entscheidende Unterschied zum Erhitzen ist, dass die Wärme nicht von außen (z. B. durch eine Herdplatte) zugeführt wird, sondern direkt im Inneren des Lebensmittels entsteht. Der Wechselstrom führt dazu, dass die elektrisch geladenen Teilchen (Ionen) im elektrischen Feld rasend schnell hin- und herwandern, wobei durch die Reibung Wärme frei wird.

In der Praxis wird das Lebensmittel durch eine elektrisch isolierte Röhre gepumpt, in der Elektroden angebracht sind. Innerhalb von 90 Sekunden erreicht das Pumpgut eine Temperatur von ca. 140 °C. Damit nichts aufkocht, erzeugt man mit Stickstoff den nötigen Gegendruck. Anschließend wird gekühlt und keimfrei abgefüllt. Der Vorteil ist, dass bei diesem Verfahren trotz hohen Temperaturen nichts anbrennt.[434] Geeignet ist die Technik für alle pumpfähigen Speisen, z. B. Marmeladen, Desserts, Fertiggerichte wie Pichelsteiner, Obst und Gemüse in Stücken, sauer eingelegtes Gemüse und nicht zuletzt Hundefutter. Schwierigkeiten bereiten nichtleitende Materialien wie Eis, Alkohol, Öl oder Fett.[439, 671]

Früher konnte es geschehen, dass sich die Elektroden mit der Zeit auflösten und die Lebensmittel verunreinigten, doch dieses Problem ist heute durch eine Spezialkunststoff-Ummantelung der Elektroden gelöst. Weil der Wirkungsgrad bei der Umwandlung von elektrischer in thermische Energie hoch ist und so konservierte Fertiggerichte zudem ohne Kühlung haltbar sind, ist die Ökobilanz beim Ohm'schen

Radioaktive Bestrahlung

Auch wenn sie nicht besonders neu ist, sorgt sie doch wieder für Diskussionen: die Bestrahlung von Lebensmitteln mit Elektronen-, Gamma- oder Röntgenstrahlen. Viele Menschen befürchten, dadurch würden die Lebensmittel radioaktiv, aber das ist nicht der Fall; die eingesetzten Energiemengen sind zu klein, um Kernreaktionen auszulösen.[574] Hingegen werden Bakterien, Insekten oder Parasiten so stark geschädigt, dass sie sich nicht mehr vermehren bzw. absterben.[571] Da das Verfahren teuer ist, lohnt es sich nur für teure Rohstoffe wie Gewürze und Enzyme oder für Produkte, bei denen chemische Methoden nicht gerne gesehen werden.[573] So macht es Dörrobstmotten und Kornkäfern in Müsli-Mischungen den Garaus.[572]

Spitzenreiter sind eindeutig Gewürze. Weltweit werden davon jährlich etwa 100 000 Tonnen bestrahlt. Zwar sollen solche Produkte die Aufschrift „bestrahlt" oder „mit ionisierenden Strahlen behandelt" tragen, aber bisher ist diese Aufschrift noch keinem Verbraucher begegnet. Der Trick: Werden bestrahlte Gewürze weiterverarbeitet, wie Pfeffer zu Pfeffersalami, entfällt die Kennzeichnungspflicht. Bei uns weitgehend verzichtbar, könnte die Bestrahlung jedoch in Drittweltländern mit schlechten hygienischen Verhältnissen interessant sein, und zwar zur Bekämpfung von Parasiten. Durch Lebensmittel übertragene, nicht selten tödliche Wurmerkrankungen sind in vielen dieser Länder stark verbreitet und die benötigten Strahlendosen viel niedriger als diejenigen zur Konservierung. Deshalb übersteigt hier der gesundheitliche Nutzen den Nachteil einer geringfügigen Veränderung des Lebensmittels auch bei kritischer Wertung allemal.

Erhitzen wesentlich günstiger als bei konventionellen Verfahren; überdies schmecken die so behandelten Produkte besser und sind bissfester.[434]

Eine Fortentwicklung der Ohm'schen Konservierung ist das *induktive Erhitzen.* Dabei wird das Lebensmittel nicht direkt als Heizwiderstand, sondern indirekt wie eine Spule in einem Trafo benutzt. Auch bei dieser Technik wird die Wärme durch eine per Stromfluss ausgelöste Ionenwanderung und innere Reibung im Produkt selbst erzeugt. Das Lebensmittel strömt durch Kunststoffrohre, die so um einen Eisenkern gewickelt sind (Sekundärwicklung), dass beim Anlegen einer Wechselspannung (50–300 kHz) im Primärkreis per Induktion im Sekundärkreis ein geschlossener Stromkreis entsteht, der das Produkt erhitzt. Im Gegensatz zum Ohm'schen Erhitzen wird die elektrische Energie in diesem Falle also kontaktlos auf das Produkt übertragen, sodass es nicht zu Verunreinigungen kommen kann.[445]

Nichts Genaues weiß man nicht

Wer mag, kann aus dem bisher Gesagten einfach nur mitnehmen, dass physikalische Verfahren bei der Herstellung von Lebensmitteln eine ebenso wichtige Rolle spielen wie die viel gescholtenen Zusatzstoffe. Vielleicht trägt dieser Exkurs in die Niederungen der Physik auch ein wenig dazu bei, die Ängste vor chemischen und gentechnischen Verfahren zu relativieren. Denn auch wenn die geschilderten neuen Verfahren nach Angaben der Hersteller Geschmack und Nährwert besser erhalten und der geringere Energieverbrauch die traditionellen Verfahren aus ökologischer Sicht in den Schatten stellt, so bleibt doch ein unangenehmer Beigeschmack. Allen Verfahren gemeinsam ist, dass ihr Einsatz nach deutschem Lebensmittelrecht ohne gesundheitliche Prüfung erlaubt ist. Erst die Novel-Food-Verordnung der EU forderte zaghaft, die Auswirkungen neuer Technologien zu überprüfen.[436] Das gern gepflegte Vorurteil, das deutsche Lebensmittelrecht sei strenger als EU-Recht, erweist sich auch in diesem Punkt als Mär …

Die amerikanische Food and Drug Administration (FDA) steht neuen physikalischen Verfahren jedenfalls kritischer gegenüber und hat das Institute of Food Technology (IFT) mit einer Analyse über die gesundheitlichen Auswirkungen neuartiger physikalischer Verfahren beauftragt. Die umfangreiche Studie liegt inzwischen vor.[437] Darin beklagen die Autoren wiederholt den „Mangel an Daten“, die für einen Vergleich zwischen herkömmlichen und neuen Verfahren nicht ausreichen. Während das Ohm'sche Erhitzen vergleichsweise positiv beurteilt wird, wird bei der Mikrowellensterilisation darauf hingewiesen, dass Wirkung und Erfolg entscheidend vom Gerätedesign abhängen. Beim induktiven Erhitzen fehlten Daten über die Kinetik der Mikrobenabtötung, die gesundheitlich riskanten *Clostridium*-Sporen würden auch bei hohen Drücken nicht vollständig eliminiert usw. Die Autoren sehen einen „erhöhten Bedarf an unabhängiger Forschung“. Der Ruf nach „unabhängiger Forschung“ wird in dem Bericht so oft wiederholt, dass sich der Verdacht aufdrängt, die Autoren seien mit den Daten, die ihnen die Anwender zu Verfügung gestellt haben, nicht ganz glücklich. Das erinnert fatal an die Situation beim Einsatz antibiotisch wirkender Bacteriocine …

Insbesondere fordern die IFT-Spezialisten zu prüfen, ob toxische Nebenprodukte entstehen – eine Forderung, von der man annehmen sollte, sie sei bereits *vor* Einführung eines neuen Verfahrens erfüllt. Nachdenklich stimmt in diesem Zusammenhang eine spanische Untersuchung mit jungen Ratten. Nachdem sie einen Monat mit Tofu gefüttert worden waren, der mit Druck entkeimt worden war, lagen ihr Calciumspiegel im Serum und ihr Lebergewicht signifikant niedriger als bei Tieren, die unbehandelten Tofu fraßen.[438] Das bedeutet keinesfalls, dass diese neuen Techniken allesamt „unübersehbare Risiken“ mit sich brächten, wohl aber, dass man diese Risiken kennen sollte, um die Verfahren richtig einsetzen zu können.

Diese Frage stellt sich nicht nur bei neuen Verfahren, sondern manchmal völlig überraschend auch bei scheinbar Altbewährtem, wie Kühlschrank oder Kühltruhe, die ja (vielleicht glücklicherweise) nie einer Prüfung unterzogen wurden. So kam es für die Fachwelt ziemlich überraschend, als sich herausstellte, dass es bei der Kühllagerung zu einer massiven Bildung von Oxycholesterinen kommen kann. Die fraglichen Stoffe entstehen aus dem natürlichen und harmlosen Cholesterin (das der menschliche Körper übrigens in großer Menge selbst herstellt).

Oxycholesterine lösen im Tierversuch bei regelmäßiger Zufütterung geringer Mengen jene Veränderungen aus, die zu Arteriosklerose und Herzinfarkt führen.[564, 589, 590] So findet man sie in vielen menschlichen Geweben wie Arterien, Blut oder Leber wieder.[589] Fred Kummerow von der Universität Illinois hält heute die Oxycholesterin-Hypothese für „eine der wichtigsten Vorstellungen, die die Entwicklung der Arteriosklerose erklären“.[563] Robert Sieber von der Eidgenössischen Forschungsanstalt für Milchwirtschaft pflichtet ihm bei. Er sieht „in den Oxidationsprodukten des Cholesterins, welche bei der Lebensmittelverarbeitung und -zubereitung entstehen können, die wichtigste … Ursache der arteriosklerotischen Läsionen“.[230]

Bisher war die Oxycholesterinbildung nur von der früher ebenfalls als völlig unbedenklich erachteten Sprühtrocknung von Milch oder Flüssig-Ei bekannt. Zahlreiche Fertigprodukte wie Puddingpulver, Mikrowellenmenüs, Mayonnaisen, Nudeln oder Eiskrem enthalten seit Jahren statt frischer Eier getrocknetes Eipulver, weil das leichter zu verarbeiten und außerdem billiger ist.[589] Die Oxycholesterin-Gehalte, die in manch einer Charge nachgewiesen wurden, lagen höher als die Mengen, die in Tierversuchen arteriosklerotische Veränderungen auslösten.[589] Heute stellt man Milch- oder Eipulver unter Stickstoff her, um die Oxidierung von Cholesterin zu verhindern. Bei der Wurst erwies sich ein einstmals stark umstrittener Zusatzstoff als Schutzfaktor: das Nitrit. Es hemmt die Bildung von Oxycholesterinen.[362]

Dafür hat es die Kühltechnik erwischt: Bei der üblichen Lagerung von gekochtem Fleisch im Kühlschrank nimmt der Oxycholesterin-Gehalt innerhalb einer Woche um das 100-Fache zu! Das wirft Fragen nach der gesundheitlichen Unbedenklichkeit von vorerhitzten Lebensmitteln wie Fleischkonserven und Convenience-Produkten auf.[440, 441] Sogar eine Tiefkühl-Lagerung bei −20 °C über mehrere Monate lässt den Gehalt an Oxycholesterinen von Fleisch deutlich ansteigen.[442] Da die meisten Metzger ihr Fleisch in Form von tiefgefrorenen Schlachtkörpern erhalten, sind Fragen nach der Sicherheit des Verfahrens genauso wichtig wie bei der radioaktiven Bestrahlung. Es ist noch offen, welchen Beitrag die einzelnen Oxycholesterine bei der Entstehung von Herz-Kreislauf-Erkrankungen des Menschen tatsächlich leisten, aber ganz unabhängig davon, wie das Ergebnis ausfällt – wir dürfen bei der Bewertung der Kühlverfahren auch nicht vergessen, dass sie dazu dienen, gesundheitsschädliche Mikroben an der Vermehrung zu hindern. Und das trägt erheblich zu unserer hohen Lebenserwartung bei.

Hase und Igel

„Ist die Kühlschrank-Lagerung von Lebensmitteln noch ausreichend sicher?"[443] Diese Frage des Schweizer Lebensmittel-Mikrobiologen Wilhelm Schmidt-Lorenz aus dem Jahre 1990 mag zunächst verblüffend klingen, aber sie hatte einen ernsthaften Hintergrund: Mikroorganismen sind sehr anpassungsfähig und versuchen jede sich ihnen bietende Nische zu besetzen. Deshalb rechnen Fachleute damit, dass sich über kurz oder lang Bakterien- und Pilzgesellschaften etablieren, die optimal an eine funktionierende Kühlkette angepasst sind. Dieses Phänomen gilt für jede, absolut jede Technik, die sich der Bekämpfung von Mikroben widmet, gleichgültig, ob es um Krankheitserreger oder Lebensmittelverderber geht.

Nicht umsonst weisen auch die IFT-Fachleute darauf hin, dass extreme Umweltbedingungen Spezialisten begünstigen oder zur Selektion von besonders widerstandsfähigen Exemplaren führen. Werden solche Mikroorganismen mit Hitze traktiert, übt dies einen starken Selektionsdruck aus und es ist nur eine Frage der Zeit, bis sich die hitzeresistenten Exemplare stärker vermehren und schließlich allein übrig bleiben. Wir kennen dieses Phänomen aus der Medizin von den Antibiotika; seit Alexander Flemings Tagen sind beispielsweise zahlreiche pathogene Bakterien gegen das von ihm 1929 entdeckte Penicillin und dessen Nachfolger resistent geworden.

Macht man Mikroorganismen mit Kälte das Leben schwer, dann freuen sich jene Bakterien in einer Mischpopulation, denen Kälte wenig ausmacht. Ein Beispiel gefällig? Die konsequente Kühlung von Milch hat dazu geführt, dass sie heute nicht mehr sauer wird, sondern fault. Durch die Kühlung ab Hof können sich nur noch kälteliebende (psychrophile) Bakterien wie Pseudomonaden vermehren, die Fäulnis verursachen; die wärmeliebenden Milchsäurebakterien werden ausgeschaltet. Neben Pseudomonaden gedeihen auch Listerien (sie können z. B. zu Frühgeburten führen) und Bakterien wie *Yersinia enterocolitica* (eine Infektion ruft Fieber und heftige Leibschmerzen hervor) im Kühlschrank prächtig.[444]

Inzwischen sind bereits Bakterienstämme mit einzigartiger Widerstandsfähigkeit gegen Hitze, Strahlung und hohen Druck identifiziert worden. Die Autoren der Studie, allesamt nüchterne Lebensmittelexperten und keinerlei Science-Fiction-Sympathien verdächtig, kommen zu dem Schluss: „Es ist möglich, dass in Zukunft eine pathogene ‚Supermikrobe' auftaucht" – verschiedene Studien sprechen dafür, dass Stress bei Bakterien zu Hypermutabilität und damit zu einer Mikrobenpopulation von deutlich erhöhter Widerstandskraft führen kann.[437]

Aus diesem Grund sind auch die bewährten und allgemein akzeptierten Verfahren der Haltbarmachung wie der Kühlschrank nicht der Weisheit letzter Schluss. Was heute wirksam ist, kann morgen bereits von der Evolution überrannt werden. Es ist ein ständiger Wettlauf, der nie gewonnen ist, sondern den jede Generation neu aufnehmen muss, um satt zu werden. Kühlschränke waren eine wichtige hygienische Errungenschaft, weil sich die meisten Keime bei niedrigen Temperaturen kaum noch vermehren. Auch diese Technik war eines Tages neu, aber inzwischen kennen wir unerwartete Nebeneffekte, um die sich zuvor niemand gekümmert hatte und die auch kaum vorhersehbar waren. Mit der gleichen Offenheit und einer Portion gesunder Skepsis sollten wir auch anderen technischen Errungenschaften auf dem Gebiet der Haltbarmachung begegnen.

Die Auswirkungen physikalischer Verfahren bei der Lebensmittelverarbeitung sind also weitaus komplexer, als es auf den ersten Blick erscheinen mag, und stehen den eher misstrauisch beäugten chemischen Konservierungsmitteln und Zusatzstoffen darin kaum nach – wir wissen bisher einfach nur weniger darüber.

Fazit: Die Suche der Hersteller nach einem sauberen Etikett hat dazu geführt, dass viele E-Nummern von den Etiketten verschwunden sind. Das heißt aber keinesfalls, dass Lebensmittel dadurch auch „gesünder" geworden sind. Es spiegelt vielmehr den technischen Fortschritt wider. Begriffe wie „Milcheiweiß", oder „Milcherzeugnis" verdecken das, was wirklich im Lebensmittel drin ist, mit dem gnädigen Schleier vermeintlicher Natürlichkeit. So manches Mal wären Zusatzstoffe mit einem bekannten toxikologischen Profil wohl sinnvoller als die beliebige Fülle nicht definierter funktionaler Additive mit „Natur-Image".

Enzymzusätze aus (gentechnisch veränderten) Mikroorganismen sind in unseren Lebensmitteln inzwischen allgegenwärtig. Deklariert werden müssen sie in der Regel nicht. Allergologische Probleme sind bekannt, über potenzielle Wechselwirkungen zwischen Enzymen und Darmflora wissen wir bisher so gut wie nichts. Das gilt in noch viel stärkerem Maße für den Einsatz von antibiotisch wirkenden Bacteriocinen. Die Wirkungen physikalischer Verfahren bei der Lebensmittelverarbeitung liegen weitgehend im Dunkeln. All diese Verfahren sind nach unserem Lebensmittelrecht automatisch zugelassen und deklarationsfrei. Sie sind aber deshalb nicht riskanter oder harmloser als Zusatzstoffe oder funktionale Additive.

Man mag diesen (heimlichen) Fortschritt bedauern oder nicht, es ist jedoch eine Binsenweisheit, dass sich jede Technik weiterentwickelt und auch weiterentwickeln muss. Wie die rote Königin der kleinen Alice hinter den Spiegeln erklärte, gibt es Situationen, wo man sehr schnell laufen muss, um auch nur auf der Stelle zu bleiben.[249] Die Zunahme von kälteliebenden Bakterien in unseren Kühlschränken zeigt, dass wir nicht die Hände in den Schoß legen und uns auf dem Erreichten ausruhen können. Genauso wie wir neue Antibiotika entwickeln müssen, um den Wettlauf mit den Resistenzen nicht zu verlieren, müssen wir nach neuen mikrobiellen und physikalischen Verfahren suchen, um unseren Standard in der Lebensmittelsicherheit zu halten.

Die Menschheit braucht immer wieder neue Techniken zur Haltbarmachung ihrer Nahrung. Die vorhandenen müssen weiterentwickelt und mit Augenmaß eingesetzt werden – ganz gleich, ob chemisch, mikrobiell oder physikalisch. In diesem Zusammenhang sei noch einmal Professor Michael Teuber zitiert: „Der Ruf ‚Zurück zur Natur' darf nicht zu einem hygienischen Rückschritt führen, zumal die Natur offensichtlich nicht mehr so ist, als dass man sie mit den traditionellen Methoden meistern könnte. Fortschritt besteht somit auch darin, dass traditionelle Verfahren und Produkte unter Bewahrung des Notwendigen an neue Situationen angepasst werden."[446]

Wer dies verschweigt, überlässt das Feld den Ängsten und den Ideologen. Verlogen ist lediglich die falsche Romantik, die sich in der Werbung um die Lebensmittelproduktion rankt. Kein Autohersteller würde mit dem technischen Fortschritt seiner Produkte hinter dem Berg halten, nur die Lebensmittelindustrie meint sich verschämt hinter dem Dirndl der Bäuerin verstecken zu müssen, statt dem Kunden reinen Wein einzuschenken. Aber den gibt es streng genommen auch nicht mehr.

Irren ist menschlich: die Toxikologie auf dem Prüfstand

Versagen auf hohem Niveau

Ein modernes Labor, blitzende Apparaturen, weiß bekittelte Forscher, die geschäftig hin- und hereilen und in Krisensituationen geschliffene Statements über die Gefährlichkeit des einen oder anderen Stoffes abgeben – der Öffentlichkeit wird der Eindruck vermittelt, toxikologische Daten seien so sicher wie das Amen in der Kirche. Doch wie solide, wie vertrauenswürdig sind die Ergebnisse, die an Ratten oder Mäusen hinter verschlossenen Labortüren erhoben werden? Die Antwort des amerikanischen Toxikologen David Rall klingt wenig beruhigend: „Es könnte in der Tat in einem guten Labor demonstriert werden, dass eine Maus eine Toleranzschwelle für irgendeinen chemischen Stoff zeigt. Aber diese Maus raucht nicht, atmet keine Kohlenwasserstoffe oder Schwefeldioxid aus fossilen Brennstoffen ein, nimmt keine Medizin und isst keinen Schinken, geräucherten Lachs oder wohlschmeckende Hamburger".[580]

Rückschlüsse von Labornagern und ihrer höchst geregelten Lebensweise in wohltemperierten Käfigen im Labor, immer gleichem Kunstlicht und mit ausgeklügeltem Standardfutter auf frei lebende Arbeitnehmer, deren ganzes Leben von Zufälligkeiten und neuen Herausforderungen gekennzeichnet ist, haben daher immer auch eine religiöse Seite: Wer's glaubt, wird selig. Die Größe dieses Restrisikos, wie es oft verniedlichend genannt wird, kann niemand beziffern. Die Grenzwerte zeigen in vielen Fällen nur eines: die Grenzen unseres Wissens. Andererseits bedeutet das aber nicht zwangsläufig, dass alles viel schlimmer ist als gedacht. Es könnte genauso gut sein, dass wir uns zu viele Sorgen gemacht haben und dass fatale Effekte im Käfig in der freien Wildbahn unserer Städte ausbleiben.

Toxikologische Tests sind nicht nur äußerst kompliziert, sondern ihre Ergebnisse oft auch mehrdeutig, schlecht reproduzierbar und nur begrenzt übertragbar. Die Probleme mit der *Übertragbarkeit* beginnen mit der Wahl des Versuchstiers. Schweine z. B. stehen uns in vielem sehr nahe. Sie spielen in unserer Gewichtsklasse, sind relativ langlebig und, was ihre Stressanfälligkeit, ihren Stoffwechsel, ihren Appetit und ihr Kreislaufsystem angeht, sind sie uns in Vielem verblüffend ähnlich – so ähnlich, dass sogar Schweineherzklappen in Menschenherzen eingebaut werden. Das Gros der Versuche wird jedoch mit Ratten durchgeführt. Ratten sind deutlich kleiner als wir, nachtaktiv, rundum bepelzt, relativ kurzlebig und äußerst vermehrungsfreudig. Zwar sind sie als Allesfresser kulinarisch ziemlich anspruchslos (vorwiegend Trockenfutter, gelegentlich Kot, hin und wieder Artgenossen), besitzen aber im Gegensatz zu uns scharfe Nagezähne, die gleichermaßen Körner wie Kabel schreddern. Ihr Verdauungstrakt (vor allem der Darm) unterscheidet sich deutlich von dem des Menschen, der gewohnt ist, zubereitete (also „vorverdaute") Nahrung zu verzehren. Sein Darm ist darauf ausgelegt, schneller größere Nährstoffmengen als die Ratte aufzunehmen. Das bedeutet gleichzeitig auch eine bereitwilligere Resorption von Fremdstoffen.[500]

Physiologisch wichtig ist zudem, dass Ratten keine Gallenblase haben (also kaum als Modell unserer Fettverdauung geeignet sind) und sich nicht erbrechen können[500]. Gerade diese Eigenschaft hat es den Toxikologen angetan: Ganz gleich, wie ekelhaft das Zeug ist, das sie in die Mägen ihrer Schützlinge träufeln oder pumpen, diese können es nicht wieder hervorwürgen. Und nicht zuletzt reagieren die Föten von Ratten und Mäusen, die in einer kurzen Trächtigkeitsdauer heranreifen, anders auf Fremdstoffe als Kaninchen- oder Menschenföten, die relativ lange im Mutterleib verbleiben.[250]

Die Lebensdauer von Ratte und Maus ist zudem erheblich kürzer als die des Menschen. Das hat den Vorteil, dass Langzeitversuche zur Bestimmung von chronischer Toxizität mit Ratten in der Regel nicht länger dauern als zwei Jahre. Dann sterben die Nagetiere nämlich sowieso – an Altersschwäche. Ein Rattenleben wird gemeinhin mit 70 Menschenjahren gleichgesetzt.[501] Andererseits: 1 zu 35 im Zeitraffer – da bleibt nicht viel Zeit für Pubertät, Wechseljahre oder Midlife-Crisis …

Trotz dieser Mängel hat die Ratte das eigentlich besser geeignete Schwein weit hinter sich gelassen, was die Beliebtheit im Labor angeht. Dabei gäbe es durchaus Minischweine wie den „Troll", die wesentlich handlicher sind als Mastschweine. Aber Ratten haben einen unschlagbaren Vorteil: Sie sind anspruchslos und überaus kostengünstig. Auch der Verbraucher zieht daraus einen Nutzen: Bei Laborratten kommt im Gegensatz zu Schweinen kein Betriebswirt oder Verwaltungschef in einer Forschungseinrichtung auf die Idee, die Tiere nach Ende des Experiments einem Schlachthof zu überantworten, um sie zu Wienerle oder Soljanka verarbeiten zu lassen.

Wenn sich Ratten in wichtigen Aspekten von Menschen unterscheiden, inwieweit lassen sich dann die an ihnen gewonnenen Ergebnisse auf den *Homo sapiens* übertragen? Ist ein Fremdstoff, der sich bei Nagern als unschädlich erwiesen hat, auch für Menschen harmlos? Und umgekehrt: Ist für den Menschen alles gefährlich, was der Ratte nicht bekommt? Selbst die Toxikologen der chemischen Industrie haben da so ihre Zweifel: „Der Labornager, der als Testsystem zur Evaluation der Giftigkeit von Chemikalien eingesetzt wird, ist unzuverlässig", lesen wir in einer Fachpublikation aus dem Hause des US-Konzerns Pfizer.[268]

Spätestens seit 1957 wissen wir aus bitterer Erfahrung, dass die Skepsis mehr als berechtigt ist. Damals kam in Europa ein brandneues Medikament namens „Contergan" auf den Markt, das schlafördernd wirkte, die bei Schwangeren so häufige Morgenübelkeit bekämpfte und angeblich keine Nebenwirkungen hatte. Als die Gliedmaßen-Missbildungen einiger tausend Kinder weltweit endlich mit dem neuen Schlafmittel in Verbindung gebracht wurden, war die Aufregung groß. Wie war so etwas möglich? Schließlich war das Medikament mit dem Wirkstoff Thalidomid eingehend in Tierversuchen getestet worden, unter anderem auch an trächtigen Rattenweibchen – und alle Rattenbabys waren gesund zur Welt gekommen. Wie sich später herausstellte, waren die Ratten für diese schädliche Thalidomidwirkungen unempfindlich; „schuld" ist das Stoffwechselsystem des menschlichen Fötus, das ein Enzym produziert, das Thalidomid in seine gefährliche, fruchtschädigende Form überführt.[725, 726, 729]

Dieses tragische Beispiel ist kein Einzelfall. Was bei der einen Art den Keim schädigt oder Krebs auslöst, muss bei einer anderen keineswegs dieselbe Wirkung haben. Der amerikanische Krebsspezialist und Mutagenitätsforscher Bruce Ames, Erfinder des weltweit angewandten Ames-Tests zur Mutagenitätsprüfung von Fremdstoffen, hat daraufhin die Literatur durchforstet[585, 586]: Von den 392 Substanzen, die Ames sich genauer anschaute, wirkten 96 entweder nur bei der Maus oder nur bei der Ratte kanzerogen[585] – und diese Nagerarten sind untereinander viel enger verwandt als mit dem Menschen. Insgesamt fand Ames bei Nagern Empfindlichkeitsunterschiede, die bis zu einem Faktor 10^7 reichten[587], das heißt, die eine Art reagiert zehnmillionenfach empfindlicher als die andere. Was bedeuten da die üblichen „Sicherheitsfaktoren" in der Größenordnung von 10 bis 1000?

Das kann natürlich auch heißen, dass ein für den Menschen eher harmloser Stoff ungerechterweise als besonders giftig eingestuft wird. Einige Beispiele gefällig? Der Konservierungsstoff Benzoesäure verursacht in handelsüblichen Konzentrationen – wie sie Fischsalat zugesetzt werden – bei Katzen Muskelzittern und Sehstörungen.[502] Acetylsalicylsäure („Aspirin") bewirkt beim Rattennachwuchs Missbildungen, Antibabypillen führen bei manchen Affenarten zum Ausbleichen der Netzhaut, das für uns Menschen oftmals lebensrettende Penicillin ist für Meerschweinchen sogar tödlich.[501]

Derartiges Wissen kann bares Geld wert sein, wenn ein harmloser Stoff als besonders gefährlich gebrandmarkt werden soll: Die Tatsache, dass Kaninchen 3000-mal empfindlicher als Menschen auf Cholesterin in der Nahrung reagieren, nutzte man beispielsweise, um die Ärzteschaft von der Gefährlichkeit des Cholesterins zu überzeugen. Dabei störte es wenig, dass die Veränderungen, die durch Fütterung von erhitztem Eipulver an Pflanzenfressern entstehen, nur entfernt an die Arteriosklerose des Menschen erinnern.[553]

Ein kurzer Abstecher in die Geschichte der Toxikologie[503]

Der Begriff „Toxikologie" stammt aus dem Griechischen: „toxikon" ist eine giftige Substanz, in die Pfeilspitzen getaucht werden, und leitet sich von „toxon" – Bogen – ab. Gifte waren bereits in der Antike wohlbekannt und wurden so ausgiebig zu mehr oder minder legalen Zwecken genutzt, dass der Eid des Hippokrates (460–355 v. Chr.) den griechischen Ärzten ausdrücklich verbot, Kranken tödliche Gifte zu verabreichen oder die Leibesfrucht mithilfe von Gift abzutöten. Schon früh wurde die Wirkung von Giften an Tieren untersucht. Bereits Kaiser Nero stellte Tierversuche an: Bevor er seinem Stiefbruder Britannicus zwecks Klärung der Thronfolge einen Schierlingsbecher kredenzte, testete er die Wirksamkeit des Giftes an einem Ziegenbock.

Zu Beginn der Renaissance, rund anderthalb Jahrtausende nach Neros toxikologischen Experimenten, formulierte dann der deutsche Alchemist und Hexenexperte Paracelsus (1493–1541 n. Chr.) den Unterschied zwischen der therapeutischen Verwendung einer Substanz zu Heilzwecken (Pharmakon) und deren schädlicher Wirkung, die zur Vergiftung führt: „Alle Ding' sind Gift und nichts ohn' Gift; allein die Dosis macht, dass ein Ding kein Gift ist." Aus der Pharmakologie entwickelte sich schließlich die moderne Toxikologie, und die von Paracelsus hergestellte Beziehung zwischen Dosis und Wirkung gilt auch heute noch als eine ihrer Säulen, wenn sich diese Beziehung auch als komplexer erwiesen hat, als sie auf den ersten Blick scheint (s. u.).

Bei der toxikologischen Prüfung von Zusatzstoffen greift man ebenfalls gerne auf diese kleinen Tricks zurück – nur andersherum. Die Geschmacksverstärker Inosinat und Guanylat erwiesen sich in Tests an Nagern als vollkommen ungefährlich – denn diese bauen die problematische Harnsäure, die beim Abbau dieser Stoffe anfällt, in harmloses Allantoin ab.[125] Und so „bewies" eine Nagergeneration nach der anderen, wie ungiftig diese Geschmacksverstärker waren – für Nager. Uns Menschen fehlt die Möglichkeit, Harnsäure zu entgiften; sie sammelt sich im Körper an und begünstigt dann z. B. Gicht.

Auch Methanol („Holzgeist") ist für Nager harmlos.[595] Menschen und andere Affen können daran erblinden, wie sich immer wieder zeigt, wenn Menschen schwarz gebrannten Fusel trinken, der mit Methanol verunreinigt ist (in den USA zur Zeit der Prohibition geradezu eine Volksepidemie und auch in der ehemaligen Sowjetunion dank Schwarzbrennerei nicht selten). Nun wissen wir, dass auch der Süßstoff Aspartam im Körper Methanol freisetzt.[596] Die Dosis ist zweifelsohne gering, aber es kommen noch weitere Methanolquellen hinzu, die wir dem Einsatz von Zusatzstoffen verdanken: Methanol entsteht bei der Kaltentkeimung von Erfrischungsgetränken

Die Theorie vom ADI

Grenzwerte, die aus Tierversuchen ermittelt werden, sollen sicherstellen, dass der Kontakt des Menschen mit der getesteten Substanz auf ein unbedenkliches Maß beschränkt bleibt. Dazu ermittelt man zunächst die Dosis eines Stoffes, die auch bei langfristiger Einwirkung nicht mehr gesundheitsschädigend wirkt, das sogenannte NOEL (no observed effect level). Dann wird eine Sicherheitsspanne eingebaut, indem man das NOEL in der Regel durch 100 teilt. Der Faktor 100 kommt folgendermaßen zustande: Man geht davon aus, dass der Mensch zehnmal so empfindlich sein könnte wie die empfindlichste Versuchstierart. Da man zudem annimmt, dass es in der Bevölkerung Individuen gibt, die empfindlicher reagieren als der Durchschnitt, wird dem ebenfalls mit dem Faktor 10 Rechnung getragen.[504]
Auf diese Weise entstehen unsere Toleranzwerte, wie die „Duldbare Tägliche Aufnahme" (DTA) oder „Acceptable Daily Intake" (ADI). Die DTA bezeichnet diejenige Menge eines Stoffes, die ein Mensch unter Berücksichtigung seines Körpergewichts täglich und lebenslang ohne Risiko aufnehmen kann – so die Berechnung fehlerfrei ist.
Doch das ist sie oftmals nicht. Mäuse und Ratten sterben nicht nur früher, sondern sind auch deutlich kleiner und leichter als Menschen. Daher muss man die an ihnen gewonnenen Ergebnisse erst einmal auf den Menschen umrechnen. Und dabei kann man mit ein paar Taschenspielertricks problematische Stoffe harmloser erscheinen lassen als sie wirklich sind. Ausgangspunkt ist das Körpergewicht, das eins zu eins von Maus auf Mensch umgerechnet wird. Der Vorteil: Die Berechnung klingt logisch, ist aber meistens falsch. Denn der Stoffwechsel von kleinen und großen Säugetieren unterscheidet sich nicht nur in arttypischen Einzelheiten, sondern ganz prinzipiell.
Wenn wir den Kalorienbedarf eines Säugers bestimmen und zu diesem Zweck als Maßstab den Verbrauch einer Spitzmaus (sie wiegt 50 g) nehmen, um ihren Verzehr auf einen Elefanten mit einem Lebendgewicht von fünf Tonnen hochzurechnen (also mit dem Faktor 100 000 multiplizieren) und den Dickhäuter entsprechend füttern, wird er bald aus allen Nähten platzen. Würden wir umgekehrt aus der Kalorienaufnahme eines Elefanten den Verbrauch einer Spitzmaus ableiten, wird uns das arme Tier innerhalb kürzester Zeit jämmerlich verhungern. Als Faustregel gilt, dass alle Säuger im Lauf ihres Lebens etwa die gleiche Kalorienzahl pro Gramm Körpergewebe verbrauchen.[501] Nun, Spitzmäuse werden etwa 1 Jahr alt, Elefanten 60, d. h. sie verbrauchen bezogen auf das Körpergewicht pro Jahr nur 1/60 dessen, was eine Spitzmaus nährt.
Kleine Säuger wie Mäuse und Ratten haben einen viel rascheren Stoffwechsel als große wie Menschen oder Elefanten. Aus diesem Grunde benutzt man einen Korrekturfaktor, der diese Unterschiede berücksichtigt: Das Körpergewicht des Versuchstiers wird mit dem Exponenten 0,75 versehen, um das Ergebnis auf den Menschen umzurechnen (man spricht von der metabolischen Körpermasse). Viele Studien pflegen sich jedoch mit dem „reinen" ▷

Körpergewicht zu begnügen und dies ins Verhältnis zum Menschen zu setzen. Der entscheidende Vorteil: Da praktisch alle Versuchstiere viel kleiner sind (etwa die Hälfte sind Mäuse) und damit eine höhere Stoffwechselaktivität haben, vertragen sie pro Kilogramm Körpergewicht oft ein Vielfaches dessen, was der Mensch verträgt.

mit Dimethyldicarbonat und wird bei der heute üblichen Herstellung von Fruchtsäften durch enzymatische Totalverflüssigung freigesetzt.[66, 724]

Methanol ist ein gutes Beispiel dafür, wie vertrackt die Einschätzung von Zusatzstoffen sein kann. Es heißt, dass Methanol nur deshalb giftig wirkt, weil daraus im Körper über die Zwischenstufe Formaldehyd die altbekannte Ameisensäure entsteht.[595] Folglich trägt auch das Konservierungsmittel Ameisensäure zur Belastung bei. Zwar ist seine Zulassung mittlerweile aufgehoben, aber sowohl Methanol als auch die Säure sind wiederum natürlicher Bestandteil vieler Lebensmittel, angefangen vom Obst über Honig bis hin zu Lebkuchen.[598] Und Formaldehyd wird seinerseits auch noch aus anderen Quellen aufgenommen – z. B. aus einem Zusatzstoff, dem Hexamethylentetramin.

Die Kunstgriffe der Toxikologen

Die Zahl der Faktoren, die die Ergebnisse beeinflussen, ist so vielfältig wie die Fährnisse des Lebens. Nicht nur die Tierart, sondern auch Haltungsbedingungen, Stress, Tageszeit, Alter und Ernährung wirken sich regelmäßig auf das Versuchsergebnis aus.[250, 505, 506] „Selbst eine sehr, sehr kleine Veränderung der Umgebung kann eine bedeutende Auswirkung haben", konstatiert beispielsweise die Verhaltensforscherin Emma Hockly von der Universität Oxford. Gibt man den Tieren beispielsweise Spielzeug, hat dies Einfluss auf die Fruchtbarkeit.[274]

So belanglos erscheinende Faktoren wie die Darmflora entscheiden z. B. darüber, ob bestimmte Schimmelgifte harmlos oder gefährlich sind: Die Untermieter im Verdauungstrakt von Ratten, Schweinen und Rindern können Trichothecene entgiften – die Darmfloren von Geflügel, Pferden und Hunden können es nicht.[275] Der Süßstoff Cyclamat wird von der Darmflora des Menschen in eine toxikologisch dubiose Substanz überführt: Cyclohexylamin. Allerdings sind die Unterschiede von Mensch zu Mensch erheblich. Auf jeden Fall führt ein regelmäßiger Konsum im Lauf der Zeit zu einer vermehrten Cyclohexylaminbildung, sodass die Schädlichkeit durch Gewöhnung nicht ab-, sondern zunimmt.[597]

Ein weiterer, eigentlich vermeidbarer Schwachpunkt bei Tierversuchen besteht darin, dass möglichst nur hochgereinigte Substanzen getestet werden, nicht aber die handelsübliche Form, die natürlich stets noch ein paar Verunreinigungen enthält. Ein typisches Beispiel sind Phosphate, die u. a. als Säureregulatoren, Stabilisatoren, Gerinnungshemmer und Konservierungsmittel breite Verwendung finden. Aufgrund seiner natürlichen Herkunft enthält Rohphosphat auch giftige Verunreinigungen wie Arsen.[125] Als in Japan in den 1950er-Jahren Phosphat als Stabilisator für Kindernahrung zugelassen wurde, erlitten 10 000 Kinder eine Arsenvergiftung. Arsenrückstände stellten auch bei anderen Zusatzstoffen wie Schellack (ein Oberflächenbehandlungsmittel) oder Pottasche (eine Art Backpulver) ein Risiko dar.[265] Aufgrund von Massenvergiftungen wurden Reinheitsanforderungen für Zusatzstoffe formuliert, die seit vielen Jahren rechtsverbindlich sind.

Zudem werden Zusatzstoffe nur als Originalstoff getestet, obwohl viele von ihnen bei der Verarbeitung nachhaltige Veränderungen erfahren. Beispielsweise entsteht aus Antioxidantien, die Frittierfette oder auch Backwaren stabilisieren sollen, beim Erhitzen eine ganz neue Palette höchst komplexer Verbindungen[507], über deren Auswirkungen auf den menschlichen Körper wir praktisch nichts wissen.[508] Lediglich in einem anderen Fall wissen wir Bescheid: Ascorbinsäure (Vitamin C) wird dem Mehl zugesetzt, weil sie die Mehlreifezeit verkürzt und die Wasseraufnahme des Teigs steigert. Im Backofen zersetzt sie sich bei 250 °C zu Threonsäure (siehe Seite 103). Und die ist ein Gegenspieler von Vitamin C. Bei an Skorbut erkrankten Meerschweinchen bewirkte Threonsäure eine signifikante Verkürzung der Lebensspanne.[191]

Schon die Art und Weise, wie der zu testende Stoff in den Magen gelangt, kann darüber entscheiden, ob er als „krebserregend" eingestuft wird oder nicht. Von 18 Zusatzstoffen erwies sich nur ein einziger beim Nager als kanzerogen, wenn er zusammen mit dem Futter verabreicht wurde. Von 23 Substanzen, die per Magensonde im Magen der Nager landeten, erwiesen sich hingegen stolze 16 als krebserregend.[453] Der Zusatzstoff Propionsäure (ein Konservierungsmittel für Brot) bewirkt als Futterzusatz in Form eines Pulvers *auf* den Pellets schwere Schädigungen des Vormagens, während Propionsäure als Zusatz *in* den Futterpellets harmlos ist.[279]

Es ist längst nicht mehr so, dass dieses Wissen nur dazu benutzt wird, um Stoffe als „harmlos" einstufen zu können; auch das Gegenteil kann der Fall sein. So bringt es unter Umständen durchaus Wettbewerbsvorteile mit sich, wenn bestimmte Stoffe der Konkurrenz ins Gerede kommen, oder es kann den Interessen von Verbraucher- und Umweltschützern dienlich sein, die Medien mit geeigneten Schlagzeilen zu versorgen. Hinzu kommt der Wunsch zahlreicher Labors nach Aufträgen. Daraus ergibt sich eine ziemlich undurchsichtige Gemengelage, die selbst Insider vor erhebliche Probleme bei der Bewertung stellt.

Lotterie mit Grapefruits

Da Zusatzstoffe Nahrungsmitteln zugesetzt werden, müssen wir zudem den Einflussfaktor Nahrung berücksichtigen. Fehlt im Futter von Versuchstieren beispielsweise das Eiweiß, wirkt das Pflanzenschutzmittel Captan 2000-mal giftiger als bei eiweißreichem Futter [335] – eine wichtige Erkenntnis, wenn ein derartiges Pestizid in Gebieten mit Mangelernährung oder in Hungerregionen (wie bei uns jedes Frühjahr, wenn die von den Frauenzeitschriften und Krankenkassen propagierte Diätwelle rollt) auf Salat oder Obst ausgebracht wird. Beim Süßstoff Natrium-Cyclamat wurden dieselben hohen Dosen von jungen Ratten je nach Beifütterung gut vertragen oder führten zu Diarrhoe, Gewichtsverlust und erhöhter Sterblichkeit.[296] Und je nach Art der Kohlenhydrate führte der Lebensmittelfarbstoff Amaranth bei jungen Ratten zu schweren Gesundheitsschäden oder erlaubte ein normales Wachstum.[510, 513]

Wechselwirkungen mit Lebensmitteln beschränken sich beileibe nicht nur auf den Eiweiß- oder Ballaststoffgehalt im Futter von Laborratten. Entsprechendes gibt es auch beim Menschen – und manchmal sogar mit Todesfolge. So erhöht Cola die Bioverfügbarkeit von mehreren Medikamenten gegen Pilzinfektionen.[593] Der Effekt ist jedoch nicht kalkulierbar, weil er nur bei einem Teil der Bevölkerung eintritt. Umgekehrt verhindert Milch die Resorption und damit die Wirksamkeit von Tetracyclinen, einer Gruppe von Antibiotika.[475]

Um solchen Wechselwirkungen auf die Spur zu kommen, prüften Forscher der Universität von Western Ontario bei einem neuen Blutdrucksenker (Felodipine) vor seiner Markteinführung, ob sich gleichzeitiger Alkoholkonsum negativ auswirken könnte. Um die Testpersonen nicht zu beeinflussen, maskierten sie den verräterischen Geschmack des Alkohols mit Grapefruitsaft. Die Forscher waren höchst erstaunt, als sie feststellen mussten, dass der Alkohol keinerlei Auswirkungen hatte, wohl aber der Grapefruitsaft: Der Blutdruck der Probanden sank weit stärker als beabsichtigt. Wie sich herausstellte, hemmen bisher unbekannte Inhaltsstoffe des Grapefruitsafts ein Enzym, das normalerweise das Medikament abbaut.[511]

Bis heute ist die Liste der Medikamente, die von Grapefruitsaft beeinflusst werden, noch nicht abgeschlossen; zusammen mit Amiodaron, Antihistaminika, Cyclosporin, Benzodiazepinen, Nifedipine, Lovastatin, Quinidine oder Sertraline kann es zu lebensbedrohlichen Reaktionen kommen.[512] Da der Bitterstoff der Grapefruit in der Lebensmittelindustrie auch als Aromastoff dient (z. B. für Kräuterfrischkäse), sind auch hier Wechselwirkungen nicht auszuschließen. Derartige Verstärkerwirkungen bezeichnet man als *Synergismen*.

Wechselwirkungen hingegen, bei denen ein Stoff die Wirkung eines anderen mindert oder gar aufhebt, bezeichnet man als *Antagonismen*. Derartige antagonistische Ef-

Synergismen

Wie schwierig es manchmal ist, einen Stoff eindeutig in die Kategorie „harmlos" oder „gefährlich" einzuordnen, zeigt das Beispiel des Lebensmittelzusatzstoffes Kobalt. Kobalt stabilisiert die Schaumkrone von Bieren und macht daher das Brauen etwas billiger – weil es hilft, teuren Hopfen einzusparen. Also peppten die USA und Kanada, aber auch Großbritannien und Belgien ihr Bier mit geringen Dosen Kobalt (ca. 1 mg pro Maß) auf.[254] Die Folgen waren erschreckend: Nach wenigen Monaten entwickelte ein Teil der Biertrinker schwere Herzmuskelschäden, die in vielen Fällen tödlich endeten.[125, 365, 514] Wie sich später herausstellte, waren nur jene gefährdet, die sich beim Essen zurückhielten. Und es wurde – so die Auffassung mancher Toxikologen – noch ein zweiter Zusatzstoff benötigt, um das Werk zu vollenden: das Sulfit. Da Kobaltbiere in Belgien nicht geschwefelt waren, verliefen die meisten belgischen Fälle etwas glimpflicher.

fekte könnten die verblüffenden Resultate eines Experiments erklären, das japanische Pathologen durchgeführt haben: Sie verabreichten Ratten gleichzeitig eine Palette von 20 verschiedenen Pestiziden in der jeweils höchsten noch zulässigen Konzentration – und zwar zusammen mit einem krebserregenden Nitrosamin, das bei der üblichen Nitritpökelung im Fleisch entstehen kann. Doch statt zu erkranken, blieben die Tiere putzmunter. Erst bei der 100-fach höheren Dosis entwickelten sie den erwarteten

Wirklich alles geprüft?

„Alles geprüft", schallt es unisono aus den Labors und Behörden zurück, wenn man vorsichtig die Frage nach der Sicherheit von Zusatzstoffen stellt. Doch vielfach scheinen Zulassungen tatsächlich ohne toxikologische Prüfung erfolgt zu sein. Zumindest straft ein aktueller Aufruf der Lebensmittelindustrie die ganze Propaganda, es sei alles gründlich geprüft, gründlich Lügen: „Daten über Lebensmittelzusatzstoffe für den Codex [alimentarius] verzweifelt gesucht" lautete die Überschrift in der renommierten Fachzeitschrift *Food Technology*, herausgegeben vom Institute of Food Technology (IFT) in Chicago.[251] Das IFT beklagte, dass diverse Zusatzstoffe in Zukunft im internationalen Handel verboten werden müssten, wenn sich nicht geeignetes Datenmaterial fände, um ihre Unbedenklichkeit sicherzustellen. Das wirft die Frage auf, wie die Zulassung tatsächlich erfolgt ist. Gut, dass sich in diesem Falle internationale Wirtschaftsorganisationen um die Sicherheit des Verbrauchers bemühen, nachdem die Verbraucherschutzministerien offenbar versagt haben.

Leberkrebs.[579] Ein solches Ergebnis zeigt, dass es auch Wechselwirkungen gibt, die zur Risikominderung beitragen, selbst wenn wir die Gründe dafür ebenso wenig kennen wie für die Synergismen.

Wenn man bedenkt, dass es weltweit nach Schätzung des Bundesamtes für Veterinärmedizin und gesundheitlichen Verbraucherschutz inzwischen mehr als 16 Millionen Chemikalien gibt, dann wird deutlich, dass gar nicht daran zu denken ist, auch nur einen winzigen Bruchteil aller möglichen Wechselwirkungen aufzuklären. Dazu kommt eine noch höhere Zahl an Naturstoffen, die prinzipiell nicht anders wirken als „synthetische" Chemikalien. Und schließlich dürfen jene Substanzen nicht fehlen, die erst beim Kochen oder bei der Lebensmittelverarbeitung aus diesen Naturstoffen gebildet werden.

Acrylamid und der verkohlte Weihnachtsmann

Wie wenig sachkundig Behörden mit Risiken umgehen, wie leicht komplexe Zusammenhänge zu gravierenden Fehlentscheidungen führen können, zeigt das Beispiel Acrylamid – vor allem, wenn sich zu den diffusen Ängsten der Verbraucher der Wunsch von Politikern gesellt, sich zu profilieren. Wir erinnern uns: Ende April 2002 hatten schwedische Experten Alarm geschlagen. Sie hätten das „krebserregende" Acrylamid in erheblicher Menge in Kartoffelchips und Pommes entdeckt. Sofort setzten bei den Gesundheitsbehörden in den deutschsprachigen Ländern hektische Aktivitäten ein, und man warnte die Bevölkerung umgehend vor dem Verzehr von Chips und Pommes.

Doch dieser plötzliche Aktionismus lässt sich nur schwer begründen. Denn all dies war damals längst bekannt: Bereits im Jahr 2000 war der einschlägigen Fachpresse zu entnehmen, dass beim Erhitzen von Lebensmitteln Acrylamid entsteht und dass diese Substanz im Blut der Bevölkerung nachgewiesen werden kann. Aber niemand interessierte sich für die Resultate der schwedischen Forscher.[317] Der „Skandal" brach erst Jahre später los, ohne dass wirklich neue Erkenntnisse vorgelegen hätten.

Gewissen Kreisen kam das Acrylamid gerade recht: Es war Wasser auf die Mühlen all jener, die schon immer ahnten, dass Pommes „ungesund" sind, aber nicht so recht wussten, warum. Schließlich liegt der Fettgehalt von Backofenpommes bei mageren 5 % und selbst bei Fritten im Fast-Food-Restaurant entspricht er mit 16 % dem einer Butterstulle. Dank Acrylamid konnten besorgte Mütter endlich den Zeigefinger erheben und ihren Kindern ein nahrhaftes Gemüse vermiesen. Hatten die Ernährungsexperten nicht jahrelang Knäckebrot, Magerquark und Radieschen gepredigt? Später sickerte durch, dass Sesam-Knäcke gleichermaßen mit Acrylamid belastet ist.

Doch statt auch vor Knäcke zu warnen, gab's nur betretenes Schweigen – nicht zuletzt, weil das Flaggschiff einer verklemmt-gesunden Kost, nämlich Knäcke mit Magerquark und Radieschen, „gesund" bleiben musste. Man meldete sich erst wieder zu Wort, als es Bratkartoffeln und Rösti erwischt hatte. „Entwarnung" kam durch das Verbraucherministerium erst im Advent 2002. Der Grund: Das Acrylamid war nun in beachtlicher Dosis auch in Lebkuchen und Vanillekipferln aufgetaucht. Eine entsprechende Warnung hätten die Adventsstimmung und das Weihnachtsgeschäft schwer getroffen. Wollte man die amtliche Entwarnung wirklich ernst nehmen, so kann sie nur bedeuten, dass Acrylamid mit steigender Dosis harmloser wird.

Inzwischen ist die Aufregung in Ernüchterung umgeschlagen, denn das „Pommesgift" findet sich in immer neuen Lebensmitteln.[318, 319, 555] Nach den Gebäcken traf es die Frühstückscerealien, dann Schokolade und Kaffee, inzwischen folgten Pflaumensaft und Oliven.[320] Die Aufklärer haben davon anscheinend nichts mitbekommen. Denn statt vor dem Spitzenreiter Kaffeeersatz („Muckefuck") zu warnen[333], haben sie es weiterhin auf Pfanne und Fritteuse abgesehen.

Acrylamid ist in hoher Dosis giftig und kann zum Tode führen. Arbeiter, die in chemischen Fabriken mit Acrylamid hantierten, zeigten vor allem neurotoxische Symptome, die glücklicherweise meist reversibel waren. Gewöhnlich führen erhöhte Dosen zu Gewichtsverlust – ein Effekt, der Toxikologen stets als Warnsignal gilt. Auf die naheliegende Schlagzeile „Schlank durch Pommes" wollten die Medien denn doch verzichten. Lieber verweisen sie darauf, dass Acrylamid im Tierversuch Krebs auslöst. Allerdings liegt die Dosis dabei um Zehnerpotenzen über den Gehalten im Essen.[321–323]

Es stimmt natürlich, dass für viele Kanzerogene kein unbedenklicher Schwellenwert existiert. Aber bedenken Sie dabei, dass von zehn getesteten Stoffen vier in irgendeinem Testsystem kanzerogen sind.[453] So lässt sich nicht nur jedes Rösti, sondern auch jedes Radieschen dämonisieren. Deshalb müssen wir uns der Frage stellen: Wie krebserregend ist Acrylamid in Nahrungsmitteln für den Menschen tatsächlich?

Dazu liegen inzwischen mehrere brauchbare Untersuchungen vor. Die erste, eine schwedische Fallkontroll-Studie aus dem Jahr 2003, kam anhand von 1000 Krebsfällen zu einem überraschenden Ergebnis: Wer zeit seines Lebens reichlich Acrylamidhaltiges verzehrt, erkrankt seltener an Darmkrebs als der, der sich solche Genüsse stets versagt. Das Resultat war signifikant, die Senkung der Krebsrate durch Acrylamid betrug 40 %. Auf andere Krebsarten des Verdauungstraktes hatte der Stoff keinen Einfluss.[324] Fazit: Ob Acrylamid wirklich vor Darmkrebs schützte, ließ sich nicht sicher sagen. Eine große Gefahr konnte es aber nicht darstellen.

Kurz darauf folgte eine epidemiologische Studie, an der bereits 10 000 Probanden teilnahmen. Getestet wurden diesmal gezielt erhitzte Kartoffelprodukte wie Chips,

Bratkartoffeln und Pommes. Doch ganz egal, wie man die Statistiken auch drehte und wendete, die Krebsrate blieb unverändert.[325] Im Mai 2004 wurde die Bedeutungslosigkeit von Acrylamid für Nierenkrebs erneut bestätigt.[326] Eine weitere Studie aus dem Jahr 2005 fand keinen Zusammenhang mit Brustkrebs.[327] Nummer fünf befasste sich wieder mit Darmkrebs, diesmal prospektiv. Ergebnis: wieder kein Einfluss.[328] Und so musste sogar die Hauspostille des Bundesamtes für Verbraucherschutz und Lebensmittelsicherheit eingestehen: „Die existierenden epidemiologischen Studien über die Acrylamidzufuhr mit der Nahrung und Krebsrisiko finden bei Personen mit einer erhöhten Aufnahme kein signifikant erhöhtes Risiko für die untersuchten Krebsarten."[320]

Warum aber ist ein krebserregender Stoff auf einmal harmlos? Das hat zwei naheliegende Gründe. Erstens findet im menschlichen Körper praktisch keine Umwandlung in Glycidamid statt – also in jenen Metaboliten, der im Tierversuch bei hoher Acrylamidzufuhr für die Kanzerogenität verantwortlich ist, da er bis zu 1000-mal bereitwilliger mit der DNS reagiert als Acrylamid.[329, 330] Dies wurde durch Beobachtungen an Arbeitern bestätigt, die mit Acrylamid hantieren mussten. Auch bei ihnen kam es zu keiner Zunahme von Chromosomenbrüchen.[332]

Zweitens: Beim Frittieren, Backen oder Kochen eines Lebensmittels passiert sehr viel mehr als nur die Bildung von Acrylamid. Unter den entstehenden Substanzen tummeln sich nicht bloß krebserregende, sondern gleichermaßen auch vor Krebs schützende Wirkstoffe.[483] Als im Zuge der aufgeflammten Acrylamidangst weitere Röstprodukte geprüft wurden, stellte sich heraus, dass zwei von drei untersuchten Stoffen vor Krebs schützen – und zwar schon in minimalen Konzentrationen. Der Effekt war umso stärker, je dunkler die Produkte, also je stärker sie erhitzt waren. [331] Es besteht demnach Grund zu der Befürchtung, dass die Maßnahmen zur Acrylamidsenkung paradoxerweise zu einer Erhöhung des Krebsrisikos beitragen könnten.

Acrylamid ist so alt wie die Menschheit. Es entstand schon, als sich unsere Vorfahren auf ihrer Feuerstelle ein Fladenbrot buken. Es besteht also keine Notwendigkeit, den Stoff von heute auf morgen zu verteufeln – statt zunächst einmal unsere toxikologischen Hausaufgaben zu machen. Das würde beispielsweise bedeuten, Pommes mit Mayo an Ratten zu verfüttern oder Chips mit Cola an Mäuse – also die Wirkungen eines komplex zusammengesetzten Lebensmittels zu testen und nicht nur diejenigen eines einzigen ausgewählten Stoffes. Solche Versuche fehlen jedoch bei Lebensmitteln generell. Praktisch alle Aussagen basieren auf Tests mit hochdosierten Einzelstoffen an Käfignagern. Was für arbeitsplatztoxikologische Überlegungen gut ist, weil es sich dort in der Regel hauptsächlich nur um wenige Schadstoffe handelt, wird bei komplexen Lebensmitteln zur reinen Spekulation. Das vorläufige Ende der Acrylamidhypothese läutete Ende 2005 das *Deutsche Ärzteblatt* ein. Darin stellen Ärzte und Biomet-

Vorsicht, Falle!

Es waren die Verbraucher- und Umweltschützer, die einst forderten, der Hersteller habe die Beweislast für die Unbedenklichkeit seiner Produkte zu tragen. Was im ersten Moment so logisch klingt, hat gewisse Tücken; denn wenn der Hersteller die toxikologischen Daten liefert, werden sie logischerweise sein Interesse stützen – und niemand kann ihm das Gegenteil beweisen. Niemand weiß, ob die Daten „belastbar" oder frisiert sind oder ob man nur die Versuchsreihen präsentiert, die dem wirtschaftlichen Interesse des Unternehmens entgegenkommen. Wer „saubere" Daten aus einer toxikologischen Prüfung will, kann dies nur von vereidigten Sachverständigen oder staatlichen Institutionen erwarten.
Höchst problematisch ist es auf jeden Fall, wenn sich Behörden bei der Zulassung von Zusatzstoffen ganz überwiegend auf geheime Untersuchungen der jeweiligen Hersteller verlassen, also auf solche, die der Öffentlichkeit nicht zugänglich sind. So erhielt ein deutsches Unternehmen einen Persilschein der Welternährungs- und Weltgesundheitsorganisation (FAO und WHO) für einen künstlichen Süßstoff aufgrund von Studien, von denen 34 (von 35! für die Zulassung geprüften) unveröffentlicht waren. Betriebsgeheimnis des Herstellers![364]

riker der Medizinischen Hochschule Hannover nach umfangreichen Messungen den Einfluss der Ernährung auf den Acrylamidgehalt des Blutes in Frage. Das nüchterne Ergebnis: „Ein Zusammenhang zwischen der Acrylamidbelastung und dem Ernährungsverhalten konnte nicht festgestellt werden." Die Autoren stellen dafür die interessante Frage, ob das Acrylamid nicht vielleicht vom Körper selbst gebildet wird. Das sei schließlich auch von anderen, vergleichbaren Stoffen bekannt.[314] Das wäre nach dem ganzen Medienrummel wirklich ziemlich peinlich …

Fazit: Im Falle von Acrylamid wurde kein Verbraucherschutz betrieben, sondern dem Bürger ohne Not verunsichert. Man hat ihm das Gefühl gegeben, dass er den Genuss eines Grundnahrungsmittels mit Krebs büßen müsse. Es ist wohl nur eine Frage der Zeit, wann nach Pommes und Bratkartoffeln Leckereien wie Schokolade und Kaffee als „krebserregend" stigmatisiert werden! Dann bleibt uns als Trost wohl nur noch ein Tässchen dünner Muckefuck. Lassen Sie sich also Ihre Bratkartoffeln, Schokolade und Lebkuchen schmecken und nicht von den „warnenden Stimmen" in den Medien verkohlen.

Alle für einen – einer für alle: Polymorphismen

Wäre es nicht denkbar, dass es doch einige Menschen gibt, denen das Acrylamid in der Nahrung schadet? Aller Wahrscheinlichkeit nach lautet die Antwort darauf „ja". Allerdings kommt, wenn man den Studien Glauben schenken darf, rein statistisch auf jede Person, die dadurch Schaden nimmt, eine andere, die davon in gleicher Weise profitiert. Aber woher soll jemand wissen, zu welcher Gruppe er gehört? Mit dieser Frage beschäftigte sich vor Jahrzehnten die Ethnopharmazie; inzwischen ging diese Wissenschaft in der Gentechnik auf und heißt nun Nutrigenomics. Bis wir auf brauchbare Ergebnisse hoffen dürfen, wird allerdings noch viel Zeit vergehen. Ein großes Verdienst gebührt den Nutrigenomics jedoch schon heute: Sie macht ein Dilemma der klassischen Toxikologie für alle sichtbar. Die Toxikologen sind stets um möglichst einheitliches Tiermaterial bemüht, um gerade „individuelle" Effekte zu vermeiden, aber wir Menschen, für die all die Grenzwerte für Lebensmittelzusatzstoffe, Arzneimittel und Pestizidrückstände bestimmt werden, sind genetisch ziemlich unterschiedlich.[686]

Immerhin verlangt der Gesetzgeber, dass sich toxikologische Bewertungen, wenn schon nicht nach den empfindlichsten Individuen, so doch nach der empfindlichsten Tierart (von drei verschiedenen Tierarten) richten. Das Problem ist, dass es bereits zwischen einzelnen Mäuse- oder Rattenstämmen beträchtliche Unterschiede gibt. Unsere Labormäuse sind längst keine Feldmäuse mehr. „Die Maus gibt es bei uns nicht. Die Stämme haben bis zu 300 Generationen Inzucht hinter sich – und jeder verhält sich anders", meint Joachim Meyer, Versuchstierkundler an der Universität München.[515] So fördert der Lebensmittelzusatzstoff BHT (E 321), der zur Haltbarmachung von Bratfetten und Kaugummi zugelassen ist, bei einem Mäusestamm Krebs, während er bei einem anderen Stamm die Entstehung von Krebs aktiv verhindert.[288] Derartige Ergebnisse lassen sich dann leicht je nach Interessenslage nach dem Motto „es ist toxikologisch bewiesen …" in der einen oder anderen Richtung interpretieren.

Und dann existiert da noch ein Problem mit der Übertragbarkeit, das den Experten lange Zeit entgangen zu sein scheint: Es gibt uns in zwei Ausführungen, männlich und weiblich. Das ist eigentlich trivial, hat aber alles andere als triviale Auswirkungen. Frauen im gebärfähigen Alter haben bekanntlich zyklische Hormonschwankungen, und die können eine Studie sehr erschweren, sprich verteuern. Das führt manchmal zu geradezu absurden Situationen: Als der Psychiater Steven Dubofsky von der Colorado-Universität Anfang der 1990er-Jahre ein neues Medikament für Alzheimer-Patienten testen wollte, schloss das überwachende Forschungskomitee reflexartig Frauen von der Studie aus, weil Frauen schwanger werden könnten – das durchschnittliche Alter der Probanden in der Studie betrug 82 Jahre.[516]

Beileibe kein Einzelfall: Amerikanische Untersuchungen gehen davon aus, dass mehr als die Hälfte aller Arzneimittel ausschließlich an Männern getestet worden sind – auch Mittel gegen Depressionen und Migräne, Appetitzügler usw., die bevorzugt von Frauen genommen werden. Bis vor etwa 10 Jahren wurden sie sogar fast ausnahmslos an Männern getestet. So sind beispielsweise bestimmte Medikamente gegen Entzündungen und Schmerzen, wie Ibuprofen, bei Frauen offenbar nicht so recht wirksam. Allerdings blieben auch die Männer nicht von wirkungslosen Medikamenten verschont: Bestimmte Schmerzmittel, die zur Gruppe der Kappa-Opioide gehören, sind nur bei Frauen wirksam. Bei Männern nehmen die Schmerzen dadurch sogar zu.[298]

Wir Menschen unterscheiden uns nicht nur in Äußerlichkeiten wie Figur, Gewicht und Teint beträchtlich voneinander (Phänotyp), sondern auch in unserer genetischen Ausstattung (Genotyp); man spricht in diesem Zusammenhang vom *genetischen Polymorphismus*. Ein Beispiel dafür ist die Lactoseintoleranz, ein anderes die Fructose-Malabsorption. So hatte Alkohol („Feuerwasser") auf die nordamerikanischen Indianer eine derart verheerende Wirkung, weil ihnen wie den meisten Asiaten ein Enzym namens Alkoholdehydrogenase fehlt, das den Alkohol abbaut.[592] Und südafrikanische Bantu resorbieren aufgrund einer Stoffwechseleigenheit aus Kochgeschirr und Bierdosen so viel Eisen, dass sie an Leberstörungen erkranken.[514]

Nun mögen bei uns nicht viele Indianer und Bantu leben, doch im Zeitalter zunehmender Globalisierung kann die genetische Vielfalt des Menschen nicht unbe-

Canthaxanthin

1985 verbot das Bundesgesundheitsamt den Wirkstoff Canthaxanthin (E 161e) in Bräunungspillen, weil es bei Menschen mit einem bestimmten, ansonsten harmlosen Stoffwechseldefekt zu „kristallinen Ablagerungen in der Netzhaut des Auges" und damit zu einer Retinopathie (nicht entzündliche Netzhauterkrankung) führen kann.[252, 706] Als Lebensmittelfarbstoff blieb dieser von der Behörde als „riskant" eingeschätzte Wirkstoff jedoch bis heute erlaubt (in Straßburger Wurst), ebenso als Futtermittelzusatz für goldgelbe Dotter, appetitliche Hähnchenhaut und rote Lachsfilets. Canthaxanthin verwandelt Forellen in „Lachsforellen"[517], die auf der Speisekarte leicht zu „Lachs" mutieren können. Sicher, riskant ist dieser Stoff nur für einige wenige, aber wer weiß schon, ob er zu jenen gehört, deren Augen dann das „Goldflitterphänomen" entwickeln?[252] Im Tierversuch traten zudem Leberschäden auf.[639, 704] Canthaxanthin kommt übrigens ganz natürlich in Pfifferlingen und Krabben vor – ein weiteres Beispiel, dass „natürlich" nicht gleich „harmlos" oder gar „gesund" ist.

achtet bleiben. Bis heute wissen wir erstaunlich wenig über diese Unterschiede – und wenn, dann meistens aufgrund von unangenehmen Zwischenfällen. Dazu gehört die bittere Erfahrung von Arzneimittelherstellern, die aufgrund von Todesfällen erkennen mussten, dass Japaner auf bestimmte Psychopharmaka oder Durchfallmittel viel empfindlicher reagieren als Europäer.[594, 599]

Nicht nur Medikamente werden von Mensch zu Mensch anders abgebaut, sondern auch Lebensmittelzusatzstoffe. Schuld daran ist die Evolution. Genauer gesagt unser Darm, unsere Darmflora und unser Stoffwechsel. Sie verfügen über eine breite Enzympalette, um Nahrung optimal aufzuschließen und zu nutzen und Schadstoffe durch Abbau, Umbau oder Deponieren zu entgiften bzw. auszuscheiden. Dieses System ist wie alles in der Biologie natürlich nicht narrensicher, und so kann es passieren, dass sich im Körper Abbauprodukte bilden, die giftiger sind als das Ausgangsprodukt. Der jeweilige „Chemikalienmix", der dabei im Körper entsteht, ist unter Umständen so komplex, so spezifisch für eine bestimmte Tierart, eine Ethnie, ja sogar ein Individuum, dass die Toxikologie vor einer praktisch unlösbaren Aufgabe steht, wollte sie alle möglichen Wechselwirkungen berücksichtigen.

Die Toxikologen stecken wirklich in einer Zwickmühle: Arbeiten sie mit genetisch sehr uneinheitlichen Wildfängen, lassen sich ihre Ergebnisse kaum reproduzieren, arbeiten sie mit genetisch möglichst einheitlichen Laborstämmen, lassen sich die gewonnenen Aussagen zwar reproduzieren, aber nicht einmal auf den nächsten, genetisch anders „gestrickten" Stamm übertragen. Die Reproduzierbarkeit und damit die wissenschaftliche Exaktheit lässt sich nur auf Kosten der Übertragbarkeit steigern, die Übertragbarkeit nur auf Kosten der Reproduzierbarkeit – man könnte dieses Dilemma als eine Art „toxikologische Unschärferelation" bezeichnen. Anders gesagt: Je wissenschaftlicher der Versuch, desto wertloser die Ergebnisse für den Menschen.

Paracelsus' Irrtum oder steter Tropfen: zum Problem der Summationsgifte

Eine Säule des gesundheitlichen Verbraucherschutzes bei Zusatzstoffen, aber auch bei Umweltgiften ist die Vorstellung, es gebe eine Dosis, die für den Verbraucher unschädlich ist und die er ein Leben lang ohne üble Folgen verzehren kann. Denn seit Paracelsus wissen wir: Allein die Dosis macht das Gift.

Das stimmt in den meisten Fällen tatsächlich. Doch wie fast immer beim komplexen Wechselspiel zwischen Umwelt und Organismus gibt es Ausnahmen. So glaubte man früher, dass von Pflanzenschutzmitteln kein Risiko für den Menschen ausginge – die Rückstände in der Nahrung seien zu gering –, bis man erkannte, dass sich die chlororganischen Stoffe im Körperfett anreichern und ein Risiko für den gestillten Säugling darstellen können. Doch es gibt nicht nur Substanzen, die sich stofflich im Körper anreichern, sondern – und das ist für uns nur schwer vorstellbar – deren *Wirkungen* sich summieren, auch wenn die Stoffe den Körper längst verlassen haben. Man spricht dann von sogenannten Summationsgiften.[253]

Aufgeklärt wurde dieser Wirkungstyp von Hermann Druckrey von der Universität Freiburg Anfang der 1950er-Jahre anhand eines künstlichen Lebensmittelfarbstoffes, des Buttergelbs. Dieser Stoff hat die erfreuliche Eigenschaft, dass er nach kurzer Zeit vollständig wieder ausgeschieden wird – es findet also keine Anreicherung im Körper wie bei vielen Pestiziden statt. Nur Versuchstiere, die sehr hohe Einmaldosen von 1 g erhalten, entwickeln Tumoren. So weit, so gut – bis Druckrey auf die Idee kam, die krebserregende Einzeldosis in viele kleine, vermeintlich unschädliche Dosen zu zerlegen. Und da zeigte sich, dass die Tiere an Krebs erkrankten, sobald die Summe des häppchenweise verfütterten Farbstoffs 1 g erreicht hatte.[253]

Druckrey beließ es nicht dabei. Er führte dieselbe Versuchsserie nochmals durch, brach die Buttergelb-Verfütterung aber bereits nach Erreichen der halben krebsauslösenden Dosis – also bei 0,5 g – ab. Dennoch entwickelten die Ratten nach einer beschwerdefreien Zeit von mehreren Monaten bis zu einem Jahr (letzteres entspräche, auf den Menschen übertragen, etwa 30–40 Jahren) ebenfalls schnell wachsende Lebertumoren, die rasch zum Tode führten. Druckrey bezeichnete dieses Phänomen als „Verstärkerwirkung der Zeit“.[253] Der Organismus der Versuchstiere verhielt sich so, als sei das Gift weiterverfüttert worden.

Druckrey: „Aus diesen Ergebnissen folgt der wichtige Schluss, dass die Wirkung aller, auch der allerkleinsten Einzeldosis *vollkommen irreversibel* über die ganze Lebenszeit fortbesteht und dass alle Einzelwirkungen sich verlustlos summieren. (…) Selbst kleinste Dosen können verheerende Wirkungen haben, wenn sie über genügend lange Zeit immer wieder auf den Organismus einwirken.“[253] Diese Versuche begründeten im Übrigen die Idee, dass es bei Kanzerogenen keine harmlose Dosis, keinen Schwellenwert gibt. Angesichts der Vielzahl von Stoffen, die in irgendeinem Testsystem kanzerogene Effekte zeitigen, entschloss man sich aus Gründen der Praktikabilität später doch wieder, Schwellenwerte einzuführen – was in vielen Fällen sicher richtig ist.

Damit hat das Wort des Paracelsus, allein die Dosis entscheide darüber, ob ein Stoff giftig sei, nach mehr als 400 Jahren seine Allgemeingültigkeit verloren. Kurioserweise spricht heute niemand mehr von Summationsgiften. In der öffentlichen Diskussion spielen sie trotz ihrer großen Brisanz keine Rolle mehr. Das liegt wohl unter anderem daran, dass die Summationswirkung und die Verstärkerwirkung der Zeit ziemlich unanschaulich sind und nicht gerade zu unserer Alltagserfahrung gehören. Während wir uns eine Anreicherung von Stoffen leicht vorstellen können – man denke nur an die Anreicherung von DDT im Fettgewebe vieler Vögel –, lässt sich diese zeitabhängige Summationswirkung nur schwer veranschaulichen. Dabei wäre es vermutlich viel sinnvoller, statt 40 % aller Stoffe mit dem Etikett „krebserregend" zu versehen, nach den wenigen, aber wirklich gefährlichen Summationsgiften zu fahnden.

Weil nicht sein kann, was nicht sein darf: Hormesis

Wir Menschen bevorzugen einfache Beziehungen zwischen zwei Größen. So nehmen wir instinktiv an, dass eine Steigerung der Dosis stets mit einer stärkeren Wirkung einhergeht. Nach dem bewährten Motto „Viel hilft viel" gilt in der öffentlichen Diskussion für Zusatzstoffe „Viel schadet viel". Je mehr Lehrer, desto gebildeter die Schüler, je mehr Ärzte, desto gesünder die Menschen, und je mehr Geld für Soziales, desto schneller verschwinden die sozialen Probleme. In vieler Hinsicht sind diese Faustregeln ja auch durchaus plausibel. Was aber, wenn die Wirkung nicht gleichmäßig mit der Dosis steigt?

Es wäre durchaus denkbar, dass manche Stoffe nur in geringer Dosis wirken, nicht aber in hoher. Das kann z. B. dann der Fall sein, wenn die Wirkung über Rezeptoren vermittelt wird, die nur in begrenzter Anzahl zur Verfügung stehen: Sind alle Rezeptoren abgesättigt, kann es passieren, dass das System lahmgelegt wird und der Effekt ausbleibt. Hier gilt also: Wenig hilft viel. Zugegebenermaßen sind diese Effekte seltener als der umgekehrte Fall. Zumindest in der Fachliteratur.[518]

Die gesamte Toxikologie geht von linearen Effekten aus – ohne diese Grundannahme keine Sicherheitsbewertung. Aber in der belebten Welt dominiert die Kurve, die Schwingung, das Oszillieren. Kein Kind wächst jedes Jahr um gleich viele Zentimeter, Insekten vermehren sich nicht gleichmäßig, kein Jahresring eines Baumes ist identisch, sondern variiert je nach Witterung. Lineare Effekte (oder monotone, wie der Mathematiker sagt) sind in der belebten Welt die große Ausnahme. Auch in der unbelebten[286]; sogar technische Geräte wollen den Regeln der Toxikologen einfach nicht gehorchen. Ein Blick in einen Automobilprospekt sollte dazu genügen: Nicht einmal die Leistungsmerkmale eines Motors sind linear.

Doch die Toxikologen scheinen bis heute in einer Welt zu leben, in der die Gesetze von Bauklötzchen gelten: Bereits 1978 wurde in der Fachpresse beklagt, wie leicht die chronische Toxizität von Lebensmittelzusatzstoffen unterschätzt wird, wenn die Beziehung zwischen Dosis und Schadwirkung nicht-monoton ist. Daten, die dieser „Phantomregel" nicht folgten, wurden in zahlreichen Fällen einfach ignoriert oder umgedeutet. Allein bei der Durchsicht der Toxizitätstests von 15 Zusatzstoffen fand der Chemiker S. H. Kon vom Mount Sinai Hospital in New York gleich 70-mal nicht-monotone Daten.[519] Manchmal beschleicht einen beim Lesen das Gefühl, Christian Morgenstern habe für seine *Palmströmgedichte* („weil nicht sein kann, was nicht sein darf") ein wenig in der toxikologischen Fachliteratur geschmökert: „Obwohl die Sterblichkeit bei der Gruppe mit der niedrigen 1-%-Dosierung ... am höchsten war", lesen wir da, „gab es keine Korrelation zwischen Dosis und Mortalität. Daher darf man annehmen, dass das Überleben [der Tiere] nichts mit die Einnahme des Lebensmittelfarbstoffes (Food Red No. 5) zu tun hat."[276] So viel zur wissenschaftlich objektiven Datenanalyse.

Bisher hat die Gemeinde der Experten darauf verzichtet, diesen Phänomenen genauer nachzugehen. Immerhin erschien kürzlich eine Publikation, in der erstmals klar eingestanden wird, dass eine nicht-monotone Wechselbeziehung zwischen Dosis und Wirkung der Normalfall ist.[518] Ja, in der toxikologischen Fachpresse beginnen sich sogar Editorials damit zu befassen und die prinzipielle Richtigkeit dieser Auffassung zu bestätigen.[534] Das ist nicht ohne Risiko, weil damit erhebliche Teile der bisher publizierten toxikologischen Daten entwertet sind, denn nicht wenige Fachleute haben ihre Daten so lange massiert, geglättet und gebogen, bis sie den Erwartungen des Zeitgeistes entsprachen.

Ist damit das Risiko von Schad- und Zusatzstoffen unterschätzt worden? Teilweise ja. Doch es gibt noch mehr Überraschungen. Denn das Fehlen einer linearen, einer monotonen Beziehung bedeutet ja nicht nur, dass die Stoffe auch in niedrigerer Dosis schädlicher sein können als erwartet, sondern auch, dass positive Effekte bei Dosierungen auftreten könnten, bei denen niemand damit gerechnet hätte. Genau das ist der Fall – und auch diesmal viel häufiger als gedacht.

Stoffe, die wir gemeinhin als Gifte bezeichnen, können in geringen Konzentrationen durchaus positiv auf den Organismus wirken, weil sie ihn anregen und stimulieren. Dieses Phänomen wird als Hormesis bezeichnet.[533, 535] Sie besagt nichts anderes, als dass „niedrige Dosen anderweitig toxischer Stoffe in bestimmten und begrenzten Umständen vorteilhafte Effekte haben", wie es eine internationale Toxikologenkommission kürzlich formulierte.[501] Sie stellte zudem fest, dass diese chemische Hormesis bei fast 10 % der immerhin 4000 ausgewerteten Studien nachweisbar war.[377, 501] Positiv beeinflusst wurden vor allem Wachstum, Lebensdauer und Fortpflanzungsfähigkeit zahlreicher Spezies aus ganz verschiedenen taxonomischen Gruppen (Mikroorganismen, Pflanzen, Tiere) – und dieser positive Effekt lag im Vergleich zu den Kontrollen immerhin bei 50 %.[377, 533]

Also Zusatzstoffe und Umweltgifte als Lebensverlängerer? Das rüttelt an den Festen unserer Weltanschauung. Aber die wurde schon öfters kräftig durchgeschüttelt, man denke nur daran, wie die Erde von der Scheibe zur Kugel wurde und schließlich sogar ihren Platz im Mittelpunkt unseres Planetensystems an die Sonne abtreten musste. Oder wie der Mensch von der Krone der Schöpfung zum „Vetter Affe" wurde. Offensichtlich wirken sich einige Schadstoffe in Konzentrationen, die etwa einem Zehntel derjenigen Konzentration entsprechen, bei der noch keine toxischen Effekte auftreten (sogenannte NOEL), manchmal ausgesprochen positiv auf die Gesundheit aus.[501] Bevor wir voreilige Schlüsse daraus ziehen, bitte erst einmal tief durchatmen: Denn die Hormesis bedeutet keineswegs, dass wir uns fürderhin über Schadstoffe freuen sollten. Es gilt auch weiterhin das Ziel, ihre Konzentration möglichst klein zu halten. Aber vielleicht ist es ein Wink, die Welt, in der wir leben, nicht zwanghaft völlig keimfrei, stressfrei und risikofrei zu gestalten, ein Wink zu akzeptieren, dass die Wissenschaft keine „Wissende" ist, sondern eine „Suchende".

Glaubenssachen: Nitrat & Nitrit

Nicht vergessen sollte man in unserem Zusammenhang den jeweiligen Erkenntnisstand – oder wenn Sie so wollen, den Einfluss des Zeitgeistes. Dass Nitrat gefährlich ist, weiß inzwischen jedes Kind. Es gelangt vor allem durch (Über-)Düngung ins Grundwasser und ins Gemüse. Im Trinkwasser darf die Konzentration von Nitrat

Eine explosive Mischung

Da Nitrate auch zur Herstellung von Sprengstoffen dienen, beschlagnahmte das Militär im Ersten Weltkrieg alle Vorräte der Metzger und Schlachter. Das hatte zur Folge, dass diese zur Umrötung und Konservierung auf das giftige Nitrit auswichen, weil man dabei mit weitaus geringeren Dosierungen auskam. Und während Nitratsprengstoffe an der Front die Feindesreihen lichteten, dezimierten nitrithaltige Würste und Schinken wiederholt die heimische Population.[270] Auch nach dem Krieg kam es zu Massenvergiftungen durch versehentlich mit Nitrit „gesalzene" Fleischbrühe: So erkrankten 1946 in Leipzig 71 Personen (von denen 7 starben); ein Jahr darauf wurden 63 Badener nach dem Genuss einer stark nitrithaltigen Wurstsuppe mit schweren Vergiftungserscheinungen ins Krankenhaus eingeliefert.[271, 272] Da die illegale Praxis der Nitritpökelung schließlich zu so etwas wie einem Gewohnheitsrecht geworden war, beugte sich der Gesetzgeber schließlich der normativen Kraft des Faktischen und legalisierte 1930 diese dubiose Praxis. Festgelegt wurde, dass Pökelsalz nur als Mischung mit Kochsalz gehandelt werden durfte. Der Nitritgehalt durfte 0,5 % nicht überschreiten. Damit gelang es wirkungsvoll, Vergiftungen zu verhindern, denn bevor toxische Dosen erreicht sind, wäre die Wurst völlig versalzen.[270]

50 mg pro Liter nicht überschreiten. Zugleich sind Nitrat und das riskantere Nitrit als Zusatzstoffe erlaubt. Zur Rotfärbung von Schinken sind bis zu 600 mg Nitrat pro kg und zur Konservierung von Käsereimilch in der Molkerei bis zu 150 mg pro Liter gestattet. In Schweden führte die Verwendung dieser Molke zur Herstellung von Flaschennahrung für Säuglinge zu Vergiftungen[125], denn Nitrat kann im Darm zu giftigem Nitrit reduziert werden; beim Säugling reichen davon bereits ca. 6 mg/kg Körpergewicht, um eine lebensgefährliche Blausucht auszulösen. Heute verwendet natürlich kein Hersteller von Säuglingsnahrung mehr nitrathaltige Molke. Die Lektion sitzt.

Für Erwachsene galt das mit Nitrat und Nitrit verbundene Risiko lange Zeit als unbedeutend, weil sie nicht mit Blausucht reagieren. Das änderte sich jedoch mit der Verbesserung der Analytik und mit der Entdeckung der Nitrosamine, die sich im Tierversuch als potente Krebsgifte erwiesen. Alsbald hatte man den Mechanismus der Entstehung entschlüsselt: Der Mensch resorbiert Nitrat in seinem Verdauungstrakt und scheidet es anschließend über die Speicheldrüsen wieder aus. Dort wird es

Augen zu und durch

Toxikologische Effekte sind so vielfältig und überraschend wie das Leben, die Natur, die Welt. Alles kann Wirkungen und Folgen haben – und meist anders als gedacht. Typisches Beispiel: Saccharin.

Nach Angaben der Behörden ist dieser Süßstoff völlig unbedenklich – obwohl Natrium-Saccharin in höherer Dosierung dazu dient, bei Versuchstieren zu Studienzwecken Blasenkrebs auszulösen.[297] Doch beim Menschen lassen die bisher durchgeführten ca. 30 Fallkontroll-Studien das Risiko gering erscheinen. Zumindest bis vor Kurzem. Nun hat eine Studie aus China bei Süßstoffverwendern wider Erwarten ein vierfach höheres Risiko für Blasenkrebs gefunden; chronische Blaseninfektionen erhöhten das Risiko zusätzlich.[361] Die Ursachen für das Ergebnis liegen noch im Dunkeln, vielleicht lag es an Verunreinigungen aus der Produktion chinesischer Ware.

Noch brisanter ist das Ergebnis eines holländisch-russischen Teams. Es fand heraus, dass der Süßstoff Ratten offenbar ähnlich abhängig macht wie Alkohol. Die Reaktionen der Tiere, die auf das gewohnte Saccharin verzichten mussten, glich denen von Alkoholikern auf Entzug. Auffälligstes Merkmal: Die Ratten wurden ziemlich aggressiv.[334] Verkehrte Welt – während allerorten stets vor den „vielen Konservierungsmitteln und künstlichen Farbstoffen" gewarnt wird, tauchen die gravierendsten gesundheitlichen Risiken gerade bei jenen Zusätzen auf, die der Verbesserung des gesundheitlichen Zustands hätten dienen sollen.

von spezialisierten Bakterien am Zungengrund in Nitrit umgewandelt.[485] Nach dem erneuten Schlucken reagiert das Nitrit nun im Magen zu Nitrosaminen. Und so sollte nach landläufiger Ansicht Magenkrebs entstehen.[270]

Inzwischen werden Stimmen laut, die im Nitrat einen wichtigen Schutzfaktor vor Magenkrebs sehen wollen. Sie verweisen darauf, dass sogar der Körper selbst Nitrat bildet.[486] Das braucht er, um daraus Stickoxid zu erzeugen. Damit steuert er z. B. Blutdruck, Immunprozesse, Wundheilung und verschiedene Funktionen des Nervensystems.[488, 489] Aber auch das Nitrat aus dem Salat oder dem Schinken wird vom Körper genutzt: Aus dem Nitrit des Speichels entstehen in Verbindung mit Magensäure Stickoxide, die Krankheitserreger wie Salmonellen, EHEC oder *Helicobacter* abtöten.[487, 575] Inzwischen weiß man, dass sich auch die Haut über einen ähnlichen Mechanismus schützt. Sie scheidet mit dem Schweiß Nitrit aus. Ein Effekt konnte gegenüber Aknebakterien sowie einem Hautpilz nachgewiesen werden.[273]

Besonders pikant: Die Mikrobe *Helicobacter* spielt nach heutiger Ansicht eine Schlüsselrolle bei der Entstehung von Magenkrebs. (Für diese Entdeckung erhielten die Australier Barry Marshall und Robin Warren 2005 den Nobelpreis.) Deshalb ist es inzwischen üblich, den Keim im Magen mit speziellen Antibiotika abzutöten. Vielleicht wäre ein überdüngter Salat oder ein traditionell gepökelter Schinken eine einfache, billige und schmackhafte Alternative.

Fazit: Unsere gesicherten Erkenntnisse von heute sind die Irrtümer von morgen.

Toxikologie – Religion oder Wissenschaft?

Wenn schon die Übertragbarkeit nicht selten zweifelhaft ist, wie steht es mit der Reproduzierbarkeit? Erbringen zwei gleiche Versuche auch das gleiche Ergebnis? Davon hängen die Zuverlässigkeit und damit die Glaubwürdigkeit der Resultate ab. Um es vorweg zu nehmen – Reproduzierbarkeit ist keine Tugend der Toxikologie. Wie viele Versuche man macht, so viele Ergebnisse erhält man. Die Branche begreift das keineswegs nur als Nachteil – erlaubt es dem Fachmann doch, den Versuch herauszugreifen und zum Maßstab seiner Bewertung zu machen, der seinem Dienstherrn oder Auftraggeber entgegenkommt.

Einen Fremdstoff, gleichgültig ob Zusatzstoff oder Arzneimittel, auf seine Wirkungen zu testen, erfordert Sorgfalt und fachliches Können. Gelegenheiten, Fehler zu machen, gibt es reichlich. Wie lässt sich überhaupt überprüfen, wie zuverlässig ein toxikologisches Labor arbeitet? Das Zauberwort heißt Ringversuche. Sie stellen so etwas wie eine Prüfung der Prüfer dar. Ein Labor mit anerkannt hohem wissenschaft-

Gute Laborpraxis

Im Jahr 1978 wurde in den USA eine Vorschrift für die Durchführung von wissenschaftlichen Versuchen erlassen, in der es um die staatliche Zulassung von Arzneimitteln, Lebensmittelzusätzen und anderen Chemikalien ging, die *Gute-Labor-Praxis* (GLP). Später wurden diese Richtlinien in mehr oder minder abgewandelter Form auch von anderen Staaten übernommen und als ISO- und DIN-Normen formuliert.

Die Richtlinien der GLP beschäftigen sich mit dem Personal (es muss z. B. einen fachlich kompetenten Studienleiter geben, der auf die Einhaltung der GLP-Regeln zu achten hat), schreiben ein detailliertes Studienprotokoll vor, an dem sich die Versuchsdurchführung ablesen lässt, fordern eine bestimmte Mindest-Laborausstattung, regeln den Umgang mit Prüfsubstanzen und Labortieren, verlangen eine Aufbewahrung von Daten und Probenmaterialien und sehen unangemeldete Kontrollbesuche vor – all das, um vergleichbare und reproduzierbare Daten zu gewinnen.

Die GLP soll die Qualität in den Labors sichern und Behörden und Industrie zuverlässige Arbeitsgrundlagen für die Bewertung von Chemikalien liefern. Die Wirklichkeit sieht leider manchmal anders aus ...

lichem Standard verschickt einheitliches Probenmaterial an die Fachlaboratorien. Diese untersuchen die unbekannte Probe, so gut sie können. Ihre Ergebnisse werden anschließend an das Referenzlabor zurückgesandt, dort ausgewertet und verglichen.

Das Problem der Vergleichbarkeit und Reproduzierbarkeit von Versuchen ist in Fachkreisen durchaus bekannt, daher gab die EU-Kommission schon vor Jahren zwei Ringversuche in Auftrag, in denen es um die toxikologische Beurteilung einschlägiger Gifte ging.[520] Das Ergebnis beider Studien war mehr als beunruhigend: Die Autoren konstatierten in vielen Versuchsprotokollen „gravierende Mängel". Neben der „ausgeprägten Variationsbreite der Versuchsergebnisse" beklagten sie vor allem die „mangelhafte Beschreibung der Vergiftungserscheinungen". Und das waren in diesem Falle nicht gerade wenige, unter anderem starker Gewichtsverlust, Durchfall, Nasenbluten, Entzündungen des Magen-Darm-Traktes und der Nieren, Gelbsucht sowie Lungenödeme. „Die soeben genannten Befunde wurden – wenn überhaupt – nur von 2–25 % der an der Ringuntersuchung beteiligten Laboratorien mitgeteilt"[520], schreiben die Autoren und fragen, ob man bei derartig schlampigen Ergebnissen noch von „guter Laborpraxis" reden kann. Man darf davon ausgehen, dass an solchen Ringversuchen gerade die engagiertesten und besten Labors teilnehmen und sich die Experten, die ja wissen, dass sie auf dem Prüfstand stehen, besonders anstrengen. Wenn dennoch derartig verheerende Ergebnisse herauskommen, dann verschlägt es einem die Sprache.

Der Schlusssatz der Autoren hat denn auch einen leicht sarkastischen Unterton: Eine chronische Toxizitätsuntersuchung müsse „mehr sein als nur das Abzählen von toten Tieren". Aber manchmal klappt nicht einmal das, wie der Fall „Amaranth" zeigt.

Amaranth: Satire oder Zynismus?

Viele Jahrzehnte lang in den USA als sicherster Lebensmittelfarbstoff gehandelt, geriet Amaranth (der im Übrigen mit dem Grundnahrungsmittel der Inkas nur den Namen gemeinsam hat) Anfang der 1970er-Jahre in Krebsverdacht. Zumindest lautete so das Ergebnis einer russischen Studie. Als Verbraucherschützer diese Publikation aufgriffen, musste die FDA (Food and Drug Administration, entspricht etwa unserem Bundesinstitut für Risikobewertung, BfR) aufgrund des öffentlichen Drucks handeln. Um Zeit zu gewinnen, führte sie nun ihrerseits eine weitere Ratten-Studie durch.

Der Fall Amaranth wäre wohl dem Vergessen anheim gefallen, hätte die FDA nicht eines schönen Tages mitgeteilt, ihre Studie habe wieder einmal ergeben, dass Amaranth gesundheitlich völlig unbedenklich sei. Schon auf den ersten Blick hätten die Daten gezeigt, dass Amaranth nicht krebserregend sei. Eine statistische Analyse sei bei derart klarer Datenlage nicht nötig. Kurz darauf machte die Behörde jedoch plötzlich eine totale Kehrtwendung, schwenkte zurück und verbot den Farbstoff kurzerhand.

Was war geschehen? Einige skeptische Wissenschaftler hatten sich die Daten einmal etwas näher angeschaut und prompt gravierende Fehler festgestellt. Die Ratten der Versuchsgruppen waren mit den Tieren der Kontrollgruppen vertauscht, verwechselt oder in die falschen Käfige zurückgesetzt worden. Tote Ratten wurden tagelang in den Käfigen liegen gelassen, so dass die Pathologen nicht mehr feststellen konnten, woran die Tiere eigentlich gestorben waren. Nur die besonders zähen Ratten, die bis zum Ende des Experiments durchhielten – nicht einmal jede fünfte –, konnten histologisch untersucht werden. Genau darauf stützte sich die Unbedenklichkeitserklärung der FDA. „Das lausigste Experiment, das ich in meinem ganzen Leben gesehen habe", kommentierte einer der Wissenschaftler, der die Daten überprüfte.[532]

Eine später durchgeführte statistische Analyse der „Restdaten" kam zu einem ganz anderen Ergebnis: Rattenweibchen, die hohen Dosen Amaranth ausgesetzt gewesen waren, zeigten eine leichte Zunahme maligner Tumoren, sprich Krebs. Aber was will das schon heißen, wenn der größte Teil der Daten verschwunden oder wertlos ist? Nach dieser Blamage zog das FDA die Zulassung für Amaranth in Lebensmitteln, Kosmetika und Arzneimitteln aufgrund des öffentlichen Drucks zurück. Damit handelte es sich nicht um eine toxikologisch begründete Reaktion, sondern um eine politische Entscheidung.

Kritische Öffentlichkeit und Verbraucherschutzverbände konnten sich als Sieger fühlen. Aber schließlich sollte der Kunde nicht auf fröhlich rot gefärbte Lebensmittel verzichten müssen, also musste Ersatz her: Allurarot, das ähnliche technologische Eigenschaften aufwies wie Amaranth. Der neue Farbstoff hatte nur einen Nachteil: Man wusste relativ wenig über ihn, viel weniger als über seinen Vorgänger Amaranth.[255] Damit war es kein Problem, den Farbstoff als „sicher" zu erklären. Und die Verbraucherschützer hatten natürlich auch nichts mehr dagegen einzuwenden. Was lernen wir daraus? Je besser ein Stoff untersucht ist, desto größer die Wahrscheinlichkeit, dass Kritiker diese Substanz aufgreifen, weil da die Chance am größten ist, irgendetwas Belastendes zu finden. Je schlechter ein Stoff untersucht ist, desto eher wird er als „sicher" eingestuft.

Da die Europäer nur am Rande vom Amaranth-Skandal erfuhren, sahen die Behörden damals auch keinen Grund, dem Allurarot die Zulassung zu erteilen. Man färbte, wie gehabt, nach dem Motto „da weiß man wenigstens, was man hat", unverdrossen weiter mit Amaranth. Für die Verbraucherschützer diesseits und jenseits des großen Teichs ein gefundenes Fressen – Amaranth: „Für Amerikaner giftig – für Deutsche gesund" versus Allurarot: „Poisonous für Europeans – O. K. for us!"[254] Ein Sieg für den Verbraucherschutz? Wohl eher ein Pyrrhussieg …

Damit ist die Amaranth-Story aber noch keineswegs zu Ende. In den darauffolgenden Jahren erschien eine ganze Reihe von Untersuchungen, die allesamt die Unbedenklichkeit dieses Farbstoffs bestätigten. Inzwischen ist jedoch der Verdacht aufgekommen, dass Amaranth neurologische und verhaltensbiologische Parameter bei Mäusen dosisabhängig beeinträchtigt: Die Tiere zeigten Schwierigkeiten beim gerichteten Schwimmen und bei der Orientierung „nach der Nase".[269] Damit ist eine neue Seite in der nun schon über 100-jährigen Amaranth-Story aufgeschlagen worden: Vermutlich nicht kanzerogen, aber möglicherweise neurobiologisch bedenklich? In weiteren 100 Jahren wissen wir vielleicht mehr …

Teufel oder Beelzebub: natürliches Rouge

Wäre es da nicht besser, auf natürliche Farbstoffe zurückzugreifen – auf solche, die nach einhelliger Auffassung nicht schaden können, weil sie ein ganz klein wenig lebenswichtig sind? Zum Beispiel Beta-Carotin. Der orangerote Farbstoff ist zugleich eine Vitaminvorstufe, die wir mit der Nahrung (Obst, Gemüse) aufnehmen und die unser Körper bei Bedarf in Vitamin A umwandelt. Damit färbt man in großem Stil

Der Kluge Hans, Placebos und randomisierte Doppelblindstudien

Der Kluge Hans war ein Karrengaul, der Anfang des 20. Jahrhunderts in Berlin mit seinen Rechenkünsten derart Furore machte, dass man sogar am Kaiserhof auf ihn aufmerksam wurde. Stellte man ihm eine Rechenaufgabe, so klopfte er unter den gestrengen Blicken seines Trainers Wlhelm von Osten mit dem Huf das richtige Ergebnis aufs Pflaster. Allerdings nur dann, wenn er seinen Herrn sehen konnte, der das richtige Ergebnis kannte und ihm unbewusst durch winzige unwillkürliche Körperbewegungen zu verstehen gab, wann er mit dem Klopfen aufhören sollte.[246]

Was hat das mit wissenschaftlichen Versuchen zu tun? Eine ganze Menge. Will man einen chemischen Stoff testen, sei es ein Arzneimittel oder ein neuer Lebensmittelzusatzstoff, so ist eine randomisierte doppelblinde Interventionsstudie der „Goldstandard". Dazu engagiert man eine genügende Anzahl von Freiwilligen und teilt sie zufällig in zwei Gruppen ein, in eine Versuchsgruppe und eine Kontrollgruppe. Das nennt man Randomisieren (engl. random = Zufall). Die Versuchsgruppe erhält nun die Prüfsubstanz (das Verum), die Kontrollgruppe ein gleich aussehendes und schmeckendes Scheinmedikament, ein sogenanntes Placebo. Entscheidend dabei ist, dass kein Proband weiß, ob er den Wirkstoff oder ein Placebo erhält, um unbewusste Verfälschungen zu vermeiden. Da die Probanden im Dunkeln gelassen werden, spricht man von Blindversuch. Würde der Versuchsleiter wissen, wer die Prüfsubstanz und wer das Placebo erhält, könnte auch er das Testergebnis absichtlich oder unabsichtlich beeinflussen, wie der Trainer das Rechenergebnis des Klugen Hans. Um jeden „Versuchsleitereffekt" auszuschließen, erfährt auch der Versuchsleiter erst nach Abschluss der Studie, wer was erhalten hat – daher Doppelblindstudie. Da die Verabreichung von Wirkstoffen einen Eingriff (Intervention) darstellt, spricht man auch von randomisierten doppelblinden Interventionsstudien.

seit Jahrzehnten Süßigkeiten, Getränke oder Milchprodukte. Noch dazu soll der Stoff extrem gesund sein: In den 1980er-Jahren hatten amerikanische Forscher die positiven Effekte von Beta-Carotin als Antioxidans und Radikalfänger betont, was in der Folgezeit von Herstellern und Presse bereitwillig aufgegriffen wurde. Alsbald begannen viele Menschen, zusätzlich Beta-Carotin-Pillen zu schlucken – ein Farbstoff für Bonbons als Gesundbrunnen!

Doch 1994 geriet der Pillenabsatz in den USA ins Stocken, denn eine groß angelegte finnische Studie hatte ergeben, dass Raucher, die Beta-Carotin einnahmen, deutlich häufiger Lungenkrebs entwickelten. Das war ein Schock, denn Gesundheitsexperten hatten angenommen, Raucher – die per se ein höheres Lungenkrebsrisiko haben als Nichtraucher – würden von Beta-Carotin am meisten profitieren. Zunächst versuchte man von interessierter Seite, diese Befunde als exotische Ausreißer abzutun, doch diese Kritik verstummte, als eine amerikanische Studie mit zigtausend Freiwilligen ebenfalls eine fast 30-prozentige Lungenkrebs-Zunahme bei Rauchern ergab, die täglich 30 mg Beta-Carotin per Pille zu sich nahmen. Beide Studien waren randomisierte Doppelblindversuche und damit methodisch das Zuverlässigste, das die medizinische Forschung zu bieten hat. Wer den Zusatzstoff als Pille konsumierte, erkrankte eher als Raucher, die nur rauchten. An diesem verheerenden Ergebnis gibt es inzwischen nichts mehr zu deuteln.[477–480]

Die Forscher waren peinlich berührt. Des Rätsels Lösung kam man an der Tufts-Universität mithilfe von Frettchen auf die Spur. Die Forscher fütterten ihre Versuchstiere mit hohen Dosen Beta-Carotin, das von diesen wieselartigen Tieren auf die gleiche Weise wie beim Menschen verstoffwechselt wird. Ein Teil der Frettchen inhalierte ein halbes Jahr lang täglich den Rauch von 30 Zigaretten. Die Häufigkeit von Lungentumoren stieg, und zwar besonders stark bei den rauchenden Frettchen. Diesmal lieferte die Blutanalyse der Tiere einen wichtigen Hinweis: In hohen Konzentrationen wirkt Beta-Carotin offenbar nicht als Antioxidations-, sondern ganz im Gegenteil als Oxidationsmittel.[524] Es fing also nicht „Radikale", sondern erzeugte solche – genau das Gegenteil dessen, was Gesundheitsexperten und Ernährungsfachleute versprochen hatten.

Über diese Studien wurde in Deutschland nur sehr zurückhaltend berichtet; weder Medien noch Verbraucherverbände oder die zuständigen Ministerien informierten die Öffentlichkeit mit dem gleichen Nachdruck, den sie beispielsweise im Falle von Acrylamid an den Tag gelegt hatten. Und das, obwohl die Auswirkungen für Raucher nicht nur real sind, sondern auch weitaus gravierender, als es die von Acrylamid je hätten sein können.

Noch dazu ließe sich das Risiko durch Beta-Carotin-Pillen im Gegensatz zum Acrylamid ganz einfach und ohne Extrakosten vermeiden. Aber Pommes sind eben „ungesund" und Vitamine „gesund". Als skeptischer Verbraucher fragt man sich: Cui bono – wem nützt diese einseitige, ja nicht selten verlogene Berichterstattung? Gewöhnlich immer denen, die etwas zu verkaufen haben – egal, ob Nahrungsergänzungsmittel oder unnütze Ratschläge. Unser Vorschlag: Essen Sie Obst oder bunte Bonbons, so viel Sie mögen, und lassen Sie die Beta-Carotin-Pillen da, wo sie hingehören: in der Apotheke. Denn diesmal ist die Krebsentstehung durch Beta-Carotin tatsächlich eine Frage der Dosis – und der synergistischen Wirkung des Tabakrauchs.[477–480]

Gibt es denn gar nichts Positives über das Provitamin zu berichten? Doch, natürlich. Aber ganz anders als gedacht. Denn die epidemiologischen Untersuchungen, die zeigen, dass Menschen, die vermehrt carotinhaltige Speisen zu sich nehmen, davon gelegentlich gesundheitliche Vorteile haben, dürften einen ganz anderen Grund haben. Beim Kochen entsteht aus Beta-Carotin durch Zersetzung ein Aromastoff, das Beta-Ionon. Und Beta-Ionon (nicht aber Carotin) schützt im Experiment vor Brustkrebs.[373, 374] Nicht die Rohkost fördert den Gesundheitszustand, sondern die korrekt zubereitete Speise. Wie im Falle des Acrylamid entscheidet die Verarbeitungstechnik über die gesundheitlichen Wirkungen und nicht die Theorie der Experten.

Mutter Naturs Giftküche: Kräuter und Gewürze

Liebhaber der feinen Kräuterküche wurden kürzlich von einer Warnung in der Presse aufgeschreckt: „Regelmäßiger Verzehr von Fencheltee und Gewürzen wie Basilikum, Anis, Muskatnuss und Lemongras kann nach einem Bericht des Bundesinstituts für gesundheitlichen Verbraucherschutz und Veterinärmedizin (BgV V) krank machen. Wie das Berliner Institut mitteilte, haben Versuche gezeigt, dass natürliche Inhaltsstoffe der Pflanzen krebserregende und erbgutverändernde Wirkung haben können."[521]

Am darauffolgenden Tag vermeldete die Konkurrenz: „Die Wirtschaftsvereinigung Kräuter- und Früchtetee (WKF) wehrt sich gegen Berichte, wonach der Verzehr von Fencheltee krank machen könne. ‚Es gibt keinen belegten Fall von einer Schädigung des Menschen durch Fencheltee, obwohl er seit Jahrhunderten getrunken wird', teilte der Verband mit … Die Meldung des BgV V basiere auf einer Studie von Mäusen und Ratten, die nicht auf den Menschen übertragbar sei, erklärte der WKF."[522]

Nicht etwa überhöhte Rückstände von Pflanzenschutzmitteln, nein, die natürlichen Inhaltsstoffe gesunder Kräuter und bewährter Gewürze sollen auf einmal krebserregend sein? Oder alles Panikmache, Ergebnisse, die nur für Ratten, aber nicht für Menschen von Bedeutung sind, wie das WKF kritisiert?

Wem soll man glauben? Dem staatlichen Institut als Anwalt des Verbrauchers oder der Wirtschaft? Unbestritten ist, dass die geprüften Substanzen aus Kräutern und Gewürzen im Tierversuch „kanzerogen" wirken können. Aber mittlerweile wissen wir, wie wenig ein solches Etikett angesichts der Tatsache besagt, dass vier von zehn Stoffen – ganz gleich, ob natürlich oder künstlich – in irgendeinem Test „kanzerogen" sind.[453] „Ohne Chemie", wie es manchmal in der Werbung stolz heißt, ist nur das Vakuum – eben nichts.

Welche absurden Auswüchse chemisches Analphabetentum annehmen kann, zeigt ein Test aus den USA: Dort unterschrieben über 80 % der angesprochenen Passanten eine Petition, die ein Verbot von Dihydrogenmonoxid forderte, weil diese Verbindung beim Einatmen tödlich wirken kann, eine Hauptkomponente des sauren

Regens ist und in den Tumoren von Krebspatienten im Endstadium gefunden wird. Hinter diesem Teufelszeug verbirgt sich nichts als – Wasser (H_2O).[524]

Koch und Feinschmecker sehen in Kräutern und Gewürzen sicherlich die Krönung jeder feinen Küche. Doch aus Sicht der Pflanze handelt es sich bei ihnen um ganz gewöhnliche Schädlinge. Niemand lässt sich gern widerstandslos auffressen, und da Pflanzen nicht das Hasenpanier ergreifen können, wenn sie bedroht werden, hat sie Mutter Natur eben mit potenten chemischen Waffen ausgerüstet. So enthält das Lebkuchengewürz Zimt kanzerogenes Cumarin, und das Piperin im Allerweltsgewürz Pfeffer kann fruchtschädigend wirken.[581–583]

Im Falle von Pesto kommen die haushaltsüblichen Gehalte jenen Dosierungen, wie sie in Tierversuchen schädigend wirken, bedenklich nahe.[349, 584] Verantwortlich ist dafür das Methyleugenol, ein natürlicher Aromastoff, der vor allem in Basilikum vorkommt.[350, 351] Würden wir das Methyleugenol mit der gleichen Elle messen wie Acrylamid, so müssten die Verbraucherverbände eigentlich Sturm laufen. Beispielsweise führt Methyleugenol bei Mäusen und Ratten schon bei der niedrigsten getesteten Dosis (37 mg/kg Körpergewicht und Tag) zu Lebertumoren.[349] Es steht im Gegensatz zum Acrylamid und anderen medienwirksamen Stoffen nicht nur im Verdacht, eventuell gelegentlich doch einmal Krebs zu verursachen, sondern ist definitiv ein „knallhartes“ Kanzerogen. Die Forscher sprechen von einem „Multisite-“ und „Multispecies“-Kanzerogen.

Die Europäische Kommission (GD Gesundheits- und Verbraucherschutz) rät deshalb zur Vorsicht, auch wenn es bisher keinerlei epidemiologische Daten über Menschen gibt.[523] Dürfen wir nun kein Pesto mehr essen? Doch, aber wir sollten beim Beurteilen von Stoffen etwas vorsichtiger sein. Natürlich sollte man untersuchen, ob Pesto-Liebhaber häufiger unter Leberkrebs leiden als andere. Aber aufgrund unerwarteter toxikologischer Ergebnisse Zimt, Basilikum und Pfeffer zu verbieten und sie durch „sichere“ künstliche Aromastoffe zu ersetzen, erscheint ebenso wie im Falle von Acrylamid übertrieben.

Nicht umsonst haben Kräuter und Gewürze in unserer Küche eine jahrtausendealte Tradition. Und diese Traditionen kommen nicht von ungefähr, denn all diese Kräuter und Gewürze geben vielen Gerichten den letzten Pfiff – weil sie als Gegengift wirken: Sie machen schädliche Inhaltsstoffe in unseren Speisen unschädlich. Sie mögen Geräuchertes und grillen gern? Lassen Sie sich diesen Spaß von Gesundheitsaposteln nicht vermiesen. Das krebserzeugende Benzpyren, das entsteht, wenn Fett von der Bratwurst auf die Grillkohle tropft, lässt sich durch einen Klecks (mehr ist nicht nötig und bringt auch nicht mehr![162]) Senf unschädlich machen. Darüber hinaus wirkt das „Schwarze“ am Steak, wie ein kanadischer Tierversuch gezeigt hat, nicht anders als Aktivkohle – es bindet Schadstoffe, darunter auch Benzpyren.[369]

Gefährlicher als Benzpyren sind die erbgutverändernden und kanzerogenen heterozyklischen Amine (HCAs), die sich beim Erhitzen von Eiweiß bilden.[379] Ganz gleichgültig, ob Sie einen vegetarischen Linseneintopf oder Grill-Steaks bevorzugen, seit Entdeckung des Feuers vor rund einer Million Jahren hätten Acrylamid, Benzpyren und HCA theoretisch mehr als genug Zeit gehabt, uns den Garaus zu machen. Des Rätsels Lösung sind teils selbst „giftige" Gewürze, Marinaden und Saucen, die in der küchenüblichen Dosierung die Wirkung vieler Schadstoffe dieser Art praktisch vollständig kompensieren.[164, 371, 372] Manchmal hat auch eine Flasche Bier zum Braten den gleichen Effekt.[163] (Übrigens: Brokkoli und Kräutertees verstärken die Giftigkeit der HCA – aber wer greift bei einem Grillfest schon zu Brokkoli oder Kräutertee?[378, 672]) Gleichzeitig bilden sich beim Braten, Rösten und Grillen auch Konservierungsstoffe – z. B. antibakteriell wirkende Lysozymderivate[525, 526]: Nicht das Rohprodukt wirkt mikrobenabtötend, sondern das zubereitete Produkt.

Was lehrt uns das? Unsere Nahrung ist nicht etwa eine Mischung aus zahllosen geprüften und harmlosen Stoffen – sondern ganz im Gegenteil eine Mischung aus zahlreichen tierischen und pflanzlichen Lebewesen, die sich nicht für unser Wohlergehen interessieren, sondern sich um ihre eigene Existenz sorgen. Deshalb enthalten sie eine Vielzahl von Substanzen, die für uns alles andere als vorteilhaft sind. Wir haben nun durch unsere lange kulinarische Erfahrung Mittel und Wege gefunden, die einzelnen Produkte so zuzubereiten und so zu kombinieren, dass für uns ein Nettogewinn herausspringt. Je größer der Gewinn für uns persönlich, desto besser schmeckt uns eine Speise. Auf diese Weise können potenziell durchaus toxische Bestandteile in der richtigen Kombination einen Nutzen entfalten.

Die verschiedenen regionalen Traditionen – knoblauchgeschwängerter Joghurt auf dem Balkan, Olivenöl im Mittelmeerraum, Sojaprodukte in Fernost – sind im Einklang mit dem jeweiligen Nahrungsangebot und seiner Bekömmlichkeit entstanden. Die im Senf enthaltenen Senföle wirken stark hautreizend, die Benzpyrene in der Wurst sind karzinogen; einzeln betrachtet gehörte beides auf den Index, beides zusammen ergibt für Mensch und Darmflora eine bekömmliche und wohlschmeckende Mahlzeit, die für den, der es mag, auch „gesund" ist. Bei unseren Zusatzstoffen fehlt uns allerdings diese evolutionäre Erfahrung – einfach deshalb, weil sie neu sind. Und aus diesem Grunde brauchen wir eine toxikologische Bewertung.

Unsere Küche ist über hunderte von Generationen nach dem Prinzip von Versuch und Irrtum entstanden und entwickelte so eine ausgewogene Balance zwischen verschiedenen Nahrungsmitteln und Zutaten. Schon im 19. Jahrhundert schrieb der scharfsinnige Medizinprofessor Sir William Roberts: „Die allgemeinen Ernährungssitten der Menschheit sind nicht auf gut Glück entstanden; sie sind nicht erfunden worden, um den Gaumen zu reizen oder um einen unnützen oder verdorbenen

Appetit zu befriedigen. Dieses Ernährungssitten müssen ursprünglich betrachtet werden als das Resultat tiefwurzelnder Instinkte, die zusammenhängen mit zentralen Bedürfnissen der menschlichen Natur; sie sind die Früchte einer gewaltigen Erfahrung, die angehäuft wurde durch zahllose Millionen von Menschen in der Folge der Generationen."[484]

Die innere Stimme

Doch wie werden diese Erfahrungen vermittelt? Woher weiß der Körper beispielsweise, dass Senf das Benzpyren auf der Grillwurst neutralisiert? Erinnern Sie sich noch an das Darmhirn, das enterale Nervensystem (siehe Kapitel „Der Appetit kommt beim Essen")? Nicht nur der Kopf lernt ein Leben lang Neues, auch der Bauch macht seine Erfahrungen. Daraus entwickelt der Körper seinen persönlichen Appetit und passt ihn den jeweiligen Erfordernissen an. Unser Gaumen, unsere bewussten Sinne wären mit dieser Aufgabe überfordert.

Die immense Bedeutung des bisher kaum beachteten Darmhirns für eine geeignete Auswahl und Verwertung unserer Nahrung wird erst langsam klar. Da der Körper über alle Vorgänge in seinem Inneren informiert sein muss – und zwar hinab bis aufs zelluläre, ja molekulare Niveau, können ihm toxische Effekte nicht verborgen bleiben.

Aber unser Darmhirn erledigt seine wichtigen Aufgaben weitgehend im Verborgenen, und das schon seit schätzungsweise 200 000 Jahren, als der erste *Homo sapiens* die Bühne betrat. Stammesgeschichtlich ist es noch sehr viel älter, denn schon die ersten Vielzeller, die Hohltiere, besitzen ein Nervennetz, das sich um den Verdauungstrakt schmiegt, aber noch kein zentrales Gehirn – frei nach dem Brecht'schen Satz: „Erst kommt das Fressen, dann die Moral."

Jeder Organismus verfügt – wie wir im Kapitel „Der Appetit kommt beim Essen" gesehen haben – über ein bewundernswertes Repertoire von Werkzeugen und Strategien, um seine Ernährung in optimaler Weise zu sichern und zu gestalten. Schon Bakterien können sich aktiv auf Veränderungen ihres Nahrungsangebot einstellen. Insekten bemerken in kürzester Zeit, wenn der Nährstoffgehalt ihrer Nahrung nicht mehr ihren Bedürfnissen entspricht, und ändern sofort ihre Präferenzen. Ratten bemerken Manipulationen des Geschmacks schnell und lassen sich davon nicht in ihrem Ernährungsverhalten täuschen. Ganz gleich, ob man Traubenzucker oder den Bitterstoff Chinin zusetzt, die kalorische Regulation bleibt (nach kurzfristigem Mehr- oder Minderverzehr) in aller Regel langfristig auf gleichem Niveau. Ist die erste Mahlzeit kohlenhydratbetont, bevorzugen die Tiere danach eher fett- oder eiweißreiches

Das unterschätzte Darmhirn[183, 184, 528–530]

Dass große Dinosaurier mindestens zwei Gehirne hatten, eines im Schädel und eines in der Hüftregion, um die gewaltige Muskelmasse des Hinterleibs koordiniert zu bewegen, ist bekannt. Aber zwei Gehirne sind keine Exklusivität dieser ausgestorbenen Giganten; alle höheren Tiere, die über einen Darm verfügen, sind mit zwei Hirnsystemen ausgestattet: Neben dem Zentralnervensystem (ZNS) im Schädel und Rückenmark besitzen wir ein sogenanntes enterales Nervensystem (ENS, Darmhirn). Beide Nervensysteme wirken arbeitsteilig: Während sich das ZNS und die von ihm kontrollierten Sinnesorgane und Muskeln um Nahrungssuche und -aufnahme kümmern – genauer gesagt, um die gesamte Außenwelt –, sorgt das enterale Nervensystem (von griechisch enteron = Darm) für die Verwertung der Nährstoffe und steuert die Innenwelt unserer Existenz.

Wozu braucht unser Darm ein eigenes Hirn? Nun, er steht vor einer gewaltigen logistischen Aufgabe, wobei er zwei Ziele unter einen Hut bringen muss: Einerseits soll er über eine riesige Oberfläche von 200–300 m^2 Nahrung erkennen, aufspalten und resorbieren, zum anderen seine Schleimhaut von Toxinen, Krankheitserregern und anderen schädlichen Bestandteilen in der Nahrung schützen. Um diese Aufgabe zu bewältigen, stellt der Darm nicht nur das größte Immunorgan dar, sondern besitzt auch ein eigenständiges Darmhirn, das Verdauungsvorgänge unabhängig vom Zentralnervensystem steuert und mit schätzungsweise 10^8 Nervenzellen etwa so viele Nervenzellen wie das Rückenmark aufweist.

Zahlreiche Überwachungssysteme, z. B. sensorische Darmneuronen, registrieren wie Fühler den Inhalt des Darms und aktivieren die erforderlichen Muskeln und Drüsen, um die Verdauung voranzutreiben oder gefährliche Substanzen zu neutralisieren bzw. auszuscheiden. Dazu verfügt das ENS wie das ZNS über Neurotransmitter und -rezeptoren (z. B. Opiatrezeptoren), die die Bewegung der glatten Darmmuskulatur wie das Herz die seine über eigene Schrittmacherzellen steuern, sowie über Immunzellen und endokrine Zellen, die als „Geschmacksknospen" wie auf der Zunge fungieren.[673–675] All das erlaubt dem Darmhirn eine eigenständige Kontrolle der Verdauung.

Wenn das Darmhirn so wichtig ist, warum ist immer nur vom ZNS, aber nie vom ENS die Rede? Das liegt daran, dass das ENS seine Arbeit automatisch und im Stillen verrichtet; wir bekommen in der Regel nichts davon mit. Und solange alles gut läuft, mischt sich das ZNS in diese autonome Regulation auch nicht ein. Ins Bewusstsein dringen Vorgänge im Verdauungstrakt meist erst dann, wenn etwas nicht stimmt: bei Unwohlsein oder Schmerzen aufgrund von Erkrankungen, Verletzungen oder Vergiftungen.

Neben dem ENS gibt es auch sensorische Systeme, die für das Wohlergehen der Menschheit tätig sind, ohne dass wir ihr Wirken bewusst wahrnehmen. Ein typisches Beispiel ist das VNO, das vomeronasale Organ. Es trägt ebenfalls für die Gesundheit Sorge, diesmal allerdings für die nächste Generation. Es sorgt dafür, dass sich Frauen an ihren fruchtbaren ▷

Tagen zu Männern hingezogen fühlen, deren genetische Ausstattung ihr eigenes Erbgut optimal ergänzt. So schafft die Natur gute Voraussetzungen für die Zeugung eines gesunden Kindes. Dass der attraktive Partner vielleicht nicht zum eigenen Lebensstil passt, ist der Natur dabei schietegal. Passen die Immunsysteme der Partner nicht zusammen (auch wenn sonst nur eitel Sonnenschein herrscht), kommt es meist gar nicht zur Empfängnis. Deshalb bleiben solche Beziehungen nicht selten kinderlos.[303]

Futter usw. Diabetische Ratten beispielsweise wählen ihre Kost so aus, dass sich ihr Krankheitsbild bessert.[531]

Die Zuträglichkeit der Nahrung ist für jedes Individuum von allerhöchster Bedeutung. Aufgabe des Darmhirns ist es daher, die aufgenommene Nahrung auf ihre Zusammensetzung hin zu prüfen, Verwertbares zu resorbieren und Gefährliches unschädlich zu machen bzw. möglichst rasch wieder auszuscheiden – wenn es sein muss, auch durch Erbrechen oder Durchfall. Dieses System ist auf den Stoffwechsel eines jeden Menschen zugeschnitten wie ein Maßanzug; es bestimmt unsere kulinarischen Vorlieben und Abneigungen und sorgt damit dafür, dass wir uns in der Regel so ernähren, wie es gut für uns ist, und wir gesund und munter bleiben – ohne dass es uns bewusst würde.

Brauchen wir überhaupt Lebensmitteltoxikologen?

Brauchen wir also überhaupt eine Lebensmitteltoxikologie? Schließlich sind wir auch ohne aufwendige toxikologische Testbatterien den größten Teil der Menschheitsgeschichte recht gut gefahren. Die Antwort lautet „„ja“, aber wir sollten uns davon keine Wunder erwarten, also keine 100-prozentige Sicherheit. Wir brauchen sie beispielsweise, wenn neue Stoffe der Nahrung zugesetzt oder neue Verfahren eingeführt werden. Auch Naturvölker füttern neue Speisen erst einmal an Hunde oder andere Haustiere, bevor sie selbst davon kosten. Denn wenn ein Stoff akute Vergiftungen auslöst, kommen die Warnungen des ENS zu spät. Außerdem kann das ENS „von Natur aus“ nicht auf alles vorbereitet sein. Bis es die abträgliche Wirkung kennengelernt hat, können beim Individuum bereits schwere Gesundheitsschäden eingetreten sein. Doch diese Grenzen sollten nicht über seine Fähigkeiten hinwegtäuschen.

Wie aufmerksam der Körper in kritischen Situationen darauf achtet, dass wir keine toxischen Stoffe mit der Nahrung zu uns nehmen, zeigt sich in der Schwangerschaft. In den ersten drei Monaten ist der Embryo bzw. Fötus in besonderem Maße durch Toxine aller Art gefährdet, weil in dieser Zeit die Informationen zur Anlage der einzelnen Körperteile bzw. Organe aus der DNS abgelesen werden. In dieser Phase erhöht sich bei den meisten Schwangeren die Empfindlichkeit des Geruchssinns beträchtlich, was häufig dazu führt, dass Nahrungsmittel, die zuvor bedenkenlos verzehrt wurden, nun gemieden werden: Einer Schwangeren im ersten Trimester „stinkt" vieles, was dem Embryo in dieser Phase vielleicht schaden könnte.[256–258]

Der Preis für diese erhöhte Geruchsempfindlichkeit ist das lästige Schwangerschaftserbrechen, unter dem so viele Frauen in dieser Zeit leiden. Denn parallel zum Geruchssinn erhöht auch der „Messfühler" für toxische Stoffe im Gehirn, genauer im circumventriculären Organ (CVO), seine Empfindlichkeit beträchtlich. Sobald die Gliedmaßen und Organe angelegt sind und nur noch wachsen müssen, verschwinden erhöhte Geruchsempfindlichkeit und damit das Schwangerschaftserbrechen wieder, denn die Gefahr einer Missbildung ist nun weitgehend gebannt. Vielleicht hängt der Conterganskandal auch damit zusammen, dass das Medikament explizit gegen Schwangerschaftserbrechen verordnet wurde.

Auch „Mutter Natur" stößt immer wieder an ihre Grenzen. Angesichts der Vielzahl von potenziell schädlichen Stoffen ist es erstaunlich, wie die Natur es trotzdem schafft, dass die Babys in der übergroßen Mehrzahl gesund auf die Welt kommen. Bedenkt man dabei, dass die meisten Schwangerschaften bereits im Vorfeld vom Körper für die Frau unbemerkt abgebrochen werden, weil es aufgrund der sogenannten mütterlichen Selektion zum Abgang fehlerhafter Embryonen kommt[375, 376], erhält man eine Vorstellung, mit welchem Aufwand die Natur versucht, Risiken aufzuspüren und die Kosten für das Individuum möglichst gering zu halten – und wie wenig wir meist davon merken.

Auch wer nicht schwanger ist, wird vor den meisten gravierenden, unmittelbar bedrohlichen Vergiftungen durch Übelkeit, Erbrechen und Durchfall bewahrt. Dennoch brauchen wir toxikologische Prüfungen, wenn unserer Nahrung neue Stoffe zugesetzt oder neue Verfahren eingesetzt werden sollen, damit – platt gesagt – niemand tot umfällt. Das vermögen die Toxikologen heute ohne großen Aufwand zu gewährleisten – individuelle Empfindlichkeiten einmal ausgenommen.

Fazit: Die Natur ist „natürlich" nicht perfekt. Ebenso wenig sind es die toxikologischen Prüfungen. Während biologische Systeme stets auf das jeweilige Individuum, auf die Folgen einer Speise für den einzelnen Menschen zugeschnitten sind, prüfen die Toxikologen die Risiken eines Stoffes für einen Stamm von Laborratten unter den Bedingungen einer standardisierten Käfighaltung und ermöglichen damit statistische Aussagen. Insofern erscheint es vernünftig, die Stärken beider Systeme ergänzend zu nutzen. Gleichzeitig ließen sich im Gegenzug die zahlreichen derzeit für eine Zulassung erforderlichen Untersuchungen ausdünnen, da mehr Tierversuche nicht automatisch mehr Sicherheit bedeuten.

Insbesondere ist erforderlich,

1. neue Zusatzstoffe auch weiterhin auf ihre akute Toxizität zu prüfen. Dabei sollte der jeweilige Zusatzstoff unter realistischen Bedingungen getestet werden, d. h. so, wie er beim Verbraucher auf den Tisch kommt (z. B. Brötchen mit realen Backmitteln);
2. zu prüfen, ob damit wertgebende Verfahren (insbesondere Fermentationen) ersetzt werden sollen und dadurch ein gesundheitliches Risiko, insbesondere durch mangelhaften Abbau von Antinutritiva, entstehen könnte;
3. sicherzustellen, dass die Prüfungen nicht vom Hersteller der Substanz, sondern von einer unabhängigen Stelle, z. B. vereidigten Sachverständigen, durchgeführt werden.

Auch mit großem toxikologischem Aufwand wird es nie die so oft geforderte und versprochene „100-prozentige" Sicherheit geben. Jeder Mensch ist anders. Deshalb hat uns die Natur das ENS mitgegeben, damit dieses die individuelle Prüfung vornimmt. Die Bekömmlichkeit und damit die Stimme des eigenen Körpers verdient mehr Vertrauen als Beobachtungen an einem Dutzend Käfigratten.

Allergien: Wen juckt's?

Wenn der Frühling naht, hocken sie zu Hause und verschließen die Fenster. Oder saugen dreimal täglich die Wohnung und wechseln ständig die Bettwäsche. Oder studieren beim Einkauf intensiv die Zutatenlisten jedes Joghurtbechers und Marmeladenglases. Allergiker, von ihrer Umwelt bemitleidet, aber meist in ihrem Leiden doch nicht richtig ernst genommen. Triefnase, brennende Augen, Kloß im Hals und zugeschnürte Kehle – lästig zwar, aber doch nicht wirklich gefährlich …

Diese weit verbreitete Ansicht ist in doppelter Hinsicht falsch. Erstens sind Allergien unter Umständen lebensgefährlich (wir werden Beispiele dafür kennenlernen), und zweitens ist Leiden stets subjektiv. Allergiker leiden nach eigener Einschätzung nicht weniger als Herz-Kreislauf-Patienten und sehen ihre Lebensqualität stark eingeschränkt.[600]

Mehr als ein bisschen Schnupfen: Allergiesymptome[601, 602]

Viele Allergiker vom Soforttyp (d. h. die allergische Reaktion erfolgt direkt – Sekunden bis Minuten – nach Kontakt mit dem Allergen) leiden unter einer ganzen Palette von Symptomen, die sich auf Haut und Schleimhäute konzentrieren:

- Beim *allergischen Asthma bronchiale* führt das Einatmen von Pollen, Tierhaaren, Hausstaubmilben, Schimmelpilzsporen usw. anfallsartig zu Atemnot, gefolgt von dem Gefühl zu ersticken.
- Hauptmerkmal des *Heuschnupfens* (allergische Rhinitis) ist eine stark laufende Nase, oft begleitet von entzündeten, juckenden, tränenden Augen (allergische Konjunktivitis) und Schwellungen der Nasenschleimhaut.
- Typisch für *Neurodermitis* (atopisches Ekzem) sind stark juckende, trockene, schuppige und blutig gekratzte Hautstellen.
- Bei *Nesselsucht* (Urtikaria) bilden sich auf der Haut juckende Quaddeln.
- Das *Quincke-Ödem* (Angioödem) ist gekennzeichnet durch schmerzhafte, manchmal tagelang anhaltende Schwellungen von Haut und Schleimhäuten.
- Charakteristisch für das *Orale Allergische Syndrom* (OAS) sind Juckreiz und Anschwellen von Lippen, Mundhöhle und/oder Rachenraum direkt nach dem Verzehr von unverträglichen Nahrungsmitteln. Sobald die Frucht mit der Mundschleimhaut in Kontakt kommt, beginnt es im Hals zu kratzen, die Augen röten sich, die Kehle ist wie zugeschnürt und wenig später bildet sich auf der Haut ein juckender Ausschlag.

Allergien nehmen in Wohlstandsgesellschaften zu: Litt um 1926 nur jeder hundertste Schweizer unter Heuschnupfen, so klagen heute darüber mehr als 12 % der Bevölkerung.[722] Fast ein Viertel aller Amerikaner und fast jeder fünfte Brite und Australier glaubt inzwischen, allergisch auf Lebensmittel zu reagieren. Ihnen auf den Fuß folgen die Schweizer und Deutschen mit 12–18 %. Andere Fachleute beziffern die Häufigkeit nur mit 1–2 %.[603, 604, 665] Nach dieser Schätzung wäre von zehn Personen, die meinen, unter einer Lebensmittelallergie zu leiden, pi mal Daumen gerechnet, nur einer „echt". Doch auch hier scheiden sich die Geister. Je nach Studie liegt das Verhältnis von vermuteter zu tatsächlicher Nahrungsmittelallergie zwischen 4 : 1 und 10 : 1.[605] Einigkeit besteht nur im Hinblick auf die Zunahme.

Die Umwelthypothese oder der Kampf gegen Drachen

Für viele Menschen liegt die Ursache auf der Hand: Umweltgifte, Zusatzstoffe und stark verarbeitete Lebensmittel können doch nicht gesund sein. Immer neue Fremdstoffe werden in Umwelt und Nahrung eingeschleust. Nimmt es da wunder, wenn das verwirrte Immunsystem eines Tages selbst völlig harmlose Dinge angreift? Dem steht die Tatsache entgegen, dass viele Menschen gerade auf Gräserpollen allergisch reagieren. Doch auch hier zeigen sich Merkwürdigkeiten: Denn erstaunlicherweise sind es in der Großstadt mehr als auf dem Land, wo die Pollendichte doch viel höher ist. Bereits im 19. Jahrhundert war aufmerksamen Beobachtern aufgefallen, dass die städtischen „höheren Stände" viel häufiger an Heuschnupfen litten als Knechte und Mägde, die doch ständig mit Heu umgingen.[295] Wie ist dieser offenkundige Widerspruch zu erklären?

Der Umwelthypothese zufolge spielt die Luftverschmutzung eine entscheidende Rolle. Danach sieht es so aus, als ob erst die Staubteilchen, die Dieselrußpartikel und der Reifenabrieb in der Großstadtluft, die sich auf den Pollen festsetzen, die Pollen in eine gefährliche, allergene Form überführen.[549, 734] Werden diese mit Staubpartikeln gespickten Pollen, die aussehen wie kleine „Morgensterne", eingeatmet, empfindet das Immunsystem dies als Bedrohung, bekämpft aber nicht die Staubpartikel, sondern den an sich harmlosen Träger, den Pollen. Genauer gesagt, die Eiweiße in den Pollen. Sobald die Pollen in feuchte Gefilde wie Nasenschleimhaut oder Lunge gelangen, platzen sie auf und setzen Enzyme frei. So wird das Immunsystem gegen die Pollen sensibilisiert und reagiert beim nächsten Kontakt umso stärker – gleichgültig, ob diese giftige Stäube aufweisen oder nicht.

Das hier dargestellte Prinzip haben wir bereits im Kapitel „Fabrikbrot vom Bäcker" kennengelernt: Da waren es Enzymzusätze im Mehl, die bei den Bäckern schließlich häufiger zu Allergien gegen den harmlosen Mehlstaub als gegen die ursächlichen Enzyme führten. Da unser Körper „um die Ecke" denkt, stoßen seine Reaktionen sowohl bei den Betroffenen als auch bei den Experten zuweilen auf Unverständnis. Ein Beispiel für eine derartige scheinbar paradoxe Reaktion ist die Allergie gegen Bananen, die durch Pollen oder Straßenstaub ausgelöst werden kann. Das funktioniert so:

Das Kreuz mit den Kreuzallergien: Was haben Kiwis und Kondome gemein?

Düsseldorf, Rheinbahnlinie 707, im Sommer 2005, kurz nach 7 Uhr: Die meisten Fahrgäste dösen noch vor sich hin. Nicht so ein Teenager mit Handy und tragender Stimme. Offensichtlich geht es um die Nacharbeit der gestrigen Fete. „Habt ihr denn noch…?"… „Er wollte ohne? Weil er allergisch ist?" … Die Stimme steigt um eine Oktave. „Auf Kiwi und auf Präser? Der Typ ist wohl total Banane! Für wie blöd halten die uns?" Wortreiches Kopfschütteln, dass sich die Kerle doch immer wieder etwas Neues einfallen lassen, um es „ohne" zu machen, dann hält die Bahn, und die junge Dame steigt aus.

So löblich die Entscheidung ist, auf Kondomen zu bestehen, und so kurios es klingt: Es gibt tatsächlich Menschen, die nicht nur gegen Kiwi, sondern auch gegen Kondome allergisch sind. Und unter Umständen auch gegen Bananen, Esskastanien und Avocados. Sie alle produzieren einen Stoff, der mit dem Hauptbestandteil von Kondomen identisch oder sehr nahe verwandt ist. Kondome werden aus Kautschuk (Latex) hergestellt, der wiederum aus dem Milchsaft des Kautschukbaumes *(Hevea brasiliensis)* gewonnen wird. Die Wahrscheinlichkeit, dass jemand, der am Latex-Obst-Syndrom leidet, gegen mehr als einen der aufgezählten Vertreter allergisch ist, beträgt ca. 35 %.[604] „Kreuzallergie" nennt man diese äußerst lästige und manchmal sogar gefährliche Erscheinung. Latexallergien sind zwar so neu nicht – 1927 wurde der erste Fall beschrieben[283] –, doch erst in den letzten Jahrzehnten gewannen sie massiv an Bedeutung. Erst 1991 wurden die Kreuzreaktionen mit Lebensmitteln wie Bananen entdeckt.[606]

Und was hat das mit den Pollen zu tun? Ganz einfach: Der Straßenstaub besteht zu einem erheblichen Anteil aus Reifenabrieb. Allein auf Deutschlands Straßen werden nach Angaben des Reifenproduzenten Continental Jahr für Jahr knapp 60 000 Tonnen Reifen zu Staub zerrieben. Und die Lauffläche besteht nun einmal zu etwa einem Drittel aus Kautschuk zur Verbesserung der Friktionseigenschaften der Pneus.[733] Der Kautschuk wiederum enthält von Natur aus allerlei Enzyme sowie aggressive Zusätze aus der Fabrik, die ein Reifen braucht, damit wir sicher fahren können.[284] So kann sich der Körper beim Einatmen eines Pollen-Straßenstaub-Gemisches aussuchen, ob er nun gegen Latex oder Pollen reagieren möchte.[278] Auf diese Weise fördert die Zunahme des Straßenverkehrs eine neue Allergie – eine Lebensmittelallergie!

Da Latex nicht nur in allerlei Obst vorkommt, sondern auch in Zimmerpflanzen wie Gummibaum *(Ficus elastica)* oder Birkenfeige *(Ficus benjamina)*, können sich Betroffene manchmal schon allein dadurch Erleichterung verschaffen, dass sie die Zimmerpflanze entsorgen. Bei einem Drittel der Patienten mit Heuschnupfen und Asthma erwies sich der *Ficus* als Ursache. Die Dunkelziffer unerkannter Fälle sei hoch, meinen Bochumer Dermatologen von der Ruhr-Universität um Volker Schenkelberger. Nicht selten handelt es sich dabei um vermeintliche Hausstaubmilben-Allergiker mit langer Leidensgeschichte.[285]

Ist die Allergie einmal etabliert, können minimale Mengen höchst unangenehme Folgen haben. Einen Eindruck von der kaum glaublichen Sensibilität des Immunsystems liefert folgender Fall: Ein zehnjähriger Junge wurde nach Genuss eines mit Sahne gefüllten Donut mit schweren anaphylaktischen Reaktionen (Atemnot, Erbrechen, Hautausschlag) ins Krankenhaus eingeliefert. Der Junge aß gerne Donuts, und es hatte bisher nie Probleme gegeben, aber dieser stammte aus einem anderen Laden. Die Forscher rätselten über die Ursachen und hatten schließlich eine zunächst abwegig erscheinende Idee: „Wir vermuteten eine Latex-Verunreinigung des sahnegefüllten Donut aus Laden A, und der Ladenbesitzer bestätigte unseren Verdacht und erklärte, es sei bei ihnen üblich, bei der Herstellung Latexhandschuhe zu tragen.“[656]

Im Pricktest (siehe Kasten „Kleines Kompendium für Allergiker“) bestätigte sich die Latexallergie des Jungen, aber die Forscher waren immer noch skeptisch. Sie setzten ihm Donuts vor, die mit Latexhandschuhen oder mit Handschuhen ohne Latexzusatz produziert worden waren. Nur nach Verzehr der mit Latexhandschuhen manipulierten Donuts zeigte der Junge innerhalb von 5 Minuten die „klinischen Symptome einer Latexallergie“! Noch fataler ist das Ergebnis, wenn es bei einer OP zu einer allergischen Reaktion durch die obligatorischen Gummihandschuhe kommt. Dies scheint gar nicht so selten zu sein, schließlich soll mindestens jeder 100. Bundesbürger allergisch auf Latex zu reagieren. Bei Patienten, die sich wiederholten OPs unterziehen mussten, liegt die Zahl deutlich höher.[277] Durchaus denkbar, dass der ein oder andere unerklärliche Operationszwischenfall auf eine unerkannte Latexallergie des Patienten zurückgeht.

Der Dermatologe Thomas Werfel von der Hautklinik der Medizinischen Hochschule Hannover stellte kürzlich fest: „Neben den etablierten Auslösern von Nahrungsmittelallergien im Kindesalter (Kuhmilch, Hühnerei und Soja) sind es in den letzten Jahren insbesondere Pollen- und Latex-assoziierte Lebensmittel, die auch bei

Jugendlichen und Erwachsenen über die Zunahme der respiratorischen Allergien und der Kreuzreaktivität zu einer Zunahme von Nahrungsmittelallergien geführt haben".[605] Was Wunder!

Ein ähnlicher Mechanismus dürfte hinter der Hausstaubmilbenallergie stecken. Hausstaub ist voller aggressiver Substanzen wie Pestizide, Schimmelpilzsporen, Putzmittelstäube usw. Auf der Suche nach einer biologischen Gefahrenquelle findet das Immunsystem den Milbenkot: Aber nicht der Kot als solcher löst die Allergie aus, sondern die darin enthaltenen eiweißspaltenden Enzyme.[497, 498] Zudem mangelt es im Hausstaub nicht an aggressiven Begleitstoffen wie Pestiziden.[476, 481, 499]

Weil der Körper mitdenkt, können auch gut gemeinte Therapien eine ganz andere als die erwartete Wirkung haben. So entwickelten Hausstaubmilbenallergiker, die sich von einer Desensibilisierung Linderung erhofften, Reaktionen auf Krabben, Hummer und sonstiges wirbelloses „Seafood". Ursache der neuen Allergie war der zur Therapie verwendete Hausstaubmilben-Extrakt. Darin war offenbar ein Eiweiß enthalten, das sowohl in den Milben als auch im Fleisch von Krusten- und Weichtieren vorkommt.[353]

Demnach spielt die Umweltbelastung – und zwar namentlich der Straßenstaub mit seinen Pollen, Dieselruß, Reifenabrieb und Asphaltpartikeln – eine zentrale Rolle bei der Entstehung von Allergien.[668, 669] Für diese sogenannte Umwelthypothese sprechen insbesondere Erfahrungen nach dem Fall der Mauer im ostdeutschen Industriegebiet Bitterfeld. Angesichts der sprichwörtlichen Luftverschmutzung lag die Asthmarate bei Kindern in Bitterfeld um 30 % höher als in dem 50 km entfernt gelegenen Reinluftort Zerbst.[600] Das spricht dafür, dass Luftverschmutzung allergische Leiden wie Asthma begünstigt. Dennoch: Die Allergierate lag in den ostdeutschen Städten, die allgemein unter einer stärkeren Umweltbelastung zu leiden hatten, deutlich unter derjenigen in westdeutschen Städten.[607] Demnach fördert die Umweltbelastung zwar Allergien, ist aber nicht die einzige Ursache; hier muss (mindestens) ein weiterer Faktor eine Rolle spielen. So kam eine zweite Hypothese zu Ehren, die Schmuddelhypothese.[295]

Die Schmuddelhypothese oder der Kampf gegen Windmühlenflügel

Menschen, denen alle Sinneseindrücke entzogen wurden, berichteten, sie hätten nach einiger Zeit angefangen zu halluzinieren: Sie sahen Farben und Formen, wo nichts zu sehen war, hörten Klänge und Töne, wo nichts zu hören war – Folgen eines Entzugs von Sinnesreizen (sensorische Deprivation).[210, 345] Was hat das mit dem Immunsystem zu tun? Es zeigt, dass ein hochkomplexes System, das nicht normal gefordert wird, Reize sieht, wo keine sind. Könnte es sein, dass beim Immunsystem keine Über-, sondern eine Unterforderung vorliegt, dass nicht so sehr die Verschmutzung, sondern die Hygiene das Problem ist? Könnte es sein, dass sich das Immunsystem neue Feinde sucht, die es bekämpfen kann, wenn die evolutionsbiologisch natürlichen Feinde – wie Bakterien, pathogene Einzeller oder Bandwürmer – nicht mehr vorhanden sind?[683]

Da scheint etwas dran zu sein: Kinder leiden umso seltener an Allergien wie Heuschnupfen und Asthma, je *höher* die Allergenbelastung (gemessen wurden Endotoxine, giftige Eiweiße aus der Hülle von Bakterien) in ihrer Matratze ist. Die Autoren der Studie meinen dazu: „Vermutlich spielt das Ausmaß, in dem ein Kind Endotoxinen in seiner Umgebung ausgesetzt ist, eine entscheidende Rolle bei der Entwicklung einer Toleranz gegen allgegenwärtige Allergene, wie man sie in der natürlichen Umwelt findet." Demnach ist das Training des Immunsystems durch natürliche Allergene wichtig für die Entwicklung eines normalen, gesunden Immunsystems.[608, 607]

Für die Schmuddelhypothese spricht, dass Kinderkrankheiten wie Masern, die das Immunsystem fordern, das Allergierisiko senken. Dann müssten Impfungen, die das Immunsystem ebenfalls trainieren sollen, ebenfalls vor Allergien schützen. Für Masern und Schwindsucht (Tuberkulose) trifft das tatsächlich zu. In Japan vermochte eine Tuberkulose-Impfung das Allergierisiko von Kindern einer Studie zufolge sogar um mehr als die Hälfte zu senken.[609] Die Furore, die diese Studie kürzlich in der Fachwelt auslöste, überrascht: Schon vor Jahrzehnten wurde Asthma mit Tuberkulose-Impfstoff behandelt, eine Praxis, die in Vergessenheit geriet.[625, 685]

Bei anderen Impfungen bleibt der Schutzeffekt allerdings aus. Hierfür wird die andere Wirkungsweise dieser Impfstoffe verantwortlich gemacht. Die heute üblichen Impfstoffe gegen Keuchhusten, Diphtherie oder Wundstarrkrampf *aktivieren* jene Sorte von weißen Blutkörperchen (sogenannte T_H2-Helferzellen), die für allergische Reaktionen wie Asthma verantwortlich sind. Anders bei der Impfung gegen Masern und Tuberkulose: Diese Impfungen fördern die Sorte Zellen (T_H1-Zellen), die vor Allergien schützen.[619, 624, 676]

Kurioserweise gibt es sogar eine direkte Verbindung zwischen Tuberkulose und moderner Lebensmittelproduktion: Nicht nur die Erreger der Tuberkulose stimulieren die schützenden T_H1-Zellen, sondern auch ihre vielen harmlosen Verwandten, die Mykobakterien, die in großer Zahl im Erdreich untergepflügtes organisches Material abbauen. Sie werden gewöhnlich mit der Nahrung über die anhaftende Erde aufgenommen.[676] Man spricht deshalb in diesem Zusammenhang auch von der „Asphalthypothese" (sozusagen als Pendant zur „Straßenstaubhypothese"). Demnach ist die Zunahme der Allergien – auch – eine Konsequenz der Bodenversiegelung, eine Folge des schwindenden Kontakts der Menschen mit dem Mutterboden und der darin enthaltenen Mykobakterien.[610]

Unterstützt wird dieser Trend durch den Anbau von Gemüse in erdelosen Treibhauskulturen, in denen die Pflänzchen in einer Nährlösung auf Steinwolle gedeihen. Dies vermindert die Zufuhr an Mykobakterien radikal; Gleiches gilt für allzu pingeliges Reinigen. In den westlichen Industriestaaten kommt die Bevölkerung kaum noch mit Mykobakterien aus der Erde in Berührung. Anders in Entwicklungsländern: Dort enthält sogar das Trinkwasser Unmengen dieser Bakterien, ganz zu schweigen von der Belastung der Menschen mit Parasiten und Infektionskrankheiten.[676] Allergien sind praktisch unbekannt – das Immunsystem hat so viel mit diesen realen Gegnern zu tun und ist derart ausgelastet, dass es gar nicht auf die Idee kommt, gegen eingebildete Feinde zu kämpfen wie weiland Don Quichote gegen Windmühlenflügel.

Als weiterer Beleg für die Schmuddelhypothese gilt die Tatsache, dass Kinder, die regelmäßig mit Antibiotika behandelt werden, häufiger zu Allergien neigen (wohlgemerkt: Antibiotika sind vorzügliche Medikamente – solange sie überlegt eingesetzt werden). Es heißt, Antibiotika würden das immunologische Gleichgewicht im Darm verschieben.[657] Wahrscheinlicher ist aber, dass ein Immunsystem, dessen lebenswichtige Funktion mitten in einer Infektion durch Antibiotikagaben plötzlich überflüssig wird, so reagiert, als sei es unterfordert. Dafür spricht auch, dass verschiedentlich Allergiker durch die Verabreichung von vergleichsweise harmlosen Darmparasiten geheilt wurden, an denen sich das Immunsystem „austoben" konnte.[730]

Die Schmuddelhypothese weist einem mangelhaften Training unseres Immunsystems die Schuld an der Zunahme der Allergien zu. Deshalb sucht es sich neue Gegner wie Pollen, Mehl oder Straßenstaub. Warum aber gerade die? Bekannt ist, dass Krankheitserreger Enzyme benutzen, um sich den Weg in den Körper zu bahnen. Und genau auf derartige Substanzen reagiert das „arbeitslose" Immunsystem übersensibel und beginnt, diejenigen Pollen- und Nahrungseiweiße zu bekämpfen, die eine gewisse Ähnlichkeit mit den Angriffswaffen der Parasiten haben. So sind es in Waschmitteln, in Latex oder backmittelhaltigen Mehlstäuben eiweißspaltende Enzyme, auf die wir allergisch reagieren. In Nüssen, Obst und Gemüse spielen vor allem Enzymblocker eine Rolle, mit denen sich Pflanzen vor Fressfeinden zu schützen versuchen. Auch Mikroorganismen bedienen sich derartiger Enzymblocker, um das Abwehrsystem des Körpers lahmzulegen.

Beide Hypothesen ergänzen sich vorzüglich. Doch welche Rolle spielen – einmal abgesehen von den Enzymen, die wir im Kapitel „Fabrikbrot vom Bäcker" diskutiert haben – die Zusatzstoffe dabei?

Wo bleiben die Zusatzstoffe?

Wenn in der Öffentlichkeit von Lebensmittelallergien die Rede ist, geht es eher selten um die Geheimnisse von Mykobakterien oder Gummibäumen, sondern meist um „Konservierungsmittel“ oder „künstliche Farbstoffe“. Die E-Nummern wurden geradezu das Symbol für Allergene. Nicht selten begründen Verbraucherschützer ihre Forderung nach dem Verbot einer Substanz mit dem Hinweis, die Substanz sei allergen. Sie können sich dabei meist auf zahlreiche, oft anekdotische Studien berufen, die Nahrungsmittelzusatzstoffe für eine ganze Reihe klinischer Symptome verantwortlich machen. Da diagnostisch sauber nachgewiesene Fälle jedoch bisher noch immer die Ausnahme sind, so der Allergologe Riccardo Asero, ist bis heute unklar, welche Rolle Additiva bei allergischen Erkrankungen wirklich spielen.[611]

Wie verbreitet derartige Reaktionen auf Zusatzstoffe sind, wissen wir nicht genau. Je nach Studie liegt die Rate bei englischen Kindern zwischen 1 und 20 % – die Spannbreite spricht für sich. Die Autoren befürchten aber, dass die Zahl der Menschen, die Lebensmittelzusatzstoffe nicht vertragen, deutlich höher ist als bisher vermutet.[612–614] Wenn wir uns die Liste der Auslöser anschauen, treffen wir auf gute alte Bekannte: Azofarbstoffe wie Amaranth (E 123) und Tartrazin (E 102), Konservierungsstoffe wie Natriummetabisulfit (E 223) und Natriumnitrat (E 251), Antioxidantien wie BHA (E 320) und BHT (E 321) und Geschmacksverstärker wie Natriumglutamat (E 621) – die üblichen Verdächtigen eben.[614, 615] Aber diese Auswahl kann auch schlicht daran liegen, dass diese Stoffe dem Allergologen aus den Medien bekannt sind.

Zur Verwirrung beigetragen hat sicherlich auch das Dogma, Allergien würden allesamt durch Eiweiße ausgelöst und seien zudem stets IgE-vermittelt (siehe Kasten „Worauf basieren Allergietests?“) – rührten also von Eiweißen her. Da die meisten Zusatzstoffe (abgesehen von den Enzymen) nun einmal keine Eiweiße sind, wären allergische Reaktionen auszuschließen.

Diese populäre Auffassung ist sicherlich falsch, und das aus mehreren Gründen. Erstens können Zusatzstoffe mit Eiweißen im Lebensmittel reagieren und damit sogar theoriekonforme Allergene bilden. Dies wurde beispielsweise für bestimmte Aromastoffe nachgewiesen.[670] Zweitens zeigen viele Menschen erhöhte IgE-Werte, reagieren aber überhaupt nicht allergisch. Und drittens – und nun wird es vollends paradox – treten manchmal auch schwere, ja sogar lebensbedrohliche Reaktionen auf, die sich in nichts von „normalen“ Allergien unterscheiden, ohne dass sich beim IgE auffällige Veränderungen zeigen würden.[698]

Letzteres wird von der Fachwelt als Pseudoallergie bezeichnet. Doch die „Pseudos“ leiden nicht minder als die medizinisch echten Allergiker. Nach Genuss bestimmter Nahrungsmittel bzw. Additive klagen sie über laufende Nase, entzündete Augen,

Nesselsucht, Juckflechte, Quincke-Ödem und Bronchialasthma – alles typische allergische Symptome. Sie passen jedoch nicht in die aktuelle medizinische Theorie, weil die IgE-Werte in ihrem Blut unverändert sind. Damit sind sie per definitionem keine Allergiker. Aber was sind sie dann? „Sie zeigen eine anaphylaktoide Reaktion", bekommen die Betroffenen vielleicht vom Arzt zu hören, „Sie haben eine Idiosynkrasie", „Sie leiden unter einer Intoleranz gegenüber Nahrungsmittel XY" oder kurz und knapp „Sie sind Pseudoallergiker".

All diese gelehrt klingenden Bezeichnungen meinen ein und dasselbe: Die Patienten reagieren auf ein bestimmtes Nahrungsmittel exakt so wie Allergiker. Warum sie keine erhöhten IgE-Werte haben, wissen wir ebenso wenig wie warum Menschen mit erhöhten IgE-Werten häufig nicht allergisch reagieren. Das „Pseudo" in „Pseudoallergiker" bedeutet also nicht, dass die Symptome nicht echt sind. Inzwischen versucht die Fachwelt sich aus diesem Dilemma herauszumogeln, indem sie von Überempfindlichkeit, Unverträglichkeit oder Intoleranz spricht. Doch es ist zweifelhaft,

Vorsicht „gesund"

Während alle Welt gebannt auf die Zusatzstoffe starrt, bleiben in der Öffentlichkeit gesunde Zutaten, Sport oder modisches Treiben usw. meist von Kritik verschont. Doch gerade hier wäre Skepsis angebracht.

- Multivitaminpräparate im frühen Kindesalter erhöhen das Risiko, später an Lebensmittelallergien und Asthma zu erkranken.[621]
- Mediziner, die die Veränderungen der Ernährungsgewohnheiten nach der Wende im Osten Deutschlands untersuchten, halten die Margarine für *eine* Ursache für den beobachteten Anstieg von Allergien in der Nachwendezeit.[482] Dabei scheinen gerade die als „gesund" empfohlenen mehrfach ungesättigten Fettsäuren eine unrühmliche Rolle zu spielen.
- Als voreilig erwies sich die Behauptung, mit fleißigem Verzehr von probiotischen Joghurts könne man seine Familie vor Allergien schützen.[363]
- Der Besuch von Hallenbädern durch Kinder erhöht das Asthmarisiko. Verantwortlich ist die Bildung „reizender" Verbindungen durch die unvermeidliche Reaktion von Chlor mit Urin.[189]
- Tätowierungen können Allergien (z. B. auf Fisch) verursachen, Piercing provoziert häufig Nickelallergien.[681]
- Fischallergien sind nicht selten Folge der Heringswurmkrankheit (Anisakiasis).[680]
- Vielfach lassen sich Hausstaubmilbenallergien dadurch heilen, dass man seinen Gummibaum oder seine Birkenfeige verbannt oder den Hund entwurmt.[285, 682]

dass diese Umbenennung dem tatsächlichen Geschehen auch stets gerecht wird, denn Intoleranzen sind als Enzymmangel definiert – so wie im Falle der Lactoseintoleranz (siehe Seite 94 ff.). Derartige Enzymmängel können beispielsweise Verdauungsprobleme hervorrufen, aber keinen anaphylaktischen Schock. Deshalb sind Intoleranzen etwas anderes als pseudoallergische Reaktionen (PAR).

Dass Zusatzstoffe bei Allergien bzw. Pseudoallergien tatsächlich eine wichtige Rolle spielen können, ist gut belegt. In einer Studie reagierte rund ein Viertel aller Betroffenen im Hauttest auf Zusatzstoffe, am häufigsten auf Benzoesäure und Propionsäure, und sprach auf eine Eliminationsdiät gut an.[616] Bei anderen Studien reagierten Kinder mit chronischer Nesselsucht stärker als Erwachsene mit PARs auf Farb- und Konservierungsstoffe in Lebensmitteln.[617] Zu ähnlichen Ergebnissen kamen Robert D. Murdoch und seine Arbeitsgruppe,[618] die die Rolle von Farbstoffen (E 102, 104, 110, 122, 123, 132, 142, 160b), Antioxidantien (E 320, 321) und eines Konservierungsmittels (E 211) bei Nesselsucht untersuchten.

Auch Ernährungspläne, in denen auf Zusatzstoffe und natürliche Pseudoallergene (biogene Amine, wie man sie in gereiftem Käse, Fisch oder Wein findet) verzichtet wurde, mahnen zur Skepsis. So wurden von 64 Patienten mit chronischer Nesselsucht 46 durch eine solche Diät auf lange Sicht geheilt. Eine doppelblind verabreichte Diabetesdiät, die als Kontrolle diente, hatte hingegen keinerlei Erfolg![352] Wichtig ist dabei, dass der positive Effekt einer (pseudo)allergen-armen Diät nicht sofort, sondern teilweise erst nach etwa 14 Tagen eintritt. Bei der Suche nach den Auslösern scheiterten die Forscher jedoch meistenteils. Nur in Ausnahmefällen ließen sich die auslösenden (Pseudo-)Allergene ausfindig machen.[614, 620, 616] Fehlt bei der Einzelgabe das Zusammenspiel mit anderen Nahrungsmittelbestandteilen, z. B. die Bildung von Reaktionsprodukten – oder sind noch unbekannte Stoffe die Ursache? Wir wissen es nicht.

Kopfnuss Schwefel

Augenfällig wird das Dilemma der Allergologen bei geschwefelten Produkten. Schwefeldioxid und Sulfite, die Schwefeldioxid freisetzen, gehören zu den universellsten und ältesten von der Menschheit genutzten Zusatzstoffen. Sie dienen nicht nur der Konservierung, sondern als Antioxidantien zugleich der Schönung. Seit Jahrtausenden wird geschwefelt, einst um Räume, Waren und vermutlich auch Speisen zu desinfizieren[259, 264], dann um Wein vor Fehlgärungen, Geschmacksfehlern und Trübungen zu schützen. Heute hält der Schwefel Trockenfrüchte in Müslimischungen farblich attraktiv und haltbar. Zusammen mit Natriumpolyphosphat (E 450c) erhält Sulfit die appetitlich goldgelbe Farbe von Fritten, verbessert die Knusprigkeit, stabilisiert den Geruch und konserviert das empfindliche Produkt.[622]

Zunächst einmal die gute Nachricht: Die meisten Menschen zeigten bei einer täglichen Aufnahme von 0,4 g Sulfit über fast vier Wochen keine negative Reaktion. Empfindlich auf Sulfite reagieren nur relativ wenige Personen; diese bringen Sulfit allerdings gleich mit einer ganzen Latte von Beschwerden in Verbindung. So wurden der amerikanischen Gesundheitsbehörde FDA in diesem Zusammenhang Durchfall, Bauchschmerzen, Übelkeit und Erbrechen, Nesselsucht, Juckreiz, Quincke-Ödem, Schluckschwierigkeiten, Schwächegefühl, Kopfschmerzen, Brustbeklemmung, Bewusstlosigkeit sowie eine Beeinflussung der Herztätigkeit gemeldet. Nicht alle diese Beschwerden lassen sich zweifelsfrei auf Sulfite zurückführen, doch Experten stimmen inzwischen überein, dass es nach Sulfitkonsum zu Atemnot, niedrigem Blutdruck und Verlust des Bewusstseins kommen kann; besonders gefährdet sind Asthmatiker, die zur Linderung ihrer Beschwerden Steroide nehmen.[623] Und nun die schlechte Nachricht: Für diese kleine Gruppe von Patienten kann von Sulfit ausgelöstes Asthma zu schweren lebensbedrohlichen oder gar tödlichen Asthmaanfällen führen; Schätzungen zufolge ist etwa jeder 25. Asthmatiker gefährdet.[623]

Tückisches Weinrecht[624]

Fast aller Wein wird mit Schwefeldioxid (E 220), Kaliumbisulfit (E 228) oder Kaliumpyrosulfit (E 224) geschwefelt. Das verhindert, dass die Bakterien die Restsüße vernaschen und der Wein anfängt zu gären. Außerdem stabilisiert der Schwefel Farbe und Geschmack. Soll der Wein in Flaschen gefüllt und über weite Strecken transportiert werden, kann man kaum auf eine gewisse Stabilisierung verzichten. Allerdings gibt es verschiedene Auffassungen, welche Dosis dafür nötig ist. Klar ist: Bei sauberer Arbeitsweise im Keller kann sie deutlich niedriger gehalten werden als vom Gesetzgeber gefordert. Zudem gäbe es auch andere technische Möglichkeiten wie die Verwendung von Ascorbinsäure.

Immerhin hat es die EU inzwischen geschafft, von den vielen chemischen Gaben, die ein Kellermeister im Stillen nutzen darf, zumindest den Schwefel einer Deklarationspflicht zu unterwerfen – einfach, um die Allergiker zu schützen. Während jede behandelte Rosine seit Jahrzehnten den Hinweis „geschwefelt" tragen musste, durfte bisher beim Wein, über den wir den meisten Schwefel aufnehmen, darauf verzichtet werden. Sehr zum Ärger einiger Winzer, die schwefelarme Weine erzeugten. Doch der Gesetzgeber verbat sich jeglichen Hinweis auf den Schwefelverzicht, weil dies den (durchaus zutreffenden) Eindruck erwecken könnte, Schwefel sei für manche Kunden problematisch. Und das würde bei der Schwefelbruderschaft möglicherweise zu Umsatzverlusten führen – da soll der Verbraucher doch lieber ahnungslos bleiben.[625]

Die unerwünschten Reaktionen können höchst verschiedene Ursachen haben. Schließlich ist Sulfit ziemlich reaktionsfreudig und geht mit Nahrungsbestandteilen wie Eiweißen neue Verbindungen ein, die unter Umständen typische Allergien hervorrufen können.[695] Gleichzeitig ist aber auch eine pseudoallergische Reaktion denkbar. Und nicht zuletzt kann es sich dabei auch um eine typische Intoleranz handeln. Denn das Sulfit muss vom Körper mittels Sulfitoxidasen entgiftet werden.[694] Wer unter einem Mangel an diesen Enzymen leidet, muss mit Nebenwirkungen rechnen, wie Kopfschmerzen nach einem edlen Tropfen süßen Weins.

Doch auch diese Reaktion hat nicht zwangsläufig etwas mit dem Schwefel zu tun. Einige Wissenschaftler neigen zur Auffassung, dass bestimmte Phenole am Schädelbrummen schuld sind. Das sind kurioserweise jene Stoffe, von denen uns manche deutsche Ernährungsmediziner glauben machen wollen, sie seien für die „gesunden" Wirkungen des Weins verantwortlich: die Polyphenole. Normalerweise werden sie von bestimmten Darmenzymen (sogenannten Phenolsulfotransferasen) entgiftet, bevor sie im Körper Schaden anrichten können. Bei manchen Menschen sind diese Enzyme genetisch bedingt aber kaum aktiv. Dadurch gelangen die Phenole des Weins bis ins Gehirn, wo sie Kopfschmerzen auslösen. Weil die Phenole bei altem Wein als fester Niederschlag am Flaschenboden kleben bleiben, ist er für die Betroffenen bekömmlicher als ein junger gerbsäurereicher Tropfen.[696] Wie dem auch sei – auch hier handelt es sich um eine Intoleranz, aber nicht durch Zusatzstoffe. Und da muss sich der Allergologe durchkämpfen …

Von Zappelphilipps und Rumpelstilzchen: aggressiv durch Additive?

Der eine gaukelt und schaukelt, trappelt und zappelt. Der andere stampft und tobt und reißt sich vor Wut gleich mitten entzwei. Den kleinen Choleriker mit den (auto-)aggressiven Tendenzen beschrieben die Gebrüder Grimm bereits im 18. Jahrhundert in dem Märchen „Rumpelstilzchen", dem motorisch unruhigen Kind setzte der Nervenarzt Dr. Heinrich Hoffmann im 19. Jahrhundert mit dem „Zappelphilipp" ein literarisches Denkmal. Beide machen sich selbst und ihrer Umgebung das Leben schwer. Kinder, die beide Eigenschaften in ausgeprägtem Maß in sich vereinen, leiden an einem sogenannten hyperkinetischen Syndrom (HS; oft auch als Aufmerksamkeitsdefizitsyndrom [ADS] oder neuerdings als Aufmerksamkeitsdefizit-Hyperaktivitätsstörung [ADHD] bezeichnet): Sie können nicht still sitzen, sich nicht konzentrieren, sind leicht zu frustrieren, impulsiv, reizbar und nicht zuletzt aggressiv. Und deshalb ecken diese Kinder zu Hause und in der Schule überall an, werden gemaßregelt, fahren aus der Haut, werden noch strenger gemaßregelt … ein Teufelskreis.

Wie viele derartige hyperkinetische Kinder gibt es? Die Schätzungen klaffen wie bei den Allergien wieder einmal weit auseinander; sie reichen je nach Untersucher von 1,2 bis 20 % aller Schulkinder.[260] Nachdem lange Zeit Übereinstimmung herrschte, dass mehr Jungen als Mädchen betroffen sind (etwa 5 : 1), wird dies inzwischen in Zweifel gezogen. Nun fahnden Gender-ForscherInnen nach den „versteckten Symptomen" angeblich hyperkinetischer Mädchen, die ansonsten eine ebenso unauffällige wie glückliche Kindheit durchlebt hätten. Schließlich geht's um Gleichberechtigung – und um Forschungsgelder. Genauso kontrovers wie über die Häufigkeit und die geschlechtsbezogene Ausprägung dieses Syndroms wird über die Ursachen diskutiert.[260, 626]

Was die Sache so schwierig macht: Unter dem Begriff ADHD wird eine ganze Reihe von Verhaltensauffälligkeiten zusammengefasst, die nicht eine einzige, sondern gleich ein ganzes Bündel von Ursachen haben können.[656] Als weitgehend unbestritten gilt, dass genetische Faktoren bei ADHD eine wichtige Rolle spielen[260, 629]; so beträgt die Konkordanz bei eineiigen Zwillingen 100 %, d. h. wenn ein Zwilling hyperaktiv ist, ist es der andere garantiert auch.

Weil alle Welt entweder aufs Essen, die Gene oder Sozialpsychologisches starrte, wie weiland das Kaninchen auf die Schlange, blieben andere Ursachen lange Zeit fast völlig unbeachtet.[628] Die Erste, die hier auf eine heiße Spur stieß, war die Psychoneuroimmunologin Linda S. Crnic. Sie hatte bereits 1991 auf Viren als Auslöser getippt.[630, 631] Inzwischen wissen sogar viele Allgemeinmediziner, dass eine Borreliose (übertragen durch Zeckenbisse), Toxoplasmose oder Toxocariasis psychische Störungen hervorrufen kann, wie sie für das Tourette-Syndrom typisch sind.[632, 491, 495] Dieses ist eine Variante der ADHD. Heute weiß man auch, dass die gar nicht so seltenen Streptokokkeninfektionen bei Kindern zu eklatanten Verhaltensstörungen führen können.[492, 633, 634] Behandelt man diese „Problemkinder" mit Antibiotika, ist die Hyperaktivität mit einem Mal wie weggeblasen.

Bei Verhaltensstörungen ist stets ans Fernsehen zu denken, so auch hier: Kleinkinder, die viel Zeit vor der Glotze verbringen, leiden später in der Schule vermehrt unter Konzentrationsschwierigkeiten. Nun kann eine derartige Korrelation auch die Folge einer Vernachlässigung durch die Eltern sein, die ihr TV-Gerät als Kindermädchen missbrauchen. Wahrscheinlicher ist jedoch ein ursächlicher Zusammenhang. Ein flimmernder Bildschirm mit ständig wechselnden Bildern und raschen Schnitten sowie seinen meist emotionalen Inhalten stellt einen nicht zu unterschätzenden Stressfaktor dar.[566–568] Und bei Stress schüttet der Körper das Stresshormon Cortisol aus. Wird die Stressregulation jedoch überstrapaziert, gerät das hormonelle Gleichgewicht aus den Fugen. Und genau das könnte zumindest bei einem Teil hyperaktiver Kinder der Fall sein:[493] Bei rund zwei Dritteln mit ADHD diagnostizierter Jungen *sank* der Cortisolspiegel nach in einer aktuellen koreanischen Studie bei Stress, statt wie normal zu steigen, was auf eine gestörte Regulation hindeutet.[635]

Wenn Stress bei ADHD-Kindern eine wichtige Rolle spielt, dann sollte Tageslicht Abhilfe schaffen, weil es sich positiv auf die Cortisolregulation auswirkt. Der Aufenthalt im Freien scheint eine der wenigen Maßnahmen zu sein, die bei hyperaktiven Kindern wirklich helfen. Wie eine umfangreiche nationale amerikanische Studie zu ADHD-Kindern und Freizeitaktivitäten belegt, geht es dabei nicht ums Toben an sich, sondern speziell um die Bewegung in „freier Natur".[636] Und das spricht sehr für einen positiven Einfluss des Tageslichts auf Physis und Psyche hyperaktiver Kinder, denn der Cortisolspiegel wird direkt vom Licht reguliert, das in die Augen fällt.[667]

Aber wo bleibt die Ernährung? Wo bleiben die vielen Zusatzstoffe, die immer wieder als Ursache von Hyperaktivität in die Diskussion geworfen werden? Nachdem sich die Verhaltenstherapie als wirkungslos erwiesen hat und auch eine Behandlung mit Psychostimulantien (Benzedrin, Dexedrin, Ritalin) langfristig oft nicht zufriedenstellend ist, konzentriert man sich neuerdings wieder auf Diäten. Solche Diäten haben eine lange Geschichte.

Sie begann im Jahre 1973, als der amerikanische Arzt Benjamin Feingold seine Vermutung veröffentlichte, Hyperaktivität sei eine Folge von synthetischen Aromen, Farb- und Konservierungsstoffen sowie Salicylaten. Auf dieser Annahme stellte er eine additiv- und salicylatfreie Diät zusammen und behauptete, 70 % seiner kleinen Patienten hätten darauf angesprochen. Die „Feingold-Hypothese" wurde zunächst sehr populär, doch als Folgestudien in den 1970er- und 1980er-Jahren nur bei einer kleinen Untergruppe von hyperaktiven Kindern mit der Feingold-Diät positive Verhaltensänderungen feststellen konnte[626, 627], wurde sie in den USA durch eine neue Theorie ersetzt, die von den Medien dankbar aufgegriffen wurde. Nun sollte der Zucker aus lammfrommen Buben hypermotorische Berserker machen. Damit waren Bonbons und Schokoriegel tabu (was sicher zu nicht wenigen Wutausbrüchen bei den auf Entzug gesetzten Kleinen geführt hat), bis sich in klinischen Studien zeigte, dass verhaltensauffällige Kinder im Schnitt nicht mehr Zucker konsumierten als ihre „normalen" Altersgenossen.[494] Zucker stimmte sie eher friedlich …[544, 545]

Wieder eine schöne These dahin, aber was den Amerikanern ihr Zucker, das war den Deutschen ihr Phosphat. Bei uns sollten Phosphate, insbesondere in Cola und Wiener Würstchen, für die Verhaltensauffälligkeiten von Kindern verantwortlich sein. Wieder einmal rauschte es gewaltig im Blätterwald, in ganz Deutschland wurden Kinder von besorgten Müttern auf phosphatarme Diäten gesetzt. Wurststullen, Kartoffelchips und Pommes frites kamen auf den Index, was zu ebenso viel kindlichem Protestgeheul wie das amerikanische Zuckerverbot geführt haben dürfte. Doch auch diese Hypothese hielt einer Überprüfung nicht stand.[626] Stattdessen warnen manche

Forscher sogar vor den Gefahren eines Phosphatmangels, der mit einer derartigen Diät einhergehen kann.[626]

Die Zeit war reif für eine neue oder vielmehr die Renaissance einer alten Hypothese: Schon in den 1930er-Jahren war die Vermutung geäußert worden, Allergien könnten nicht nur Hautausschlag, sondern auch psychische Veränderungen auslösen. Diese „Allergie-Hypothese der Hyperaktivität" erhielt in den 1980er-Jahren Unterstützung durch den deutschen Allergologen Joseph Egger, der nachwies, dass hyperkinetische Kinder von einer allergenarmen Diät profitieren können.[496]

Nach Egger lösen bei einem Teil der Kinder Nahrungsmittel Hyperaktivität aus. Die Crux ist jedoch, dass die Lebensmittel oder Zusatzstoffe, die bei einem Kind Symptome hervorrufen, individuell verschieden sind. Das heißt, *alle Nahrungsmittel und Zusatzstoffe* können Probleme verursachen, und man muss bei jedem einzelnen Kind

Münchhausens Stellvertreter: Kinder, die für ihre Eltern leiden

Es gibt Dinge, die sind so bizarr, dass man sie kaum glauben mag ... Sicherlich kennen Sie den berühmten Lügenbaron Münchhausen, der im 18. Jahrhundert in ganz Europa von Kneipe zu Kneipe zog und die Gäste mit seinen erfundenen Geschichten unterhielt. Er war namensgebend für das sogenannte *Münchhausen-Syndrom*, eine chronische Form vorgetäuschter Störungen. Die modernen Jünger Münchhausens ziehen von Klinik zu Klinik, tischen den Ärzten eine lange Latte erfundener Symptome auf und genießen die Aufmerksamkeit, die ihnen zuteil wird – selbst wenn sie sich dafür unters Messer legen müssen. Anders als Simulanten können sie einfach nicht aufhören zu lügen.

Eine besondere Spielart dieser Variante ist die allergische Form des stellvertretenden Münchhausen-Syndroms: 1984 waren Forscher im Rahmen ihrer Studie auf 17 Kinder gestoßen, die von ihren Müttern zu Allergikern erklärt und auf strenge, teilweise abstruse Diäten gesetzt worden waren – dabei blieben sie auch, nachdem eine allergische Erkrankung der Kinder klinisch definitiv ausgeschlossen werden konnte. In den meisten Fällen war die Besessenheit der Mütter mit Allergien übrigens von Ärzten ausgelöst worden.[658] Auch in einer Untersuchung aus dem Jahre 1996, in der es um Kinder ging, die von einem Elternteil krank gemacht worden waren, spielten derartige behauptete Lebensmittelallergien eine große Rolle.[659]

Diese Kinder leiden nicht unter Allergien, sondern unter ihren Müttern. Werden Kinder mit stellvertretendem Münchhausen-Syndrom von ihren Eltern getrennt und in Adoptivfamilien gegeben, sind ihre Symptome wie weggeblasen.[637] Eine abstruse Erkrankung, die bei uns nicht vorkommt, meinen Sie? Keineswegs. Vor nicht allzu langer Zeit wurde ein derartiger Fall vor dem Amtsgericht Duisburg verhandelt ...[638]

herausfinden, worauf es allergisch reagiert. Zunächst wird ein Kind auf eine stark eingeschränkte Diät (1 Fleischart, 1 Kohlenhydratquelle, 2–3 Kohlsorten, 1 Obstsorte) gesetzt und anschließend ein Nahrungsmittel nach dem anderen beigefüttert, um den „Übeltäter" zu identifizieren. Als „nahrungsmittelinduziert" galt ein hyperkinetisches Syndrom, wenn ein Kind bei der kontrollierten Zugabe des verdächtigen Stoffe in Aufmerksamkeits- und Konzentrationstests signifikant schlechter, beim Wiederweglassen deutlich besser abschnitt. Ein mühsames Verfahren, aber gerade durch seine methodisch saubere Vorgehensweise unterscheidet sich Egger von seinem Vorgänger Feingold sowie den Verfechtern der Zucker- und der Phosphathypothese. Er selbst meint dazu in einem Übersichtsartikel: „Diäten haben einen mächtigen Placeboeffekt, daher sind doppelblinde Provokationstests ein notwendiger Schritt bei Patienten mit einer vermuteten Nahrungsmittelallergie. Das ist auch die einzige Methode, um Patienten mit der allergischen Form des stellvertretenden Münchhausen-Syndroms (siehe Kasten) zu identifizieren."[260, 658]

Als „Provokateure" identifizierte Egger alte Bekannte wie Soja, Kuhmilch, Weizen, Eier usw. Am häufigsten verursachten jedoch Farbstoffe wie Tartrazin und Konservierungsstoffe wie Benzoesäure Probleme; die meisten Patienten reagierten auf eine ganze Palette von Auslösern gleichzeitig.[260] Rund 40–80 % der Kinder sprachen auf die Diätbehandlung an. Ihr Verhalten verbesserte sich deutlich oder normalisierte sich sogar: Sie konnten sich besser konzentrieren und erinnern, schliefen durch und zeigten ein „normaleres" Wellenmuster im EEG. Außerdem gingen zum Teil auch andere Symptome zurück, unter denen die Kinder gelitten hatten.[626, 627] Und wenn ein Kind keine quälenden Kopfschmerzen mehr hat und das Bauchweh schwindet, so hebt das sicherlich ganz allgemein die Stimmung.

Nicht selten verbergen sich hinter manchen scheinbaren Lebensmittel- bzw. Zusatzstoffallergien auch pseudoallergische oder Unverträglichkeitsreaktionen; das gilt gerade bei Kindern für Zusatzstoffe wie Farbstoffe und Konservierungsmitte.[639]

Für eine Verallgemeinerung dieser Befunde ist es noch zu früh: Wir wissen auch nicht, wie repräsentativ Eggers Versuchsgruppe für Kinder mit hyperkinetischem Syndrom in der Bevölkerung ist. „Seine" Kinder waren schwere Fälle und hatten fast alle Begleitsymptome wie Erschöpfung, Bauch- und Kopfschmerzen.[626] Vor allem die beiden letzten Symptome deuten auf eine Unverträglichkeit bzw. einen Mangel an bestimmten Verdauungsenzymen hin, und gerade bei solchen Kindern sollte an ein Nahrungsmittelproblem gedacht werden. Andererseits bedeutet die oligoantigene Diät einen erheblichen Aufwand, den die Mutter für ihr Kind investieren muss. So manch ein „emotional vernachlässigtes" Kind erhält so das Zeitkontingent an Zuwendung, das erforderlich ist, um das Stresshormon Cortisol in die rechte Bahn zu lenken.

Auch Egger warnt davor, eine solche Diät als Wunderwaffe gegen alles und jedes anzusehen, denn er hält Diäten zu Recht für aufwendig, teuer und riskant. Sein Kollege Professor Martin H. Schmidt nennt die Gründe: „Diäten … erfordern strenge Disziplin vom betroffenen Kind sowie die Mitarbeit und Geduld der gesamten Familie. Diese Opfer sind nur zumutbar, wenn das Ergebnis der Diät nachhaltig positiv ist." Weniger stark beeinträchtigte Kinder sind nach Meinung beider für eine Diättherapie nicht geeignet.[626] Egger ist inzwischen davon überzeugt, dass das hyperkinetische Syndrom bei einer bestimmten Gruppe von Kindern durch Nahrungsmittel und Zusatzstoffe ausgelöst und durch Verzicht auf die Auslöser positiv beeinflusst werden kann.

Nach einer neuen Hypothese handelt es sich bei ADHD um eine angeborene Störung des Phenol- und Aminstoffwechsels. Gebracht auf diese Vermutung hat den Forscher seine gute Nase: Bei ADHD-Kindern, die auf eine Diät ansprechen, verringert sich der schlechte Atem (Halitosis). Bei manchen Patienten nehmen zudem Körper- und Uringeruch ab, was mit der Verstoffwechslung von aromatischen Verbindungen zusammenhängt; fehlen diese in der Diät, bessert sich der Gesamtzustand, und die Geruchsentwicklung sinkt. Welche Stoffe das sein sollen, ist unklar, auch wenn wieder einmal Salicylate und Konservierungsstoffe wie Benzoesäure zu den Hauptverdächtigen zählen.[640]

Fazit: Anders als in der öffentlichen Diskussion gemeinhin angenommen, spielt die Ernährung für die ADHD-Symptomatik nach Lage der Dinge vermutlich nur bei einem Teil der betroffenen Kinder eine Rolle, dann aber eine wichtige. Gleichzeitig sollte man andere potenzielle Auslöser von Verhaltensauffälligkeiten keinesfalls vernachlässigen, etwa Infektionen oder Zeckenbisse. Ebenso scheint es empfehlenswert, besonders bei Kleinkindern den Fernsehkonsum nicht ausarten zu lassen. Und Spielen und Toben an frischer Luft haben noch keinem Kind geschadet. ADHD-Kinder profitieren offenbar in besonderem Maße davon.

Tödliche Snacks

Im Oktober 1993 bestellte die 17-jährige Sarah Redding in einem Schnellrestaurant in der englischen Kleinstadt Ash eine Zitronenschnitte. Wenige Minuten später war sie tot, gestorben an einem anaphylaktischen Schock. Ihr Verhängnis waren nicht deklarierte Erdnüsse im Teilchen.[641] Frau Redding war Erdnussallergikerin.

Ein solcher anaphylaktischer Schock tritt unmittelbar, d. h. schon Sekunden oder spätestens Minuten nach Kontakt mit einem Allergen auf. Das Tückische dabei ist, dass diese allergische Reaktion den ganzen Körper erfasst und praktisch unabhängig von der Dosis ist – schon winzige Spuren von 1 mg können ausreichen.[645] Das funktioniert ähnlich wie bei einer „normalen" allergischen Reaktion, nur viel heftiger: Es kommt zu einer massiven Freisetzung von Histamin. Histamin erweitert die kleinen Blutgefäße und erhöht ihre Durchlässigkeit, was einen rapiden Blutdruckabfall zur Folge hat. Die Atemwege verengen sich, der Nasen-Rachenraum schwillt an, die Haut färbt sich intensiv rot, Schweiß bricht aus, das Herz beginnt zu rasen und das Opfer muss sich übergeben. In schweren Fällen wie bei Sarah Redding folgen Atem- und Herzstillstand.

Sarah Redding ist kein Einzelfall. In den 1990er-Jahren untersuchte der Allergologe Hugh A. Sampson von der Johns Hopkins University in Baltimore zusammen mit Kollegen den tragischen Tod von sechs Kindern und Jugendlichen, die an einem anaphylaktischen Schock gestorben waren. Alle Kinder waren bekanntermaßen Allergiker und litten unter allergischem Asthma, das sie aber gut im Griff hatten. Zum Verhängnis wurden den Kindern ganz alltägliche Lebensmittel: ein Stück Kuchen, ein Sandwich, ein Hamburger und Süßigkeiten (wie Schokoriegel, Bonbons und Pralinen). Wie sich herausstellte, hatten Kuchen, Sandwich und eine der Süßigkeiten Erdnussspuren enthalten, der Hamburger Eier und die anderen Leckereien Cashewnüsse, ohne dass dies erkennbar gewesen wäre.[642] Obwohl die Kinder ihre Allergie kannten und gewohnt waren, die für sie gefährlichen Allergene zu meiden, hatten sie keine Chance.

Nur die Spitze eines Eisbergs, meint Sampson. Schätzungen zufolge sterben in den USA jährlich mehr Kinder und Jugendliche an einem anaphylaktischen Schock durch Nahrungsmittel als durch Insektenstiche.[643] Wenn bereits der Hauch eines Stoffes zur Gefahr wird, dann nützt auch eine Deklaration nicht mehr viel. Denn dann wird jeder Hersteller, der irgendwo Erdnüsse oder Mehl verarbeitet oder einen Lieferanten hat, der dieses tut, sicherheitshalber bei allen Produkten warnen: „Kann Spuren von Erdnüssen oder Weizeneiweiß enthalten". Eine rühmliche Ausnahme bildet da die Schweizer Schokoladenindustrie. Sie verzichtet freiwillig völlig auf Milchersatzstoffe wie Soja oder auf Erdnussprodukte.[644] Das hilft nicht nur dem Allergiker, sondern bietet auch dem Schokoliebhaber bessere Qualitäten.

Manche Allergologen empfehlen stark gefährdeten Allergikern ein „Notfallbesteck" (mit Epinephrin/Adrenalin-Fertigspritzen, Kortikoid, Antihistaminikum), um sich im Notfall rasch selbst helfen zu können.[352] Damit hätten Sarah und manche ihrer Leidensgenossen vielleicht eine Chance gehabt. Damit es gar nicht erst so weit kommen muss, wird von Verbraucherschützern eine bessere Deklaration gefordert. Genau dies hat die EU getan. Gegen den heftigen Widerstand der nationalen Regierungen hat sie die Hersteller Schritt für Schritt gezwungen, einen erheblichen Teil ihrer Zutaten auf dem Etikett zu benennen. Dazu gehört inzwischen auch die Deklaration von einem Dutzend wichtiger Allergene – selbst dann, wenn sie nur in Spuren vorhanden sind.

Deklaration: die leidigen Tricks

Aus Sicht eines Allergikers mag dieses Deklarationsrecht immer noch löchrig wie ein Schweizer Käse wirken. Unter den Lücken sei insbesondere an die Enzyme aus Schimmelpilzen oder Bakterien erinnert, die ein Risiko für manche Allergiker darstellen (z. B. Bäckerasthma). Auf dem Etikett sucht man sie meist vergebens. Aus Sicht der Hersteller zu Recht, denn als Eiweiße würden sie ja durchs Erhitzen denaturiert und damit unschädlich gemacht – als ob es nicht seit Jahren hitzestabile Enzyme gäbe und bei manchen Enzymen die allergieauslösenden Strukturen auch nach der Verarbeitung erhalten blieben.[465]

Zusatzstoffe, die zwar im Fertigprodukt vorhanden sind, dort aber keine technologische Funktion mehr ausüben, dürfen laut Lebensmittel-Kennzeichnungsverordnung unter den Tisch fallen. Beispiel Joghurt: Enthält dieser konservierte Früchte, so darf auf dem Deckel dennoch „ohne Konservierungsstoffe" stehen, wenn die Menge an Konservierungsmittel nicht ausreicht, den ganzen Inhalt haltbar zu machen. Oder Brühwurst: Um der aus aufgetautem Fleisch fabrizierten Masse Festigkeit zu verleihen, wird das Brät mit Citraten, Lactaten und Tartraten stabilisiert. Ist die Wurst gebrüht, das Eiweiß geronnen und das Wasser gebunden, so hat der Mohr seine Schuldigkeit getan, d. h. die Zusätze haben ihre Aufgabe erfüllt und brauchen daher auch nicht deklariert zu werden. Auf Chipstüten lesen wir nichts von Phosphat (s. o.), bei Marmelade werden die Schaumverhüter, bei Getränken das Kaltentkeimungsmittel ganz legal unterschlagen. Mehrwegflaschen ohne Etikett sind freigestellt, für unverpackte Ware gilt nur eine eingeschränkte Deklarationspflicht; daher müssen Bäcker und Metzger im Allgemeinen nicht auflisten, was in ihren Produkten steckt, und das ist gerade bei Brot- und Backwaren nicht wenig. Auch in Kantinen und Restaurants erfährt der Kunde kaum, was der Koch an heimlichen Helfern verwendet – obwohl gerade dieser Sektor ein Eldorado für Zusatzstoffe ist. Das verschämte Schildchen „mit Konservierungsstoff Benzoesäure", das man hie und da zwischen den Auslagen oder als Sternchen unten auf der Speisekarte findet, hat nur eine Alibifunktion. Weitere Ausnahmen gelten für Schokoartikel (LMKV §1 Abs. 3 Nr. 1), Süßwaren in Kleinpackungen (Abs. 2 Nr. 2) und die Käsetheke im Supermarkt (KäseVO § 14 Abs. 6).

Weil Zusatzstoffe ein schlechtes Image haben, werden sie zunehmend durch funktionale Additive ersetzt, also durch Zusatzstoff-Imitate, die in der Regel aus Eiweißen aller Art hergestellt werden. Sie leisten dasselbe wie der Zusatzstoff, den sie ersetzen, sind für den Kunden aber praktisch „unsichtbar": Sie verstecken sich hinter so harmlosen Aufschriften wie „Milcherzeugnis" (siehe Seite 109 ff.).

Und dann ist da noch das Problem mit der juristischen Fachsprache. Nur ein Beispiel: Wenn auf Tee für Kleinkinder „zuckerfrei" draufsteht, gehen Eltern, die um das

Gebiss ihres Sprösslings besorgt sind, davon aus, das Getränk enthalte keinen Zucker. Weit gefehlt! Es enthält nur keinen Rohrzucker (Saccharose), denn lebensmittelrechtlich heißt nur Saccharose „Zucker“, andere Zucker wie Fruchtzucker (Fructose) jedoch nicht. Fruchtzucker führt häufiger zu Intoleranzen als Saccharose. Insgesamt muss man aber dem Gesetzgeber – also der EU – bescheinigen, dass er Schritt für Schritt versucht, die leidigen Lücken zu schließen – wie die berüchtigte 25-%-Regel, nach der unter bestimmten Voraussetzungen Zusätze, die weniger als ein Viertel des Endproduktes ausmachten, ganz legal auf den Etikett unterschlagen werden durften. Für Allergiker war diese Regelung ein einziger Alptraum.

Allergisch auf Etiketten

„Nahrungsmittelallergien durch Diät-Management in den Griff zu bekommen, ist voller Fallstricke“, so der amerikanische Allergologe Scott H. Sicherer. „In den meisten Ländern machen es Versäumnisse seitens der Hersteller und mangelhafte Deklarierungen sehr schwierig, Allergene in kommerziell hergestellten Nahrungsmitteln zu identifizieren.“[604] Glücklicherweise hat sich die EU dazu durchgerungen, 12 Allergene einer generellen Deklarationspflicht zu unterwerfen: glutenhaltiges Getreide, Krebstiere, Eier, Fisch, Erdnüsse, Nüsse, Sesam, Soja, Milch und Sulfit – wobei beim Schwefel eine Grenze von 10 mg pro kg gilt.

Das ist löblich! Doch verständliche, ja sogar wichtige Forderungen zum Verbraucherschutz können für die Hersteller ungeahnte Folgen haben, wenn etwa bereits Spuren von Erdnüssen oder Gewürzkräutern wie Beifuß deklariert werden müssen, weil sie zur Anaphylaxis führen können: In manchen Fällen genügt der Geruch, in anderen führen bereits Küsse zum Schock.[644] Schon steht der Hersteller von Gewürzmischungen vor einem unlösbaren Problem. Verarbeitet er Beifuß oder Sellerie, reicht es nicht, danach die Anlagen zu reinigen. Auch mit aufwendiger Technik wird er Spuren (z. B. Stäube mit den fraglichen Pollen) nicht vermeiden können. Um eine derartige Kontaminierung zu vermindern, müsste er eigentlich eine neue Fabrik bauen, möglichst ein paar Kilometer weit weg vom Hauptwerk …

Doch es kommt noch ärger. Problematischer ist ein anderer, aus Tierversuchen bekannter Zusammenhang: Ratten, denen man ein Allergen spritzte, während gleichzeitig ein Geräusch plus Blitz ertönte, reagierten wie Pawlows Hunde nach einiger Zeit auf Geräusch und Blitz allein mit allen Anzeichen einer Allergie.[693] Wie stark Psyche und allergische Reaktionen auch beim Menschen zusammenhängen, zeigen einige Allergiker, die es schon beim bloßen Anblick ihres Allergens juckt: Legt man einem solchen Katzenhaarallergiker beispielsweise das Foto einer Katze vor, so reagiert er prompt mit Niesen und Asthma. Sein Körper ist auf diese Reaktion konditioniert, und das Programm spult sich irgendwann auch ohne die körperliche Präsenz einer Katze ab.[646]

Ähnlich spielt die Psyche offenbar bei Nahrungsmittelintoleranzen eine nicht zu unterschätzende Rolle. So berichtet die Internetseite *aerztlichepraxis*, dass einer aktuellen norwegischen Studie[647] zufolge immer mehr Menschen bei sich selbst solche

Sherlock Holmes auf dem Hühnerhof[649]

Wer auf Hühnereier allergisch reagiert, ist ein Hühnerei-Allergiker. Stimmt oft, aber nicht immer. Es gibt Menschen, die zeigen bei manchen Hühnereiern allergische Reaktionen, während sie andere schadlos vertragen.

So reagierte ein 13-Jähriger bei Eiern, die sein Vater billig in der Werkskantine erstehen konnte, stark allergisch, nicht jedoch auf die Eier von den Laufhennen seines älteren Bruders. Oder: Ein dreijähriger Junge reagierte auf die Eier einer benachbarten Legefarm deutlich allergisch. Eier aus der oben genannten Quelle lösen jedoch auch bei ihm keinerlei allergische Symptome aus. Wie war das möglich?

An der Farbe der Eier lag es nicht. Und ob ein Huhn artgerecht gehalten wird oder nicht, „weiß" das Ei auch nicht. Oder doch? Für die Allergologen bedeutete dies detektivische Kleinarbeit. Wie sich herausstellte, erhielten die Kantinenhennen Fischmehl im Gegensatz zur Hühnerherde des Bruders. Und da erinnerten sich die Ärzte an einen früheren Fall: Kurz nach Verzehr eines Zitronenplätzchens hatte ein kleines Mädchen starke allergische Symptome entwickelt. Das Plätzchen enthielt Ei. Das Mädchen litt nicht unter einer Eierallergie, war aber eine ausgewiesene Fischallergikerin. War Fischmehl im Hühnerfutter das eigentliche Allergen? Labortests bestätigten diesen Verdacht. Offenbar können Fischeiweiß-Allergene selbst dann, wenn sie durch ein Huhn „hindurchgeschleust" werden und lediglich in Spuren im Ei auftreten, noch aktiv sein. Im Fall des kleinen Mädchens gelangte das Fischallergen also durch die Henne über das Ei in den Plätzchenteig und widerstand sogar den hohen Backtemperaturen. Die „Hühnerei-Allergie" der beiden Jungen war nichts anderes als eine verdeckte Fischallergie!

Auch der Eiallergiker ist vor derartigen Überraschungen nicht gefeit. So verwenden Winzer für hochwertige Weine Hühnerei zum Klären. Daher kann es passieren, dass Eiallergiker auf Rotwein reagieren. Außerdem wird Eiern der Wirkstoff Lysozym entzogen und als Konservierungsmittel verwendet. Dadurch reagierten in Japan Eierallergiker auf Nudeln. Ironisch dabei ist, dass viele Ei-Ersatzmittel zur Teigwarenherstellung, zu denen Eierallergiker gern greifen, zwar kein Ei enthalten, dafür aber Blutserum aus Rind, Schwein und neuerdings Fischeiweiß.

Intoleranzen diagnostizieren – nachdem sie in der Presse oder im Fernsehen Berichte über Prominente gelesen bzw. gesehen hatten, die z. B. eine weizen- oder glutenfreie Ernährung empfehlen. Verabreicht man ihnen die vermeintlichen Allergene, ohne dass sie davon Kenntnis haben, bleibt die Reaktion aus. So geschehen im Falle einer Erdnussallergikerin, die im Rahmen einer placebokontrollierten klinischen Studie Erdnüsse zu sich nahm, ohne davon zu wissen. Prompt bleiben die Symptome aus.[648]

Fazit: Es gibt für den Hersteller keinen Grund, Informationen zu unterschlagen, die zur Beurteilung eines Lebensmittels erforderlich sind. Die Informationen müssen verfügbar sein (z. B. per Internet – mit entsprechendem rechtlichen Rahmen), aber es gibt ebenso wenig Grund, die Menschheit mit Warnhinweisen zu überschütten, die nur für eine Minderheit von Bedeutung sind. Sonst machen Verbraucherschutz und Deklarationsrecht die Menschen krank.

Allergietests im Test: Glaskugel oder Kaffeesatz?

Nun, wenn auch nicht alle, die sich für Allergiker halten, medizinisch als Allergiker gelten, dann sollten doch zumindest „echte" Allergiker anhand von Allergietests auch als solche erkannt werden! Leider ist das nicht immer der Fall, falsch-negative Ergebnisse sind je nach Test keineswegs selten; dafür werden Gesunde unter Umständen durch falsch-positive Ergebnisse schnell zu Allergikern erklärt. Es gibt da nämlich einige Probleme mit der Qualität von Testlösungen, der Vergleichbarkeit von Allergietest sowie der Reproduzierbarkeit und der Relevanz der Ergebnisse.

Worauf basieren Allergietests?

Gelangt ein fremder Stoff in den Körper, so reagiert das *Immun*system darauf mit der Bildung von Antikörpern. Die werden, weil sie klein und rund (lateinisch globulus) sind, als ***Immunglobuline*** bezeichnet. Daher die Abkürzung „**Ig**". Da der Fremdstoff diese *Anti*körper erzeugt oder *gen*eriert, wird er als *Antigen* bezeichnet.
Bei Allergietests spielen zwei Typen, IgE und IgG, eine besonders wichtige Rolle. Das **E** beim IgE steht für **E**rstkontakt. IgEs kommen auf der Zelloberfläche bestimmter Immunzellen in Haut und Schleimhaut vor. Sie lösen vor allem Überempfindlichkeitsreaktionen vom Soforttyp aus. Das **G** der IgG-Antikörper steht für **G**ammaglobulin. Sie sind für die Immunantwort beim erneuten Kontakt mit einem Allergen wichtig. Diese Zweitantwort ist stärker, setzt rascher ein und hält länger an als die Antwort beim Erstkontakt.

Probleme mit den Testlösungen: Mit den kommerziellen Testlösungen wird im Prick- bzw. im Scratch-Test oft etwas ganz anderes gemessen, als gegessen wird. Da wird, ob „Rind", „Soja", „Banane" oder „Apfel", püriert, homogenisiert, extrahiert und konserviert, was das Zeug hält, und heraus kommt stets eine farblose, wasserklare Flüssigkeit, die mit dem komplexen Lebensmittel, das sie repräsentieren soll, nur noch begrenzt zu tun hat.[546, 547] Nehmen wir beispielsweise das Teströhrchen mit der Aufschrift „Apfel": Da ist Apfelextrakt drin, aber wie viel Allergen? Aktivität und Konzentration des Hauptapfelallergens Mal d 1 hängen ganz entscheidend von Sorte und Reifungsgrad eines Apfels ab: Die Allergenität nimmt von Golden Delicious über Cox Orange und Jonagold bis zu Gloster ab und mit steigender Reife zu.[650] Aber bevor der Apfel ins Röhrchen „passt", muss er natürlich fein zerkleinert werden. Diese Homogenisierung wiederum senkt den Allergengehalt, weil dabei Phenole aus den Apfelzellen frei werden, die allergene Proteine abbauen. Und dann wird der Apfelextrakt im Teströhrchen zur besseren Haltbarkeit natürlich konserviert. Worin? Üblicherweise in Phenol. Dieses Phenol reagiert ebenfalls mit den Eiweißen, denaturiert sie und erzeugt so womöglich neue Allergene.

Stefan Vieths vom Paul-Ehrlich-Institut (Langen) machte dazu eine vernichtende Beobachtung: „Als Konsequenz daraus konnte im Rahmen der Routinediagnostik bei 72 Apfelallergikern mit kommerziellen Testextrakten vierer verschiedener Hersteller im Pricktest kein einziges positives Resultat erzielt werden." Dazu kommt, dass Phenol selbst allergen wirkt. So gesehen, kann kein Arzt mehr sicher sein, was er da eigentlich testet. Dazu noch einmal Vieths: „ …[es] existiert nach wie vor ein Dschungel von unterschiedlichen Aktivitätsbezeichnungen für kommerziell produzierte Allergenextrakte, die dem Allergologen einen Wechsel zwischen Produkten verschiedener Hersteller erheblich erschweren." Kurz gesagt, die Allergietestung mit kommerziellen Testlösungen gleicht noch immer einem Vabanque-Spiel.[650]

Deutlich zuverlässiger wird der Pricktest, wenn man, statt Fertigextrakte zu kaufen, seine Proben selbst frisch zubereitet[652, 653], das haben aktuelle Untersuchungen mit frischem Obst (Äpfeln, Bananen) gerade wieder eindrucksvoll bestätigt.[654, 684]

Probleme mit der Vergleichbarkeit: Wenn jemand allergisch auf eine Substanz reagiert, sollte sich dies in allen medizinisch anerkannten Allergietests manifestieren. Tut es aber nicht. Die Tests sind kaum vergleichbar. So kommt der Pricktest nicht selten zu anderen Ergebnissen als der RAST (siehe „Kleines Kompendium für Allergiker", Seite 190) und beide zu anderen als die orale Provokation. Beispielsweise fanden dänische Wissenschaftler in einer Studie mit kommerziellen Allergen-Testlösungen keinerlei statistisch relevanten Übereinstimmungen zwischen den Ergebnissen, die mit Testlösungen auf Milch und Hühnereiweiß im Pricktest gewonnen wurden, und den Ergebnissen der doppelblinden placebokontrollierten Provokationstests.[652]

Kleines Kompendium für Allergiker und solche, die nicht dazu gemacht werden wollen[548, 551, 605, 661–664, 697–699]

1. Hauttests

Der **Pricktest** ist der gängigste Hauttest für Allergien vom Soforttyp. Dabei werden Allergenextrakte in die Unterarmbeuge getropft und die Haut anschließend mit einer Lanzette oder Nadel angestochen und angehoben. Als Positivkontrolle dient ein Tropfen Histaminlösung, als Negativkontrolle Kochsalzlösung. Nach 15 Minuten lässt sich das Ergebnis ablesen. Eine Rötung oder Quaddeln bedeuten jedoch nicht, dass das getestete Lebensmittel bzw. der Zusatzstoff auch beim Verzehr Allergien auslöst: Jeder Vierte zeigt im Pricktest eine Hautreaktion, ohne beim Essen allergisch zu reagieren. Aber auch bei einem negativen Ergebnis können Allergien nicht ausgeschlossen werden. Lebensmittel-Unverträglichkeiten oder PAR lassen sich mit diesem Test nicht feststellen.
Bewertung: Bei Lebensmittelallergien nur eingeschränkt brauchbar

Beim **Reibtest** wird die Haut am Unterarm kräftig mit dem vermuteten Allergen gerieben. Bei der Variante *Reibtest mit Stripping* wird die Haut zusätzlich eingeritzt oder aufgeraut. Der Vorteil ist, dass hier ein ganzes Lebensmittel und nicht nur eine undefinierte Testlösung aufgebracht wird, der Nachteil, dass nur hochgradig sensibilisierte Personen mit Allergien vom Soforttyp reagieren.
Bewertung: Zuverlässig, jedoch nur bei einer kleinen Patientengruppe

Der **Patchtest** *(Epikutantest)* soll Kontaktallergien vom Spättyp erkennen – ausgelöst von Substanzen wie Nickel in Jeansknöpfen, Schmuck, von Inhaltsstoffen von Kosmetika, aber auch Konservierungsmitteln wie PHB-Ester und Sorbinsäure, die bei Hautkontakt zu Ekzemen, Schuppen oder Juckreiz führen. Dabei wird das Allergen mit Pflastern auf den Rücken aufgebracht und das Ergebnis nach zwei bis drei Tagen betrachtet. Die Reproduzierbarkeit (bei Testung in einwöchigem Abstand bzw. gleichzeitiger Testung auf beiden Rückenhälften) ist jedoch gering. Und so kamen die Experten auf einem Allergiesymposium denn auch zu der düsteren Erkenntnis: „Die Durchführung des Patchtests ist einfach, die Interpretation der Ergebnisse jedoch nicht."
Bewertung: Unzuverlässig

Beim **Intrakutantest** werden stark verdünnte (Faktor 100) Pricklösungen unter die Haut gespritzt. Treten nach rund 20 Minuten Quaddeln und Rötungen auf, so gilt dies als Zeichen für eine allergische Reaktion. Für Nahrungsmittel liegt die Zuverlässigkeit nach Angaben der Zeitschrift *Öko-Test* bei 50 %. Statt zu testen, könnte der Arzt auch eine Münze werfen. Das gilt allerdings nicht für höhere Konzentrationen: Da reagieren die Testper-

▷

sonen zunehmend positiv – allerdings auch immer mehr völlig gesunde Kontrollpersonen (falsch positiv).
Bewertung: Bei Lebensmittelallergien notorisch unzuverlässig

2. Bluttests
Viele Allergiker bilden Antikörper. Antikörper – wie Immunglobulin E (IgE) – lassen sich mit dem **RAST** (Radio-Allergo-Sorbens-Test) im Blut des Patienten mithilfe von radioaktiv markierten Anti-IgEs nachweisen. Allerdings nur kurze Zeit, denn IgEs sind sehr kurzlebig. Ist der Nachweis negativ, besagt dies daher nicht, dass keine Allergie vorliegt; der Test führt daher öfter zu falsch negativen Ergebnissen.
Bewertung: Zuverlässig nur bei Allergien vom Soforttyp auf Eiklar und Kabeljau, mittelmäßig bei Milch und Getreide, schlecht bei Bohnen und Soja

Ein anderer Antikörpertyp, IgG, zirkuliert länger als IgE im Blut. Daher lassen sich mit dem so genannten **ELISA-Test** (Enzyme-Linked Immunoabsorbent Assay) auf IgG auch Spätreaktionen auf Nahrungsmitteleiweiße nachweisen. Der Nachweis ist höchst empfindlich, sagt jedoch kaum etwas darüber aus, ob Patienten, deren IgG-Spiegel in diesem Test für ein bestimmtes Eiweiß erhöht ist, auch allergische Symptome beim Verzehr des besagten Nahrungsmittels zeigen. Er zeigt also häufig falsch positive Ergebnisse an. (So findet man im ELISA-Test bei rund 70 % aller gesunden Säuglinge IgG gegen mindestens ein Kuhmilcheiweiß.)
Bewertung: Für die Diagnose von Lebensmittelallergien ungeeignet

3. Orale Tests
Mit der **oralen Provokation** lassen sich alle Formen der Lebensmittelunverträglichkeit erfassen. Da sie zeitaufwendig, teuer und für den Patienten belastend ist, eignet sie sich jedoch nur bei konkretem Verdacht: In einer symptomfreien Phase – meist in Anschluss an eine allergenarme Diät – verzehrt der Patient das verdächtige Lebensmittel oder auch nur einen Inhaltsstoff, wobei die Konzentration ganz allmählich gesteigert wird, um hochsensibilisierte Patienten nicht zu gefährden. Reagiert der Patient, so kann das Ergebnis mit einer doppelblinden, placebokontrollierten Provokation abgesichert werden.
Bewertung: Die orale Provokation gilt als „Goldstandard" zur Diagnostik von Allergien und Intoleranzen. Dennoch sind falsch negative Resultate nicht selten

4. Alternative Allergietests
Beim **Cytotoxischen Test** *(Cytotest)* wird davon ausgegangen, dass weiße Blutkörperchen (Leukozyten) bei Zugabe von hochverdünnten Nahrungsmittelextrakten im Mikroskop ▷

spezifisch ihre Form verändern. In kontrollierten Untersuchungen – zwei Proben ein und desselben Allergikers wurden unter verschiedenen Namen an entsprechende Labors verschickt – erwiesen sich die Ergebnisse als nicht reproduzierbar.
Bewertung: Bei der Diagnose von Lebensmittelallergien höchst unzuverlässig

Das **Bioresonanzverfahren** basiert auf der Annahme, dass Menschen ein Schwingungsspektrum abstrahlen. Trennt man nun mithilfe eines „Separators", der als „Molekularsaugkreis" wirken soll, die „krank machenden" elektromagnetischen Schwingungen von den „gesunden" ab, polt sie um und leitet sie in den Körper zurück, so können sie dieser Theorie zufolge Allergien „löschen". Die Wirkweise der eingesetzten Geräte ist wohlweislich ein Firmengeheimnis. Die Ergebnisse ließen sich denn auch weder reproduzieren noch war in kontrollierten, doppelblinden Therapiestudien eine Wirkung nachweisbar.
Bewertung: Weder als Diagnose- noch als Therapieverfahren brauchbar

Kinesiologische Tests basieren auf Muskelspannung: Der Patient hält den verdächtigen Stoff – z. B. ein Stück Zucker – in der linken Hand, und der Therapeut versucht, den ausgestreckten rechten Arm nach unten zu drücken. Gibt der Arm dem Druck nach, lautet die Diagnose Zuckerunverträglichkeit, wenn nicht, ist der Zucker unschuldig. In kontrollierten Untersuchungen (s. o.) erwiesen sich die Ergebnisse als nicht reproduzierbar.
Bewertung: Ungeeignet

Probleme mit der Reproduzierbarkeit: Wenn jemand im Test eine eindeutig positive allergische Reaktion auf eine Substanz zeigt, dann sollte sich das Ergebnis reproduzieren lassen. Tut es aber keineswegs immer. Rainer Gollhausen, Bernhard Przybilla und Johannes Ring von der Dermatologischen Klinik und Poliklinik der Universität München nahmen den Patchtest unter die Lupe: Auf den Rücken von 41 Patienten wurden 39 Kontaktallergene, darunter auch Konservierungsmittel wie PHB-Ester und Sorbinsäure, getestet – dieselbe Testbatterie erst auf der einen und nach einer Woche dann auf der anderen Seite des Rückens. In einer zweiten Serie mit 35 Patienten und 32 Allergenen wurden beide Seiten gleichzeitig getestet. Das Ergebnis war in beiden Fällen niederschmetternd. Bei der Testung in einwöchigem Abstand stimmten die Ergebnisse nur bei 7 Patienten (17 %), bei der gleichzeitigen Testung nur bei 16 (44 %) überein. Diese schlechte Reproduzierbarkeit war nicht an bestimmte Substanzen geknüpft, sondern zufällig verteilt.[261]

Nach Meinung der Forscher liegt das Problem in der Methode. Wir kennen dieses Phänomen des „launischen Rückens" seit Längerem, wenn wir es auch noch keineswegs verstehen: Mal reagiert er über und zeigt etwas an, wo nichts ist (angry back syndrome)[655], häufiger aber „schweigt" er und zeigt nichts an, wo etwas ist (silent back syndrome). Der Rat der Forscher: Damit die schlechte Reproduzierbarkeit nicht buchstäblich auf dem Rücken der Patienten ausgetragen wird, sollte der Arzt, bevor er einem Patienten aufgrund eines Patchtests zu Veränderungen des Lebensstils – wie einem Berufswechsel – rät, mindestens noch einen weiteren Patchtest oder einen oralen Provokationstest durchführen.

Probleme mit der Relevanz (Aussagekraft): Wenn ein Patient bei einem Allergietest reagiert, sollte man meinen, dass dies auf das Vorliegen einer Allergie hinweist. Doch das steht in den Sternen. Unter dem Stichwort „Unsinnige Labordiagnostik" schreibt Thomas Werfel (Medizinische Hochschule Hannover): „Spezifische IgE, für die noch immer 15–20 % aller Laborkosten im Zusammenhang mit allergologischen Laboruntersuchungen ausgegeben werden, zeigen eine *natürliche* Immunantwort auf Nahrungsmittelallergene und keine mögliche Allergie an; sie sind in der Diagnostik von Nahrungsmitteln daher obsolet." (unsere Kursivsetzung) Weniger vornehm ausgedrückt: Eine derartige Diagnostik ist so überflüssig wie ein Kropf.[605]

Ein positiver IgE-Nachweis zeigt demnach lediglich eine durch Immunglobulin E vermittelte Sensibilisierung an, die nur im Zusammenhang mit der Krankengeschichte oder einem Provokationstest eine klinisch bedeutsame Nahrungsmittelallergie beweist, doch „häufig bleibt die klinische Relevanz der erhobenen In-vitro-Befunde bei der Nahrungsmittelallergie-Diagnostik unklar", so Werfel. Sein Schluss: „Bisher gibt es leider nicht genügend Studien, in denen Ergebnisse der In-vitro-Verfahren am Goldstandard der oralen Provokationstestung überprüft wurden."[605]

Der englische Allergologe David L. J. Freed von der British Society for Allergology, Environmental and Nutritive Medicine kratzt in einem Leserbrief an das Medizinjournal *Lancet* sogar am Goldstandard, dem oralen Provokationstest. Positive Ergebnisse beim Provokationstest beweisen eine Nahrungsmittelunverträglichkeit, negative Ergebnisse beweisen oder entkräften seiner Meinung nach gar nichts. Er plädiert für einen verständnisvolleren Umgang mit den Betroffenen: „Schon viel zu lange werden Patienten mit genuinen [echten] Nahrungsmittelunverträglichkeiten als nicht allergisch oder nicht intolerant abgetan, weil sie den ärztlichen Kriterien für einen Provokationstest nicht genügten; daher bleiben sie nicht nur krank, sondern fühlen sich darüber hinaus genau von den Leuten gedemütigt und frustriert, die ihnen hätten helfen können."[660]

Freed hat gute Gründe für seine Kritik.[651] Provokationstests können aus mehreren Gründen falsch negativ ausfallen: zu geringe Dosis des Allergens, nicht häufig oder nicht lange genug verabreicht usw. Und manche Menschen reagieren nur dann mit allergischen Symptomen, wenn sich die Effekte mehrerer Nahrungsmittel addieren oder gleichzeitig andere Stressfaktoren hinzukommen wie starke körperliche Anstrengung, Menstruation, Infektionen oder Schwangerschaft. Freed schließt daraus, dass falsch negative Befunde häufiger sein könnten als bisher angenommen.[660]

Und so kommt es, dass manch ein verzweifelter Patient nach der Odyssee durch schulmedizinische und alternative Praxen und Durchleiden ganzer Testbatterien „von drei Ärzten oder Heilern oft mindestens vier verschiedene oder gar gegensätzliche Ratschläge bekommt".[661] Diese Ratschläge sind nicht ohne Risiko, denn sie beinhalten häufig Ernährungstipps, meistenteils mehr oder weniger umfangreiche Verbotskataloge. Die Folge: Untergewicht und Fehlernährung bei Kindern, bizarre Speisevorschriften als neue Form der Kindesmisshandlung, Rachitis bei einem vierjährigen Jungen aufgrund einer Milchallergie-Diät – inzwischen nehmen Meldungen über derartige Vorfälle auch bei Erwachsenen zu.[666, 687, 688, 723, 732]

Diäten sind auch im Kindesalter gefährlich, warnen Bodo Niggemann und Christoph Grüber, Mitarbeiter einer großen Berliner Kinderklinik. Ihrer Ansicht nach stellen Diäten einen medizinischen Eingriff dar, der nicht weniger schwerwiegend ist als eine Behandlung mit Medikamenten.[661] Neben den genannten Folgen können sie Kinder noch dazu in die soziale Isolation treiben: kein unbelasteter Kindergeburtstag, keine unbeschwerte Klassenfahrt ... Für den Therapeuten sind Diäten eine probate Möglichkeit, sich aus der Verantwortung zu stehlen, nach dem Motto: „Wenn's nicht klappt, hast du eben einen Diätfehler gemacht."

Es ist also nicht leicht, seriöse von unseriösen Therapien zu unterscheiden. Gesunder Menschenverstand, ein gewisses Bauchgefühl sowie eine Portion Skepsis sind nicht die schlechtesten Ratgeber. Ganz gleichgültig, ob Sie sich für einen „Schulmediziner" oder einen „Heiler" entscheiden: Rote Warnlämpchen sollten bei Ihnen aufblinken, wenn sich Ihr Gegenüber wenig Zeit für ein einführendes Gespräch nimmt, schnell zu einer teuren und langwierigen Behandlung rät, bei Ablehnung auf die Gefahr schwerer Erkrankungen verweist und verlangt, alle anderen Medikamente abzusetzen. Die Flucht sollten Sie spätestens dann ergreifen, wenn ein Weißkittel Ihnen garantiert, sein Verfahren sei stets erfolgreich und nebenwirkungsfrei.[661] Das ist garantiert erlogen.

Da die Schulmedizin auf dem Gebiet der Allergien selbst eine „Suchende" ist, sind alternative Heilverfahren nicht zwangsläufig schlechter. Wie wir gesehen haben, sind Kaffeesatzleserei und Münzwurfdiagnostik, wie man sie vielen alternativen Diagnosemethoden bei Lebensmittelallergien nicht zu Unrecht vorwirft, auch der Schulmedizin nicht fremd. Sieht man einmal von der Verabreichung von Cortison und anderen Medikamenten ab, die erfolgreich zur symptomatischen Behandlung eingesetzt werden, ist die Medizin in Sachen Lebensmittelallergien bisher kaum vorangekommen.

Die hohe Schule des Panschens

Verbleiter Wein: süßes Gift

Zusatzstoffe sind keine Erfindung der Neuzeit; sie werden verwendet, seitdem sich Menschen bemühen, Lebensmittel länger haltbar zu machen, sie gegen Gärung, Fäulnis und Schimmelbildung zu schützen, ihnen einen besseren Geschmack zu verleihen oder sie appetitlicher zu färben – also vermutlich schon seit prähistorischen Zeiten. Mit welcher Perfektion gerade die Technik der Konservierung beherrscht wurde, zeigen uns ägyptische Mumien, die ein „Mindesthaltbarkeitsdatum" von mehr als einem Jahrtausend aufweisen. So darf man wohl annehmen, dass konservierende Harze gleichermaßen Eingang in Küche und Keller fanden. Im Falle des griechischen Retsina, eines geharzten Weins, ist diese Praxis bis heute erhalten geblieben. Auch das Schwefeln war in der Antike bekannt; ob es zur Haltbarmachung von Wein diente, ist nicht sicher, aber wahrscheinlich.[259]

Selbst wenn viele dieser Methoden heute als „natürlich" verklärt werden – de facto handelt es sich dabei um die Nutzung ganz bestimmter, damals unbekannter und damit ungeprüfter Wirkstoffe, die die Harze, Teere oder Mineralien enthielten. Je geringer das toxikologische Wissen, desto unbekümmerter wurde von der Antike bis zur Neuzeit mit solchen Zusätzen hantiert. Kaum eine der damals verwendeten Substanzen hätte heute eine Chance auf Zulassung. So wurde 1833 Kreosot als konservierendes Prinzip des Buchenholzteers isoliert und der Extrakt von Experten zur Haltbarmachung empfohlen.[264] Kreosot ist so giftig, dass es damals viele Todesfälle verursachte – allerdings nicht nur durch Verzehr, sondern auch durch Mord, Selbstmord oder ärztliche Verordnung.[265] Kreosot ist längst verboten und der Buchenholzteer als Konservierungsmittel glücklicherweise vergessen.

Wie die Geschichte der Zusatzstoffe lehrt, war das kein Einzelfall. Noch tückischer als Kreosot wirkte Bleiacetat, das zum Süßen des Weins diente – eine Praxis, die schon im alten Rom gang und gäbe war. Zucker war damals noch unbekannt, deshalb griffen die Römer zu eingedicktem Traubensaft, einer Art Sirup, den sie „sappa" nannten. Eingekocht wurde der Saft in Bleikesseln, denn man hatte die Erfahrung gemacht, dass er dann viel süßer schmeckte.[690] Was die Altvorderen nicht wussten, war, dass die Fruchtsäuren mit dem Blei in der Kesselwand reagierten, wobei sich giftiges Bleiacetat bildete, das wegen seines Geschmacks auch als „Bleizucker" bezeichnet wird. Blei ist jedoch außerordentlich giftig; schon wenige Milligramm können, regelmäßig aufgenommen, schwere gesundheitliche Probleme hervorrufen, die von

Darmkoliken, Muskelschwäche, Lähmungen und Abmagerung bis zu Schrumpfnieren reichen.

Besonders gravierende Schäden richtet eine schleichende Bleivergiftung im Nervensystem an; die Folgen sind unter anderem Schwindel, Depressionen, epileptische Anfälle und letztlich geistige Umnachtung. Die römische Elite war dieser chronischen Vergiftung durch kleine Bleidosen weitaus stärker ausgesetzt als das gemeine Volk: Statt saurem Landwein trank man mit Bleizucker gesüßten Wein aus zinnernen, d. h. bleihaltigen Bechern, und selbst strikte Antialkoholiker zapften ihr Trinkwasser in vornehmen Häusern aus Bleirohren.[691] Gestützt wird diese Beobachtung durch archäologische Befunde; in römischen Skeletten aus der Antike konnten denn auch erhöhte Bleikonzentrationen nachgewiesen werden.[700]

Die Tradition des „Nachsüßens" von Weinen sollte sich bis in die Neuzeit halten. So klagt der Ulmer Arzt Eberhard Gockelius 1697 darüber, dass Weinverkäufer und Fuhrleute (d. h. die Spediteure) die (aufgrund von Missernten) sauren Neckarweine mit Blei versetzten. Er wusste bereits, dass die „Weinkrankheit", die mit Magen-Darm-Problemen, Lähmungserscheinungen und Auszehrung einherging, von Blei ausgelöst wurde[400] und veröffentlichte sogar eine Nachweismethode. Trotz des gelegentlichen Erlasses von Reinheitsgeboten und Strafen bis zur Hinrichtung änderte sich an der Praxis des „Bleisüßens" schlechter Jahrgänge lange Zeit kaum etwas. Die Folge waren Massenvergiftungen.

Bei den Winzern fanden noch weitere Bleiverbindungen Verwendung, diesmal zur Beseitigung des Essigstichs oder zum Klären von Weißweinen. In einem Fachbuch von 1770 wird dem modernen Winzer folgendes Rezept an die Hand gegeben, um den Wein vor dem „Kippen" zu bewahren: „Gib ein Pfund geschmolzenes Blei noch warm in dein Fass und verschließe es dicht." Um „Grey Wine" zu verbessern: „Nimm etwas Essig, in dem Bleioxid gelöst ist, und koche ein wenig Honig auf, um das Wachs darauf zu entfernen. Filtere alles durch ein Tuch und gibt ein Quart [Viertel] davon in ein Drittel Wein, und das wird den Wein heilen."[542]

Not macht erfinderisch

Lebensmittel wurden zu allen Zeiten und in aller Welt verwässert, gepanscht oder verfälscht. Gebrauch und Missbrauch von Zusätzen sind so eng miteinander verflochten, dass sich das eine kaum ohne das andere beschreiben lässt. Auch in Zeiten der Subsistenzwirtschaft wurden Lebensmittel zum eigenen Vorteil getauscht. Dass das Panschen unterblieben wäre, als die Menschen noch Selbstversorger waren, als Lebensmittel in der eigenen Vorratskammer gelagert und am heimischen Herd zubereitet wurden, ist eine Mär. Schließlich forderte eine sparsame Haushaltsweise – sei es aufgrund von Armut, Geiz oder auch aus religiösen Motiven – das unauffällige Strecken teurer, schwer zu beschaffender Rohstoffe. Und wenn viele Gäste bewirtet werden mussten, verwandelte ein sparsamer Gastgeber im Keller manchen Krug Wasser in Wein.

Viele Ersatzprodukte wurden während Kriegszeiten oder im Rahmen von Kriegsvorbereitungen bzw. -nachwirkungen entwickelt, oder diese verhalfen ihnen zum Durchbruch. Man denke nur an die Erbswurst, die Margarine, den Muckefuck, den Seelachs oder die Sojawurst. Erfunden wurde Letztere von einem bekannten rheinischen Tüftler namens Konrad Adenauer, der dafür 1919 ein britisches und bald darauf ein französisches Patent erteilt bekam.[538, 539] Bei seinem Produkt – Soja gefärbt mit Blut – dachte er weder an Tierschutz noch an den Cholesterinspiegel, sondern wollte einfach nur den Hunger nach dem Ersten Weltkrieg stillen. Als Stadtverordneter von Köln versuchte er eine Wurst mit „Friedensgeschmack" zu kreieren, die aus billigeren, d. h. überhaupt verfügbaren Rohstoffen herstellbar war.[537] Über einen Mittelsmann besaß der spätere Kanzler ab 1915 auch ein deutsches und bald darauf auch österreichisches Patent zum Nachmachen von Brot.[540, 541] Ihm ging es nicht um Täuschung, sondern darum, Hungernde zu sättigen.

Meist standen hinter Lebensmittelmanipulationen jedoch keine derart edlen Motive: Der Kunde wurde schon zu allen Zeiten gern über den Tisch gezogen; die Versuchung war stets groß, minderwertige Ware heimlich durch Zusätze „aufzuwerten". Nicht immer ging es dabei so harmlos zu wie am Athener Fischmarkt: Im antiken Hellas war es per Marktordnung verboten, schon leicht angegammelte, müffelnde Fische mit einem Guss Wasser „aufzufrischen". Der Überlieferung nach verstanden es die Händler jedoch, diese Vorschrift zu unterlaufen: Ein Kumpan täuschte wegen der Hitze einen Schwächeanfall vor, sodass es die Menschlichkeit gebot, ihn mit einem tüchtigen Schuss kalten Wassers zu erquicken. Wenn davon die ausgelegten Fische mehr abbekamen als das vermeintliche Sonnenstichopfer – ein Schelm, wer Böses dabei denkt.[6]

Machen wir einen Sprung von der Antike ins Mittelalter und von Athen nach Augsburg: Im Jahre 1156 gab Kaiser Barbarossa der Stadt eine neue Rechtsverordnung, die „Justitia Civitatis Augustensis", in der er Bierpanschen bzw. schlechten Ausschank ausdrücklich unter Strafe stellte. Viel nützte das kaiserliche Machtwort offenbar nicht, denn im Laufe der Zeit gab's aufgrund der zahlreichen Unregelmäßigkeiten beim Brauen immer neue Reinheitsgebote.[692] Zu den Panschereien der Brauer gehörten insbesondere Zusätze wie das gallebittere Strychnin als Hopfenersatz oder das Süßen mit Süßholz, um einen höheren Würzeanteil vorzutäuschen, oder ein wenig Glyzerin für die „Vollmundigkeit" des Trankes.[705, 714]

Margarine: gehacktes Euter

Margarine hat wirklich eine erstaunliche Karriere gemacht. Sie begann ihre Laufbahn als Militärbutter, stieg zum Billig-Streichfett auf, überquerte den großen Teich, kam von dort mit neuer Rezeptur nach Europa zurück und mutierte, weil „cholesterinfrei", zum „gesunden" Brotaufstrich. Inzwischen avancierte sie durch einen Zusatz an Phytosterinen zu einem Zwitterwesen, für das es bisher im Deutschen noch keinen adäquaten Begriff gibt: Ein „Nutraceutical" ist eine Schimäre aus „nutrient" (Nährstoff) und „pharmaceutical" (pharmakologischer Wirkstoff, Medikament), wahlweise auch als „Functional Food" oder „Novel Food" bezeichnet.

Erfunden wurde Margarine in den 1860er-Jahren von dem französischen Chemiker Hippolyte Mège-Mouriès. Napoleon III., dem der chronische Mangel seiner Armee an frischer Butter zu schaffen machte, hatte demjenigen einen Preis versprochen, dem es gelänge, billigeren Ersatz herzustellen. Mège-Mouriès machte sich ans Werk. Er schmolz Rindertalg, trennte nach dem Erstarren den flüssigen Teil ab, gab Milch hinzu und mischte für die richtige Textur ein wenig zerkleinerten Schafsmagen unter. In leicht alkalischem Wasser gekocht, sah die abgekühlte Masse zwar Butter nicht unähnlich und ließ sich auch gut verstreichen, schmeckte aber noch nicht richtig nach „Kuh" – ein Manko, das der findige Chemiker mit etwas klein gehacktem Kuheuter behob. Nun roch das Imitat schon entfernt wie „Butter". Napoleon III. jedenfalls war begeistert, Mège-Mouriès erhielt seinen Preis und eine Fabrik, um mit der Massenproduktion von „Margarine" zu beginnen, wie er sein Produkt nach der darin enthaltenen Margarinsäure nannte.

Im Jahre 1873 sicherte sich Mège-Mouriès ein amerikanisches Patent für seine Erfindung, doch seine Margarine war in den USA zunächst ein Flop. Erst als nach seinem Tod eine neue, verbesserte Rezeptur entwickelt wurde – geschmolzenes Rinderfett wurde mit Milch vermischt, gesalzen, gekühlt und verknetet, bis eine formbare, leicht streichbare Masse entstand – griffen die Kunden zu. Sehr zum Ärger der Agrarlobby in den USA, die daraufhin genügend Abgeordnete schmierte, um eine Margarinesteuer durchzusetzen. Doch als es 1905 schließlich gelang, den Rindertalg durch billigere Pflanzenöle zu ersetzen, vermochte die Steuer auch nicht mehr viel auszurichten. Mithilfe eines Hydrierungsverfahrens war es damals gelungen, Speiseöle chemisch so zu verändern, dass sie bei Zimmertemperatur fest blieben und die deutlich teureren tierischen Fette ersetzen konnten. Nun war der Siegeszug der Margarine in der Neuen wie in der Alten Welt nicht mehr aufzuhalten.[511]

Das „Reinheitsgebot für Bier", auf das man sich heute bezieht, bezeichnet einen Erlass von 1516 durch den bayerischen Herzog Wilhelm IV.: Bier durfte nur aus Gerstenmalz, Hopfen und Wasser gebraut werden. Bier galt in Bayern schon damals als Grundnahrungsmittel, und man wollte herzoglicherseits sicherstellen, dass die Landeskinder von betrügerischen Bierbrauern weder vergiftet noch über Gebühr ausgeplündert wurden – schließlich brauchte man sie noch zur Landesverteidigung und als Steuerzahler. Und außerdem verhinderte man durch die Festlegung auf Gerste, dass andere Getreidesorten, wie Weizen, ebenfalls in flüssiger Form durch durstige Bajuwarenkehlen rannen, statt zu Brot verarbeitet zu werden.

Im Mittelalter mangelte es nicht an Rechtsvorschriften gegen das Fälschen von Lebensmitteln. In alten Marktordnungen kann man nachlesen, dass Bäcker, Fleischer und Bierbrauer, Fisch- und Weinhändler regelmäßig vom Rat der Stadt kontrolliert wurden. Lebensmittelverfälschung galt als Betrug, und überführte Missetäter wurden hart bestraft, beispielsweise bei Brotfrevel: Dem Bäcker drohten zeitweise Verbannung, Pranger oder Gefängnis und im Wiederholungsfalle sogar die sogenannte Bäckertaufe; dabei wurde der Schuldige in einem eisernen Käfig unter Wasser getaucht, bis ihm die Luft ausging – und wenn der Insasse Pech hatte, wurde der Käfig erst dann wieder hochgezogen, wenn er elendiglich ertrunken war.[6]

Mit Abstand am meisten verfälscht – und zwar über einen Zeitraum von über 1000 Jahren – wurden exotische Gewürze. Anfang des 14. Jahrhunderts mussten die Aufseher der Lagerhäuser in Pisa einen „Safran-Eid" schwören, und um die Mitte des 15. Jahrhunderts wurden die kostbaren gelben Fäden so unverfroren manipuliert, dass manche Städte in Deutschland Gewürzfälschern das Verbrennen oder Begraben bei lebendigem Leib androhten.[452] Doch die Verlockung blieb: Noch vor gut 80 Jahren berichtet ein Insider: „Große Fabriken beschäftigen sich mit nichts anderem als damit, Gewürzpulver jeglicher Art künstlich herzustellen." Nicht nur beim Pulver handelte es sich meist um etwas anderes als deklariert, auch die Gewürze selbst wurden nachgemacht. Künstliche Muskatnüsse bestanden beispielsweise aus Ton, Kleie und Nussbruch-Abfällen.[712]

Im 14. oder 15. Jahrhundert brachte der technische Fortschritt zwei weitere Zusatzstoffe ins Spiel. Ursache war das Aufkommen des Schießpulvers in Europa. Zu dessen Herstellung brauchte man größere Mengen von Schwefel und Salpeter (Natriumnitrat). Nicht nur der Schwefel, auch das Natriumnitrat – hergestellt aus tierischem Dung – fand bald Eingang in die Küche. Pfiffige Metzger fanden heraus, dass sich Wurst mit Kuhmist-Extrakt besser hält und aromatischer schmeckt. Die Winzer wollten ihnen wohl nicht nachstehen, wie uns Sebastian Brandt Ende des 15. Jahrhunderts in seinem *Narrenschiff* wissen lässt: „Vorrauss lesst man den Wein nit bleiben, gross falschheit that man mit im treiben, Salpeter, Schwefel, Todten bein, Weidäsch,

Senff, Milch, viel Kraut unrein, Stösst man zum Punten in das Fass, Die schwangeren Frawen trincken das, das sie vor zeit genesen dick, Und sehen ein elend anblick."[264]

Im gleichen Jahr, in dem das *Narrenschiff* erschien, nämlich 1497, trat auch die „Ordnung und Satzung über den Wein" in Kraft. Hier stoßen wir auf ein sehr modern anmutendes Zusatzstoffrecht, was die Verwendung von Schwefel im Wein angeht: Darin wird festgelegt, dass die Weintrauben ohne alle Zusätze zum Keltern gebracht werden müssen und im weiteren Verlauf nur unbedenkliche Zusätze verwendet werden dürfen. Zudem wird der Verwendungszweck des Zusatzstoffes klar definiert: Schwefeln war nur erlaubt, um den Wein beständiger zu machen, und er war zu deklarieren, damit der Wein bei darauf folgenden Verarbeitungsschritten nicht erneut geschwefelt würde.

Doch die Natur des Menschen änderte sich offenbar nicht so leicht: In seinem *Betrugslexikon* von 1721, das mehrere Auflagen erlebte, beschreibt der Coburger Amtmann Georg Paul Hönn zahlreiche Lebensmittelverfälschungen. Dabei bleibt keine Berufsgruppe unerwähnt, angefangen von den Bauern, „die gemeiniglich schlau und voller List sind", bis hin zum Zuckerbäcker. Manche Landwirte würden die Butter mit „Unschlitt" (Talg) strecken und mit Ringelblumen nachfärben. Andere pflegten ihren Gänsen den Bauch zu berupfen und die nackte Haut mit Salz einzureiben, damit er pathologisch anschwelle und nun nach „fettem Gänsebraten" aussehe. Schon damals war „Schafskäse", der unter Zugabe von Kuhmilch hergestellt war, ein Ärgernis. Nicht anders bei den Zuckerbäckern: Sie würden die teuren Mandeln mit billigeren Haselnüssen strecken – eine Praxis, die in den Bäckereien bis heute nicht abgestellt werden konnte.[705]

Weitere Werke über Verfälschungen folgten; so beklagt Johann Friedrich Zückert Mitte des 18. Jahrhunderts, ganze Familien nähmen durch gepanschte Lebensmittel Schaden an Leib und Leben. Dabei gingen die Fälscher bereits so geschickt vor, dass sie die stopfende Wirkung von Alaun, das dem Brot zugesetzt wurde, um es weißer und fester wirken zu lassen, durch gleichzeitige Zugabe von Abführmittel (Jalaperinde) zu kompensieren versuchten, in der Hoffnung, dem gefoppten Kunden so doch noch zu einer geregelten Verdauung zu verhelfen. Aber Zückert blieb Optimist: „So entsetzlich der Gedanke auch ist, dass man sich … den Weinhändlern, Bäckern und Brauern auf Gnade und Ungnade überlassen muss, so sehr kann es einem zum Trost gereichen, dass doch die Zahl der Rechtschaffenden unter ihnen die größte ist."[399]

Die Stunde der Alchemie

So viel Optimismus lag den realistischen Franzosen fern. In Frankreich gab es seit 1742 eine Verordnung, nach der Backwaren und andere Lebensmittel ausschließlich mit bekanntermaßen ungiftigen Pflanzenteilen gefärbt werden durften. Dieser „Positivliste" stand in Preußen eine „Negativliste" gegenüber, die ab 1797 galt und den Zusatz von blei-, arsen-, quecksilber- und antimonhaltigen Farben in Lebensmitteln und Spielwaren (!) verbot.[701] Das war auch dringend nötig. Denn die Alchimisten hatten beachtliche Kenntnisse über die Anwendungen und Reaktionen von Schwermetallen erworben. Schließlich zielten ihre vielfältigen Experimente oft darauf ab, unedle Metalle in edle zu verwandeln, also beispielsweise Quecksilber unter Zugabe von Urin in Gold zu „transmutieren".

Wenn sich dubiose Metalle schon nicht direkt in klingende Goldmünzen umarbeiten ließen, so versprach wenigstens die Anwendung des Wissens beim „Verschönern" von Lebensmitteln reichlich Gewinn. Konfekt, Bonbons und feine Backwaren wurden mit giftigen Metallsalzen (Arsen, Antimon, Quecksilber, Blei) für kleine und große Leckermäuler appetitlich bunt gefärbt. Blattgemüse oder Gurken ließen sich mit Kupfervitriol grün „auffrischen". Manchmal genügte es, unauffällig den Gehalt an Schwermetallen im Endprodukt zu erhöhen, um den nötigen Profit zu erzielen: Betrüger mischten Safran mit eingekochtem Most, Bleiglätte oder Mennige, um ihn dadurch schwerer zu machen. Eine Praxis, die sich übrigens bis in die Neuzeit erhalten hat: Noch vor wenigen Jahren verursachte mit roten Bleiverbindungen „beschwertes" Paprikapulver aus Ungarn üble Vergiftungen.[450, 451]

Vielfach fehlte einfach jedes Bewusstsein für die Giftigkeit der Stoffe, wurden Arsen-, Kupfer-, Quecksilber- oder Bleiverbindungen meistenteils doch auch vom Arzt und Apotheker gegen allerlei Malaisen verordnet. Quecksilber war für Lungen- und Darmleiden zuständig, Blei heilte Milz, Knochen und Muskulatur, Kupfer half der Niere und Antimon heilte krankes Blut, wobei sich die Gelehrten über die jeweilige Zuordnung von Arznei und Leiden keineswegs einig waren.[718] Wie sollte da ein Zuckerbäcker Unrechtsbewusstsein entwickeln, wenn er den gleichen Stoff, den er seinen Backwaren zusetzte, im Krankheitsfalle von den Herren Doctores hoch dosiert zu schlucken bekam?

Auch wenn den Alchimisten das Umwandeln der Elemente nicht so recht gelingen wollte, so waren sie anerkannte Meister, wenn es um das Umwandeln von billigen Rohstoffen in teure Lebensmittel ging. Ein Kenner der Szene schreibt dazu 1797 sarkastisch: „In dieser Stadt gibt es eine gewisse Bruderschaft von chemisch Tätigen, die im Untergrund in Löchern, Kavernen und dunklen Ecken arbeiten, um ihre Geheimnisse vor den Augen ihrer Mitmenschen zu verbergen. Diese unterirdischen Philosophen

Kleines Brevier der beliebtesten Zusatzstoffe[527, 708–714]

Mehl/Brot: Mehl wurde mit Schwerspat, Gips, Kalk, Magnesiumkarbonat, Alaun und Tonerde geweißt und gestreckt, verdorbenes, schimmeliges Mehl durch Zusatz von Alaun, giftigem Kupfer- oder Zinkvitriol wieder „backfähig" gemacht.
Milch: Milch wurde zweimal entrahmt und mit Wasser (oft nicht sauber und voller Keime) auf annähernd die doppelte Menge verdünnt, anschließend durch Zusatz von Stärke, Kreide, Gips, Weizenmehl, püriertem Kalbshirn usw. die gewohnte Sämigkeit wiederhergestellt und das Gebräu als „Vollmilch" verkauft.
Bier: Malz wurde durch billigere Rohstoffe wie Stärkezucker, Weizenmehl, Reis, Mais usw. ersetzt, Hopfen durch giftige Bitterstoffe wie Strychnin, Colchicin und Wermut; anschließend wurde das Bier mit Süßholz gesüßt, mit Glyzerin „vollmundig" gemacht, mit Salicyl- oder Borsäure bzw. Calciumsulfit geschönt und mit Wasser verdünnt. Beimischung von Giftpflanzen wie Bilsenkraut (daher stammt der Name der Bierbrauerstadt Pilsen), Taumellolch oder Stechapfel sorgten für einen zünftigen Rausch.
Butter: Sie wurde mit Wasser auf fast das doppelte Gewicht gebracht, mit Safran und Ringelblume gefärbt und mit Rindertalg gestreckt. Dabei ging es nicht immer besonders hygienisch zu; Beigaben wie Fäden, Ruß, Kuhhaare und tote Fliegen waren keine Seltenheit.
Fleisch/Wurst: Fleisch wurde mit Aluminiumsalzen versetzt, die ihm ein frisches Aussehen verschafften, während die Fäulnis ungehindert weiterging. Wenn auch das nichts mehr half, kam das Gammelfleisch in die Wundertüte des Fleischers, die Wurst. Sie bot „die beste Gelegenheit, das schlechteste und faulste Fleisch an den Mann zu bringen, indem die starken Zusätze … den fauligen Geschmack und Geruch einhüllen". In der Pelle fand sich oft ein Sammelsurium unverkäuflicher Schlachtabfälle, vermengt mit reichlich wasserbindendem Mehl, kunstvoll und künstlich rot gefärbt mit Fuchsin.
Fisch: Mit den neuen Anilinfarben ließen sich auch die Kiemen alter Fische wieder „frischrot" färben.
Käse: Verfälscht wurde mit Kreide, Gips, Schwerspat, Mehl, Stärke, Kartoffelbrei, Gelatine, gefärbt mit giftigen Metallsalzen und zur Reifebeschleunigung mit Urin getränkt.
Gewürze: Künstliche Pfefferkörner wurden aus Mehl, Ruß und Chilipulver hergestellt, Vanilleschoten vor dem Verkauf durch Extraktion das Aroma entzogen.

beschäftigen sich täglich mit der Transmutation von alkoholischen Getränken, und mithilfe von Zauberdrogen und magischen Gesängen kreieren sie unter den Straßen von London die ausgewähltesten Produkte der Hügel und Täler Frankreichs. Sie können einen Bordeaux aus einer Schlehe pressen und Champagner aus einem Apfel gewinnen … diese Experten bezeichnen sich untereinander als Weinbrauer."[707]

Die Zusatzstofflieferanten hatten sich offenbar in aller Stille zu einer prosperierenden Branche gemausert: „Es gibt bestimmte Chemiker, die skrupellose Porter- oder Ale-Brauer regelmäßig mit Präparaten oder schändlichen Zubereitungen beliefern; andere leisten Wein- und Schnapshändlern dieselben Dienste, und wiederum andere greifen dem Krämer und dem Ölhändler auf diese Weise unter die Arme. Die Mitwirkenden arbeiten vorwiegend heimlich und im Schutz irgendeines trügerischen Betriebs, der nach außen hin wie ein seriöses und gesetzestreues Unternehmen wirkt.“[707]

Schwermetalle oder Strychnin waren damals nicht die einzige Gefahr für die Gesundheit des Essers. Auch die Hygiene ließ zu wünschen übrig. Lebensmittel waren ein Tummelplatz für Schimmelgifte, Bandwurmeier und Krankheitskeime, angefangen von den Tuberkelbazillen bis hin zu den Clostridien. Todesfälle durch verfälschte oder verdorbene Lebensmittel waren an der Tagesordnung.[716] Noch im 19. Jahrhundert wurden ganze Sippen, ja ganze Dörfer durch Fleischvergiftungen (Botulismus) dahingerafft. Der schwäbische Arzt Justinus Kerner schrieb 1820: „In der That verdienen diese traurigen Vorfälle bey uns auch wegen ihrer so bedeutenden Häufigkeit die ernsteste Betrachtung. Es ist möglich, dass in einem gleich großen Landstrich der tropischen Länder nicht viel mehr Menschen durch Schlangengift als bei uns durch dieß unseelige Wurstgift, siech oder getödtet werden.“[717]

Angesichts der Lage auf dem Lebensmittelsektor zu Beginn des 19. Jahrhunderts klingen die aktuellen Diskussionen um „gesunde Ernährung“ ziemlich exotisch. Hier die Darstellung eines anonymen Beobachters jener Zeit: „So unentrinnbar sind wir alle verflochten in dem mächtigen Labyrinth des Betruges, dass auch der Verkäufer in einer Art ausgleichender Gerechtigkeit gezwungen wird, sein eigenes Gift herunterzuschlucken. Nehmen wir den Apotheker, der giftige Ingredienzien an den Brauer verkauft – indem er zu dieser Schurkerei die Achsel zuckt – und der dann seine eigene Ware in dem reichlich konsumierten Bier zu sich nimmt. Der Brauer seinerseits wird dann vergiftet vom Bäcker, dem Weinhändler, dem Kolonialwarenhändler. Und wenn der Magen des Bäckers dann nicht mehr mittut, dann erhält er seinen Gnadenstoß in Form der verfälschten Arzneimittel seines Freundes, des Apothekers, dessen Gesundheit er selbst fortlaufend mit untergraben hat, indem er ihn jeden Morgen mit Kalk und Alaun in Gestalt von warmen Brötchen fütterte.“[527]

Von der Alchemie zur Lebensmittelchemie

Im 19. Jahrhundert setzte sich der Trend zur gewerblichen und industriellen Verarbeitung von landwirtschaftlichen Erzeugnissen immer rascher fort. In der Antike bis ins ausgehende 18. Jahrhundert hatte sich der Verbraucher bei der Prüfung von Lebensmitteln weitgehend auf seine Sinne verlassen. Qualitätsmerkmale waren appetitliches Aussehen, frischer Geruch und Geschmack sowie Oberflächenbeschaffenheit der Ware. Nun verlagerte sich die Lebensmittelprüfung jedoch immer mehr auf physikalisch-chemische und später auch auf bakteriologische Untersuchungsmethoden und damit in die Hände von Spezialisten.[719]

Manche Chemiker versuchten auf eigene Faust, den Verbraucher zu schützen: Um den Kunden selbst die Möglichkeit zu geben, herauszufinden, was in ihren Lebensmitteln steckte, brachte Christian Schreger 1810 ein Handbuch heraus, das Laien eine Selbstprüfung auf verschiedene gängige Zusatzstoffe erlauben sollte. Diese Methode bewährte sich jedoch nicht, Hausfrauen sind nun einmal keine analytischen Chemiker und Küchen keine Labors. Daher wurde der Ruf nach einer gesetzlichen Regelung immer lauter, und zwar sowohl zum Schutz der Verbrauchergesundheit als auch des redlichen Herstellers.[701] Kritisiert wurde zudem, dass „die gesetzliche Untersuchung erst auf die Tat folgt“ und viel zu wenig Wert auf Vorbeugung gelegt werde, um durch regelmäßige Kontrollen Lebensmittelverfälschungen zu verhindern bzw. aufzudecken, bevor Schaden angerichtet wurde.[719] Wer Lebensmittel nicht kontrolliert, verdrängt den ehrlichen Kaufmann vom Markt.

Der erste, der systematisch Lebensmittel analysierte, war der deutschstämmige Chemiker Friederich Christian Accum. Sein 1820 veröffentlichtes Buch *A Treatise on Adulteration and Culinary Poisons* (deutsch: *Von der Verfälschung der Nahrungsmittel und den Küchengiften*, 1822) gipfelte in der eindringlichen Warnung: „Es steckt der Tod im Topf.“ Und weiter: „Von all den Fälschungen, die von geldgierigen Händlern begangen werden, ist keine abstoßender und gleichzeitig häufiger als die ‚Verfeinerung‘ der verschiedenen Nahrungsartikel. Diese skrupellose und schändliche Praxis, die immer stärker zunimmt, je schwieriger es wird, sie aufzudecken, wird heute bei fast jedem Erzeugnis angewandt, das man als lebensnotwendig oder besonders luxuriös bezeichnen kann, und sie wird in allen Teilen des Vereinigten Königreiches in einem höchst alarmierenden Ausmaß ausgeübt.“[707] Die Fakten, die er zusammengetragen hatte, führten in der Öffentlichkeit zu einem Aufschrei der Empörung, die jedoch rasch wieder abebbte.[701, 708–710]

Um die Mitte des 19. Jahrhunderts kam es durch Lebensmittelpanschereien in England immer wieder zu Massenvergiftungen und Todesfällen. Das rasche Wachstum der Städte mit den sich daraus ergebenden Veränderungen für den Lebensmittelhandel sowie die mancherorts himmelschreiende Armut leistete den Manipulationen Vorschub. Der propagierte freie Wettbewerb verschärfte die Situation, denn mit Einführung der Gewerbefreiheit hatten die alten Handwerkszünfte ihre Kontrollfunktion verloren. Dort, wo die Konkurrenz am heftigsten war, wurde auch am meisten gepanscht und verfälscht: bei Bäckern, Gastwirten und Lebensmittelhändlern. Dazu kam der Aufstieg der modernen Chemie, die das Angebot an potenziell geschäftsfördernden Zusätzen schnell erweiterte.

In dieser Situation begann das heute noch existierende, renommierte Medizinerfachblatt *The Lancet*, Lebensmittelanalysen zu veröffentlichen. Von der Zeitschrift beauftragte Chemiker fanden Beweise für eine systematische und umfassende Verfälschung fast aller Lebensmittel, von denen sie Proben nahmen. Panschereien galten nicht als unmoralisch, sie waren „guter Geschäftsbrauch", und Großbritannien geriet auf dem Kontinent bald in den Ruf einer „Nation betrügerischer Händler". Diese Missstände galten nicht nur für die Hauptstadt London, sondern auch für andere Städte. Dr. John Postgate, der in Birmingham Lebensmittel untersuchte, beschrieb einen Selbstversuch mit einer alaunversetzten Brotprobe: „Das Zahnfleisch schwillt an, die Zunge ebenfalls. Man hat einen unangenehmen Geschmack im Mund, und auch der Magen wird in Mitleidenschaft gezogen. Magensäure wird ausgeschüttet, und der Betroffene leidet unter üblem Sodbrennen."[710]

Dr. Postgate, der schon damals den Verdacht hegte, toxische Effekte von Lebensmittelgiften könnten kumulativ sein, ließ mit seinen Mahnungen nicht locker. Schließlich schlugen sich auch so bedeutende Schriftsteller wie Charles Dickens und Gilbert K. Chesterton auf die Seite der Verbraucherschützer. All dies führte 1860 zum *Adulteration of Food and Drink Act*, der sich jedoch in der Praxis weitgehend als Fehlschlag erweisen sollte, weil sich der Magistrat in vielen Städten gegen die Umsetzung sperrte. Als dennoch einige Lebensmittelhändler angeklagt wurden, liefen ihre Standesorganisationen der Lebensmittelbranche Sturm und überzeugten die Regierung, das Gesetz zurückzuziehen.

Der Druck der Öffentlichkeit war jedoch so groß, dass anstelle des alten ein neues Gesetz erlassen werden musste, und so wurde 1875 nach langwierigem Tauziehen der *Sale of Food and Drugs Act* verabschiedet, der sich wider Erwarten als praktikable Maßnahme zum vorbeugenden Verbraucherschutz erwies. Schon bald nachdem die amtlich bestallten analytischen Chemiker mit ihrer Probennahme begannen, sank der Anteil der verwässerten Milchproben auf ein Viertel (!). Dies sollte auch die Gesetzgebung auf dem Kontinent beeinflussen.

In Deutschland kontrollierte die städtische „Viktualienpolizei" seit Mitte des 19. Jahrhunderts lediglich die öffentliche Ordnung auf den Lebensmittelmärkten, nicht aber die Qualität der angebotenen Lebensmittel. Daher setzten sich Chemiker wie der Münsteraner Joseph König, der „Vater der deutschen Lebensmittelchemie", 1878 nach englischem Vorbild für die Einrichtung öffentlicher Lebensmitteluntersuchungsämter ein. Schon bald darauf (1879) verabschiedete der Reichstag das „Gesetz betreffend den Verkehr mit Nahrungsmitteln, Genussmitteln und Gebrauchsgegenständen", das solche Ämter, Kontrollen und Probenentnahmen vorsah und Gesetzesverstöße unter Strafe stellte. Der österreichische *Codex alimentarius* von 1896 wiederum orientierte sich an der deutschen Gesetzgebung.[708]

Die neu gegründeten Lebensmitteluntersuchungsämter standen vor einer großen Aufgabe. Oft genug verloren sie den Wettlauf gegen die Fälscher. Um 1920 erklärte ein Lebensmittelchemiker, der anonym bleiben wollte: „Die Verfälschung der Nahrungs- und Genussmittel wird heutzutage in ungeheurem Maßstabe, sehr oft geradezu fabrikmäßig mit vorzüglich konstruierten Spezialmaschinen betrieben. Immer geschickter weiß der Fälscher seine Manipulationen zu verhüllen und immer mehr Schwierigkeiten bietet er dem kontrollierenden und analysierenden Chemiker."[712] Heute spricht man von analysenfesten Produkten. Manches, was da an Verfälschungen ausgetüftelt wurde, war und ist in seinem Erfindungsreichtum nobelpreisverdächtig, sprengt aber den Rahmen dieses Buches.

Vom Gift zum Zusatzstoff

Analytisch einigermaßen zufriedenstellend nachweisen ließen sich zunächst nur Metalle wie Blei, Arsen und Quecksilber, die dann auch mit entsprechenden Verboten belegt wurden. Justus von Liebig (1803–1873), der Begründer der Agrarchemie, warnte seine Kollegen davor, bei ihrem Kampf gegen Gift und Verfälschung das Kind mit dem Bade auszuschütten: Ein völliges Freisein von schädlichen Stoffen („absolute Reinheit", heute: „Nulltoleranz"), wie gesetzlich gefordert, erschien ihm unrealistisch, hatte doch der britische Chemiker James Marsh erst kürzlich Spuren von Arsen in Lebensmitteln nachgewiesen, und auch Liebig fand Arsenik fast überall um sich herum. Daher plädierte er für eine „relative Reinheit" von Nahrungsmitteln und Medikamenten – heute würden wir von „Grenzwerten" sprechen.[701]

Obwohl Liebig wegen dieser Verunreinigungen allgemein vor dem Einsatz chemischer Präparate in der Küche warnte, fand er nichts dabei, seinerseits Zusatzstoffe zu empfehlen, z. B. Kaliumtartrat zum Entsäuern von Wein oder Kalk zur Brotverbesserung, um die giftigen Teigverbesserungsmittel Kupfervitriol und Alaun zu ersetzen.[389, 701, 720] Besonders warm legte er den Bäckern das von einem seiner Schüler entwickelte Backpulver ans Herz und sprach die Hoffnung aus, dass „die chemische Methode der Brotbereitung auch bei den Bäckern Eingang finden" werde – ein Wunsch, der bekanntlich nicht auf taube Ohren gestoßen ist. Der Grund für seine Empfehlung war in der damaligen Zeit alles andere als ehrenrührig: Bei der Teiglockerung mit Hefe oder Sauerteig werden etwa 2 % der nahrhaften Stärke in Kohlendioxid umgesetzt, eine Menge, die er angesichts des Hungers in Deutschland für Verschwendung hielt.[391] Das Backpulver lieferte Kohlendioxid zur Teiglockerung ohne Nährwertverluste.

Mit diesem Vorschlag bediente Liebig den Trend zu harmloseren Substanzen, die helfen, die Ernährung einer notleidenden Bevölkerung zu sichern. Aus damaliger Perspektive war ein nicht ganz harmloses Konservierungsmittel allemal besser als der notgeborene Verzehr verschimmelter Speisen. Dieser Konflikt reicht bis in unsere Tage. Wenn deutsche Verbraucherschützer von der EU das Verbot irgendeines Additivs mit dem Hinweis auf „ungeklärte Restrisiken" fordern, kann es passieren, dass ihre Kollegen aus ärmeren Ländern da ganz anderer Meinung sind: Wenn dadurch ein Produkt, das sich bis dato nur Betuchtere leisten können, billiger wird, so fordern sie im Interesse ihrer Verbraucher die Zulassung.

Ähnliches galt für die leuchtend bunten, stabilen Anilinfarben, die die Hersteller von Likören, Süßwaren und Marmeladen so sehr entzückten. Sie ersetzten die Schwermetallsalze der Alchimisten. Aufgrund von Tierversuchen war man damals zu dem Schluss gekommen, nicht diese Farben an sich, sondern höchstens giftige Beimischungen stellten unter Umständen ein Gesundheitsrisiko dar, und färbte munter drauflos – schließlich war noch kein Kunde nach dem Genuss bunten Konfekts gestorben. Was heute zynisch klingen mag, war damals ein beispielloser Fortschritt, denn zu jener Zeit konnte es durchaus vorkommen, dass so mancher aufgrund der akuten Toxizität der Blei-, Quecksilber- und Kupferverbindungen buchstäblich „tot umfiel".

Gegen Ende des 19. Jahrhunderts begann man allmählich, sich neben der akuten Giftwirkung auch Gedanken über eine mögliche Gefährdung durch chronische Zufuhr toxischer Stoffe in der Nahrung zu machen. Auf dem Hygienikerkongress in Genf 1882 wurde dieses Thema ausführlich diskutiert; dort sprachen sich einige Teilnehmer prinzipiell gegen jede Färbung von Lebensmitteln aus und schlugen für Ausnahmen, wie Süßwaren, eine internationale Positivliste vor (juristisch „Verbotsprinzip mit Erlaubnisvorbehalt"), in der auch Anilinfarben aufgeführt waren. In dem 1879 in Deutschland erlassenen Nahrungsmittelgesetz geriet der Verbraucherschutz jedoch gegenüber der aufstrebenden Wirtschaft ins Hintertreffen. Besonders zum Schutz der wirtschaftlich bedeutsamen Teerindustrie kam man überein, nur einige wenige, als gefährlich erkannte Farbstoffe auf eine Negativliste zu setzen. Verboten werden konnte ein Lebensmittelzusatz nur dann, wenn er nachweislich missbräuchlich angewendet wurde (juristisch „Missbrauchsprinzip mit Verbotsvorbehalt"). Gefordert wurde zudem damals schon eine Behörde, die durch Versuche fortlaufend feststellt, welche Stoffe in Lebensmitteln zulässig und welche unzulässig sind. Bereits damals wiesen Wissenschaftler darauf hin, dass künstliche Farben nicht immer so schlimm seien, wie sie gemacht würden, und „die natürlichen nicht so unschuldig, wie man gemeinhin annimmt". Aber schon vor mehr als 100 Jahren ließ sich der Glaube an das „natürlich Gute" nicht so leicht erschüttern, da er mehr auf Gefühl denn auf rationalen Erwägungen beruht.[701]

Der Zuwachs an toxikologischem Wissen in der Bevölkerung führte schließlich dazu, dass beim kreativen Verändern von Lebensmitteln tendenziell harmlosere Stoffe zum Einsatz kamen. Die Brauer griffen, wenn sie Hopfen sparen wollten, nicht mehr zum Strychnin wie früher, sondern beispielsweise zur harmloseren, aber ebenso bitteren Ochsengalle. Doch die Versuchung zum Panschen blieb. Um der Entdeckung durch die Lebensmittelüberwachung zu entgehen, konservierten vor zwei Jahrzehnten einige bayerische Brauereien ihr Bier mit Monobromessigsäure, einem Kampfstoff aus dem Ersten Weltkrieg. Was den Bierbrauern recht ist, ist den Winzern billig.[550] Wenig später wurden österreichische Weinbauern mit Diethylenglykol erwischt[552], ebenfalls ein ziemlich giftiger Stoff[514], der nur deshalb aufflog, weil die geschäftstüchtigen Winzer versucht hatten, große Mengen des Mittels als Geschäftsausgaben von der Steuer abzusetzen.

Verbraucherschutz: Spielball der Lobby

Schwierigkeiten beim analytischen Nachweis, Probleme bei der toxikologischen Bewertung und die wachsende Zahl neuer Zusatzstoffe führten schließlich dazu, dass der Internationale Hygienikerkongress 1900 den radikalen Vorschlag machte, alle Konservierungsstoffe in frischen Lebensmitteln zu verbieten.[701] Dieser Vorschlag ging den zuständigen Behörden zu weit; stattdessen verboten sie 1902 den gerade auf den Markt gekommenen Zuckerersatzstoff Saccharin – wenn auch nicht aus Gründen des Verbraucherschutzes.

Dabei hatte das Ganze vielversprechend begonnen. Im Jahre 1878 war dem deutschen Chemiker Constantin Fahlberg an der Johns Hopkins University im Baltimore die enorme Süßkraft von Benzoesäuresulfimid aufgefallen. Fahlberg wusste von den stark schwankenden Zuckerpreisen auf dem Weltmarkt und erkannte das kommerzielle Potenzial eines billigen Zuckerersatzes. Daher ließ er seine Entdeckung ohne Wissen seines amerikanischen Chefs heimlich in Deutschland unter dem Namen „Saccharin" patentieren und begann mit der Produktion.[700, 703] Der Absatz boomte, denn Zucker war teuer. Und kurz darauf folgte das Verbot; nur Zuckerkranke konnten das Produkt weiterhin in der Apotheke erwerben.

Dahinter stand jedoch keineswegs die Sorge um die Gesundheit der Verbraucher, sondern handfestes wirtschaftliches Interesse. Das preisgünstige Saccharin war schnell zum „Zucker der Armen" geworden – sehr zum Verdruss der Zuckerindustrie, die um ihren Umsatz fürchtete und dem Staat massive Steuerausfälle in Aussicht stellte. Unter dem Druck der Lobby suchten viele europäische Regierungen den Saccharinverkauf zu behindern, was zu einem blühenden Schwarzhandel führte. An Nachschub herrschte kein Mangel, denn in der Schweiz war Saccharin weiterhin legal, und die Tütchen mit dem weißen Pulver wurden zur begehrten Schmuggelware. Auch die Wiederzulassung in Deutschland hatte wie das Verbot politische Gründe; sie erfolgte aufgrund der Zuckerknappheit im Ersten Weltkrieg.

In den Vereinigten Staaten gab es damals weit weniger lebensmittelrechtliche Vorschriften als in Europa, und so entschloss sich John Francis Queeny, vormals pharmazeutischer Einkäufer, sein Glück zu versuchen. Ausgestattet mit geliehenen 1500 Dollar und einer Angestellten – seiner Gattin –, gründete er im Jahre 1902, als Saccharin in Deutschland verboten wurde, eine Firma zur Produktion des künstlichen Süßstoffes. Als Firmennamen wählte er den Mädchennamen seiner Frau: Monsanto. Auch in den USA stieß Saccharin auf großes Interesse. Die Firma prosperierte und verbreiterte ihre Produktpalette rasch. Heute gehört Monsanto zu den führenden Chemieunternehmen der Welt.

Doch das Glück mit der künstlichen Süße sollte auch dort nicht lange währen. Spielverderber war Harvey W. Wiley, der 1883 zum Leiter der Chemieabteilung des Landwirtschaftsministeriums ernannt worden war. Das rasche Bevölkerungswachstum und die damit einhergehende Landflucht hatten dazu geführt, dass der Bedarf an Halbfertig- und Fertigprodukten rapide stieg, und eine prosperierende Lebensmittelindustrie machte sich daran, ihn zu decken. Damit die Speisen nicht verdarben, wurden sie großzügig mit den damals bekannten Konservierungsmitteln wie Formaldehyd, Benzoe- und Borsäure versetzt, und Wiley fragte sich, ob diese Stoffe, die Bakterien und Schimmelpilze abtöteten, nicht auch für Menschen gefährlich sein könnten.[700]

Um dies zu überprüfen, rief er die berühmte Poison Squad („Giftpatrouille") ins Leben: Jeden Tag zur Mittagszeit traten unter seiner Aufsicht zwölf gesunde junge Männer zum „Essen fassen" an und verspeisten Gerichte, die mit den verschiedensten Zusatzstoffen versetzt waren. Verspürten diese „Testkoster" nach dem Essen irgendwelche unangenehmen Symptome, bemühte sich Wiley darum, den betreffenden Stoff aus dem Verkehr zu ziehen. Diese erste Taskforce zur toxikologischen Prüfung konnte zwar nur akut giftige Zusatzstoffe entlarven und nichts über chronische Vergiftungen durch kleine Dosen aussagen, aber sie erregte viel Aufsehen, und es wurde klar, dass der rasant expandierende Lebensmittelmarkt gesetzlich geregelt werden musste. 1906 kam es daher zur Verabschiedung des *Pure Food and Drug Act*, also eines „Reinheitsgebots" für Lebensmittel und Medikamente. Es ermöglichte den Behörden in den USA erstmals, strafrechtlich gegen Lebens- und Arzneimittelfälscher vorzugehen.[700]

Wiley wachte weiterhin mit Argusaugen über den Verbraucherschutz. Und dabei geriet schließlich auch Saccharin in sein Visier, das er als „Kohlenteerprodukt völlig ohne Nährwert und extrem schädlich für die Gesundheit" kritisierte und verbieten wollte. Doch der damalige Präsident der USA, Theodore Roosevelt (1858–1919), nahm auf ärztlichen Rat selbst Saccharin. Also setzte er eine Gutachterkommission ein, um den Fall zu prüfen. Die Experten kamen zu dem Ergebnis, der Konsum von Saccharin sei gesundheitlich unbedenklich, schlugen aber vor, ihn wie in Deutschland auf Diabetiker zu beschränken.[700] Doch diese Empfehlung geriet dank der erfolgreichen Lobbyarbeit der amerikanischen Süßstoffindustrie bald in Vergessenheit. Und so konnte das Produkt am Markt bleiben. Lediglich das Image und die Verwendung hat sich im Lauf eines Jahrhunderts nachhaltig gewandelt: Der „Zucker der Armen" avancierte zum „Diätsüßstoff" für Ernährungsbewusste.

Auch die Angriffe der Zuckerwirtschaft sind vorbei. Sie hat offenbar begriffen, dass der Süßstoffverkauf kaum Folgen für ihre Umsätze hat. Süßstoffe ersetzen nicht Zucker, sondern werden zusätzlich konsumiert. Sie sparen keine Kalorien, sondern bedienen die Hoffnung des Kunden, davon schlanker zu werden. Wären nicht die Verbote, der Schmuggel und der vermutete Schlankheitseffekt, die „Zucker-Imitate" wären längst von der Bildfläche verschwunden.

Der Aufstieg der Lebensmittelindustrie

Der Hang zur Süße führte nicht nur zur Entwicklung von künstlichen Süßstoffen, sondern auch von künstlichem Honig. Der klassische Verbrauchertipp, lieber Wabenhonig zu kaufen, war schon vor 100 Jahren nicht viel wert, „denn die Waben werden künstlich aus Wachs in Formen gegossen, mit dem betreffenden Gemisch gefüllt und dann wieder mit einer dünnen Wachsdecke verschlossen". Das besagte Gemisch bestand gewöhnlich aus „Zucker, Dextrin, Rübensaft, Syrup, Leim, Gelatine, Mehl, Gips, Kreide und Thon". Ein Mixtur aus 30 % Honig und 70 % Synthese wurde damals unter dem Namen „Tafelhonig" verkauft. „Neuerdings wird sogar", so eine Klage um 1920, „nach einem patentierten Verfahren aus Zucker ein Kunsthonig hergestellt."[712] Da das Substantiv „Kunst" durch das Adjektiv „künstlich" mittlerweile arg gelitten hat, heißt das Erzeugnis heute ganz offiziell „Invertzuckercreme". Sie ist Zutat vieler Gebäcke, die eigentlich mit Honig hätten hergestellt werden sollen. So mausert sich raffinierter Betrug zum eigenständigen Produkt.

Mit dem Kunsthonig ist es wie mit Adenauers Sojawurst: Warum soll es in Jahren der Not nicht Produkte geben, die einem die Illusion besserer Zeiten vermitteln – wenn sie deklariert sind? Schließlich war die erste Hälfte des letzten Jahrhunderts vom Mangel bestimmt. Die Lebensmittelproduktion diente dazu, Hungernde zu sättigen, gleichgültig, auf welche Weise. Die Wende trat in Deutschland erst nach dem Zweiten Weltkrieg ein: Dank des technischen Fortschritts in Agrarproduktion und Lebensmittelindustrie war der Tisch in den 1960er-Jahren endlich für alle zu erschwinglichen Preisen gedeckt.

Motor dieser Entwicklung war das Wirtschaftswunder, denn der Boom und die steigenden Löhne im Nachkriegsdeutschland führten zu einem akuten Arbeitskräftemangel. Wer Geld verdienen wollte, verließ Landwirtschaft und Lebensmittelhandwerk und ging in die Industrie. Diesen Arbeitskräfteverlust konnten beide Wirtschaftszweige nur durch eine schnelle Mechanisierung ausgleichen. Nun brauchte man Zusatzstoffe, die eine Automatisierung des Backens, Wurstmachens oder Kartoffelschälens in großem Maßstab erlaubten. Als auch das nicht mehr ausreichte, wurden die Frauen als stille Arbeitsmarktreserve entdeckt. Da sie damals für Haushalt und Essenkochen zuständig waren, schuf die Industrie Fertigprodukte, die es den Frauen ermöglichten, in kurzer Zeit eine warme Mahlzeit auf den Tisch zu bringen.

Inzwischen ist aus ein paar Fertigsuppen ein riesiges Sortiment an Convenience-Produkten geworden. Das Angebot ist so reichhaltig, dass „Convenience" unseren Lebensstil prägt. Damit ändert sich auch die Rolle von Mann und Frau in Familie und Gesellschaft. Ohne Zusatzstoffe und neue technische Verfahren wäre der „Modern Way of Life" in vielen seinen Spielarten nicht möglich. Angesichts dieser Auswirkungen auf unsere Lebensweise wäre es umso wichtiger, die Produktion von Lebensmitteln klar gesetzlich zu regeln und die Einhaltung dieser Vorschriften auch zu überprüfen sowie Verstöße zu sanktionieren. Doch der deutsche Gesetzgeber verhielt sich im Interesse einer kurzsichtigen Lobby eher zurückhaltend. So zeichnete sich das Zusatzstoffrecht im Lebensmittel- und Bedarfsgegenständegesetz, das am 1. Januar 1975 unter großem Theaterdonner („strengstes/bestes Lebensmittelrecht der Welt") in Kraft trat, vor allem durch Schlupflöcher aus.

Eine Maßnahme, den Verbraucherschutz auszuhebeln, war die listenreiche Regelung, die meisten Zusatzstoffe zu Nicht-Zusatzstoffen zu ernennen. Nicht-Zusatzstoffe im Sinne des Gesetzes sind vor allem synthetische Verbindungen – also Stoffe, die ein natürliches Vorbild haben, aber künstlich hergestellt werden, wie Zitronensäure oder „naturidentische" Aromen.[731] Da Zusatzstoffe eigens zugelassen werden müssen, liegt der Nutzen von „Nicht"-Stoffen nahe: Sie bedurften keiner Zulassung. So hat jeder, was er will: der Bürger seine zusatzstoffarme Nahrung, der Hersteller eine breite Auswahl von chemischen Hilfen und der Gesetzgeber eine weiße Weste.

Inzwischen entzieht die EU den Nationalstaaten die Kompetenz für das Lebensmittelrecht. Über Jahrzehnte hat die EU in kleinen Schritten versucht, die zahlreichen Lücken im Bereich von Zulassung und Deklaration zu schließen – ein großes Unterfangen, das längst noch nicht abgeschlossen ist. So stehen derzeit 2600 Aromastoffe auf der Agenda. Bis vor wenigen Jahren wusste noch niemand, was da alles eingesetzt wurde. Jetzt werden bereits die toxikologischen Profile abgefragt. Die Industrie blieb angesichts dieser Entwicklung nicht untätig und reagierte mit der Entwicklung funktionaler Additive und einer Fortentwicklung ihrer Verarbeitungstechnik.

Der Verbraucher fühlt sich von all diesen Entwicklungen überfordert. Im Supermarkt lockt eine Welt von bunten Verpackungen, die oft genug Imitate, Ersatzstoffe und Substitute bereithalten, meist ohne dass er es ahnt: Aromen statt Gewürze, Hydrocolloide statt Öl, Emulgatoren statt Ei, Nektar statt Fruchtsaft und Surimi statt Shrimps. Der Wunsch des irritierten Konsumenten ist nur zu verständlich: Er will Naturbelassenheit – aber möglichst verzehrfertig. Eine Antwort auf dieses Dilemma gab Nestlé in seiner Studie *Mensch und Ernährung 2000* mit dem Begriff der „künstlichen Natürlichkeit“:[117] Man erforscht, was König Kunde für natürlich hält – inzwischen nicht selten etwas ganz anderes als das, was natürlich ist – und baut es mithilfe von Food-Designern und Psychophysikern nach (siehe das Kapitel „Der Appetit kommt beim Essen“). Wer das kann, ist auch in der Lage, Rohstoffe nach Belieben auszutauschen.

Aus Poseidons Reich: Delikatessen aus Rückständen

„Haben Sie in Ihrer Produktion Rückstände von geringem Wert?“, erkundigt sich die Firma Protan und fordert ihren Kundenkreis, also Lebensmittelfachleute, auf, sich in diesem Falle sofort mit ihr in Verbindung zu setzen. Denn mithilfe von Protan-Alginaten mit hoher Gelstärke lassen sich Fleisch, Geflügel, Meerestiere und selbst Gemüse problemlos aus Rückständen restrukturieren und „zum Nutzen des Herstellers“ zu „erstklassigen Produkten aufwerten“, verspricht ihr Werbeprospekt. Gerade bei Meerestieren, die zum Teil ziemlich teuer sind und denen der Nimbus der „Naturbelassenheit“ anhaftet, ein verlockendes Angebot! So boomt das Restrukturierungsgeschäft vom simplen Tintenfischring bis zum raffiniert imitierten Krebsbein.

Fangen wir mit einem einfachen „Umbau“ an: Tintenfischringe lassen sich gemeinhin nur aus dem Mantel und einem Teil der Arme schneiden – es sei denn, der Hersteller verwurstet unter Zugabe von Alginaten den ganzen Tintenfisch und stellt aus der Masse seine rekonstruierten Ringe her – 100-prozentige Verwertung und kein Abfall. Unter einer knusprigen Schicht Panade versteckt, ist der falsche Tintenfischring dann vor einer Enttarnung ziemlich sicher. Außerdem lassen sich damit die Kaueigenschaften optimieren, sodass im Mund nie wieder der Kaueindruck von panierten Fahrradreifen-Abschnitten entsteht.

Immerhin bestehen diese Pseudo-Tintenfischringe noch aus Tintenfisch und heben sich damit von anderen Imitaten ab, die unter dem Begriff „Surimi“ bekannt geworden sind. Ursprünglich bestand Surimi aus gespültem, gepresstem, gesalzenem und gegartem Fischmus, von japanischen Fischern schon seit Jahrhunderten hergestellt, um das leicht verderbliche Fischeiweiß haltbar zu machen. Heute werden dafür vorwiegend Beifänge oder schwer verkäufliche Fischarten verwertet. Die industrielle Nutzung begann Ende der 1950er, als es japanischen Forschern gelang, den Fischbrei mit Frostschutzmittel so zu stabilisieren, dass er gleich an Bord tiefgefroren werden konnte, ohne dass das Eiweiß seine Bindefähigkeit verlor. Heute hält die tiefgefrorene Masse mit Polydextrose, Sorbit und Polyphosphaten bis zu einem Jahr.[458, 459, 460]

An Land wieder aufgetaut, schlägt dann die Stunde der Food-Designer; dabei sind ihrer Phantasie kaum Grenzen gesetzt: Nachgebaut wird alles, was gut und vor allem teuer ist. So preist die irische Firma „Skipper's Choice“ eine breite Palette von Beinahe-Krustentieren an, die so gut wie nichts mehr mit ihren delikaten Vorbildern zu tun haben, dafür aber wahre Wunderwerke der Eat Art sind: Für Beinahe-Shrimps („near-shrimps“) nehme man Kabeljau-Surimi, Stärke, Zucker, Sorbitol, Salz, Elastizitätsverstärker, natürliches Shrimps-Aroma, Wasser und Bindemittel. Bei den Beinahe-Krabben („near-crabs“) auf der Grundlage von Pollack-Surimi ist die Zutatenliste noch ein wenig länger.

Derartige „Krabbensticks“, wie sie inzwischen überall angeboten werden, haben einen Nachteil: Beim Erhitzen zerfasern sie leicht. Will man dem Kunden daher Gebratenes oder Geschmortes von einer Königskrabbe oder einer anderen großen Krabbe vorsetzen, sollte man sich schon etwas mehr Mühe geben. Es genügt dann nicht mehr, den Surimi-Brei lediglich zu breiten Bändern zu extrudieren, mit heißem Dampf zu festigen und in feine Streifen zu schneiden, zu strecken und die Fasern zu bündeln. Nun müssen diese Wunderwerke der Technik zusätzlich in eine feste, glatte Hülle eingewickelt werden, die eine Trennung der Fasern verhindert. Und natürlich dürfen auch die typischen „Hörner“, mit denen beim Original die Beinmuskulatur am Panzer angeheftet ist, nicht fehlen. Künstlich nachgefärbt, ist die Illusion für Auge und Gaumen perfekt.[395]

Die Zahl der Patente für Hummer-, Krabben- und Langusten-Imitate ist schier unüberschaubar. Das nährt den Verdacht, dass in so manchen Restaurants unter dem Dressing des Meeresfrüchtesalats statt der teuren Originale weitaus Preisgünstigeres steckt. Da dies aus Fischbrei besteht und Fische zweifellos auch zu Poseidons Kindern zählen, ist „Meeresfrüchtesalat“, wenn auch irreführend, nicht einmal gelogen. Betrug wird's erst, wenn auf der Karte ausdrücklich von Krabben, Shrimps, Garnelen oder Hummer die Rede ist. Bei Fertigsalaten ist der Hersteller verpflichtet anzugeben, wenn er phosphatierte Fischbrei-Formlinge verwendet. Doch stattdessen schreibt er lieber „Surimi" drauf, vermutlich, weil's für den Durchschnittsverbraucher Fachchinesisch bzw. -japanisch ist.

Und sollte einmal der Fisch für Imitate jedweder Couleur rar werden – kein Problem. Seit Neuerem gibt es die Möglichkeit, Surimi auch aus Geflügel, Rind oder Schwein herzustellen.[347, 457] Das könnte in Zukunft ein kleines Verwirrspiel geben, falls ein püriertes Rind in Hummer oder Rollmops umgearbeitet wird. Natürlich will niemand Steaks in Heringsklein verwandeln. Aber so ein Schlachtkörper verfügt über Bestandteile, die bei den meisten Menschen nicht gerade den Speichelfluss fördern. Doch wer wollte da protestieren, wenn eine kulinarische Verwertung unpopulärer Körperteile die ökologische wie ökonomische Bilanz beträchtlich verbessert?

Wer sichergehen will, das Original zu erhalten, kann sich auf Frischware verlegen. Aber genauso wenig, wie man bekanntlich Karnickel- von Katzenbraten unterscheiden kann, wenn man ihnen das Fell über die Ohren gezogen hat, ist es auch beim filetierten Fisch. Heute lässt sich auch Frischfisch imitieren. Anlass der Erfindung waren sinkende Edelfischfänge. Stattdessen gehen immer mehr wertlose Weißfische ins Netz, die bisher wegen ihrer vielen Gräten und ihres moosartigen Geschmacks meist im Katzennapf landeten. Darauf muss Mieze nun verzichten, denn das Einlegen der filetierten Weißfische in Salzsäure and anschließende Neutralisieren mit Natriumcarbonat löst die Gräten auf und eliminiert den „Moosgeschmack". Nun kann man die Filets tieffrieren oder gleich zu Fischgerichten verarbeiten. Der Geschmack eines derart behandelten Weißfisches sei „kaum von demjenigen von Edelfischen zu unterscheiden", verspricht eine „Chemische Fabrik", die in der Schweiz am Bodensee residiert.[398]

Auch Brachsen und Silberkarpfen – „selbst wenn sie überaltert sind und in überdüngten Gewässern gehalten wurden" – lassen sich so problemlos in Edelfischragout verwandeln.[398] Dabei steht der Schweizer Geniestreich in der alten Tradition des Fischfälschens: Anfang des letzten Jahrhunderts wurden „geringwertigen Sorten … seltenere und teurere" untergeschoben. „Beispielsweise werden vielfach marinierte Sprotten, Pilchards und Sardellen als Anchovis verkauft."[712] Einen ähnlichen Hintergrund hat der geschnetzelte, gefärbte und in Öl eingelegte „Seelachs", der mit echtem Lachs rein gar nichts zu tun hat. Ursprünglich hieß er ob seines schwarzen Maules „Köhler", „Seelachs" war hingegen die Bezeichnung für Lachs von der Ostseeküste.[390] Gewarnt seien auch die Freunde der Weinbergschnecke: Schweizer Delikatess-Forschern ist es gelungen, einen „mit Kräuterbutter überdeckten Tierkörper in Muschelhälfte" zu kreieren, der besagte Leckerei ganz unauffällig durch gemeine Miesmuscheln (moule) ersetzt.[396]

Seit es gelungen ist, Lachse ähnlich wie Hühner in Käfigen zu mästen, was sie für jedermann erschwinglich machte („Hähnchen der 90er-Jahre"), hat der Seelachs an

Bedeutung verloren. Anders ist es beim Kaviar. Er ist nach wie vor der Inbegriff des Luxus. Echter oder Russischer Kaviar besteht aus den gesalzenen Rogen (Eiern) des Beluga-Störs oder Hausen, und die sind sündhaft teuer. Ersatz für das kleinere Portemonnaie war schnell gefunden: Die Eier des Seehasen, auch Lump genannt, werden mit Farbstoffen, Zuckeralkoholen, Geschmacksverstärkern, Eiweißhydrolysaten, Säuerungs- und Verdickungsmittel präpariert.[397] Weil diese Lumperei unter dem Namen „Gelege vom Seehasen" nicht einmal an Ostern Abnehmer fände, wurde sie flugs zum „Deutschen Kaviar" geadelt.

Es geht noch billiger. Selbst die Fischeier lassen sich ersetzen. Zahlreiche Patente bieten „Verfahren zur Herstellung von Störkaviarersatz".[291] Das Institut für Hochseefischerei und Fischverarbeitung der DDR in Rostock sprach da schon etwas ehrlicher von „Proteinformgebilden": Dazu lässt man eine Mischung aus Weizenkleber, Rinderblutplasma und Gelatine in ein heißes Fixierbad tropfen, damit sich Kügelchen bilden, die mit Farbstoff und einer „haftfähigen fischaromahaltigen Lösung" überzogen werden.[292] Fehlt nur noch ein klangvoller Name für dieses Substitut, vielleicht „Gesamtdeutscher Gourmet-Gaviar"?

Jahrtausendwende: Panscherei wird gesellschaftsfähig

Der Begriff „künstliche Natürlichkeit" hat inzwischen einen weiteren Bedeutungswandel erfahren. Das Produkt soll nicht nur vollkommen natürlich sein, sondern auch noch kalorienfrei. Das, was heute die Forschungsabteilungen großer Unternehmen an kaloriensparenden Produkten entwickeln und mit großem Werbeaufwand unters Volk bringen, ist so neu nicht. Vieles von dem, was hier mit Hinweis auf die gesundheitlichen Vorzüge patentiert wird, gehörte früher zum Repertoire jedes gewieften Berufskriminellen mit Schwerpunkt Ernährung. So ist das Fälschen von Sahne und sahnehaltigen Gebäcken schon vor 200 Jahren eine wichtige Sparte des Betrugs gewesen: Man nahm – genau wie heute zur Herstellung von Fettersatz – Pfeilwurzmehl (Arrowroot) oder Reispuder, das man in kalte Magermilch einrührte, kurz erhitzte und nach dem Erkalten zum Strecken von Schlagsahne insbesondere in Gebäcken wie Cremetorten verwendete.[707]

Nicht anders ist es bei Halbfettbutter und Halbfettmargarine. Jahrtausendelang galt „das Einkneten großer Wassermengen" sowie der Zusatz von wasserbindender Stärke, beispielsweise in Form roher Kartoffeln, als strafwürdiger Betrug. Es ist kaum ein Jahrhundert her, da beanstandeten Lebensmittelchemiker des Öfteren Pansch-Butter mit fast 40 % Wasser.[712] Was früher mühselige Handarbeit war, schaffen heute moderne Maschinen samt ein paar Zusatzstoffen in Rekordzeit. Bei aller Euphorie über den Sieg der Technik über das Wasser: Die heutige Methode ist mehr oder weniger eine Fortentwicklung dessen, was Anfang des 20. Jahrhunderts einen Bauern vor den Kadi brachte.

Bei genauerem Hinsehen sind zahlreiche, einst illegale Pansch-Praktiken inzwischen hoffähig geworden und werden von der Gesellschaft begrüßt. Was früher als Dünnbier geschmäht wurde, wird heute als Light-Bier bejubelt. Die Lightbiere mussten nicht neu erfunden werden, denn verdünntes Bier gab es schon früher – und weit häufiger, als dem Kunden recht war. Auch heutige Herstellungsmethoden orientieren sich an klassischen Vorbildern, denn es sind „alkoholfreie Biere" im Handel, die laut Patentschrift mit Glattwasser hergestellt wurden.[368] Dieser letzte Absud, bei der ausgelaugte Maische nochmals ausgekocht wird, galt früher als klarer Verstoß gegen das Reinheitsgebot. Der Vorteil des Verfahrens: Es lassen sich aus dem Absud noch ein paar Pentosane herausfischen, die helfen, den Schaum zu stabilisieren. Das spart dann wieder Hopfen.[366]

Es gibt noch mehr, was die heutigen Brauer mit ihren nicht ganz gesetzestreuen Kollegen früherer Zeiten verbindet. So galt beispielsweise die Verwendung von Farbmalz in England als Verfälschung. Ursprünglich dunkle Biere wurden früher aus speziell dafür hergestelltem dunklen Malz gebraut. Allerdings ist die Ausbeute geringer als bei hellem Malz. Aus diesem Grund wurden dunkle Biere dadurch hergestellt, dass man Helles nachträglich mit Farbmalz – eine Art Muckefuck – umfärbte.[707] Das galt in England aufgrund des dortigen Reinheitsgebotes für Bier als Verfälschung, ist in Deutschland jedoch vom hiesigen „Reinheitsgebot" seit Langem gedeckt. Um jeglicher lebensmittelrechtlicher Komplikation zu entgehen, versahen unsere Brauer ihre Flüssigkeiten manchmal mit dem kleingedruckten Hinweis „ein dunkles Bier aus hellem Malz". Na, denn Prost!

Was früher als Betrug am Kunden galt, wird zunehmend als Dienst an der Gesundheit gefeiert. Wird ein Wurstfabrikant mit Separatorenfleisch (abgepresster Knochenbrei) erwischt, fehlt in der Gerichtsverhandlung nicht der Hinweis auf den erhöhten Calciumgehalt durch Knochenreste, was den gesundheitlichen Wert dieser Wurst ungemein erhöhe.

Fast jede Manipulation lässt sich mit dem Hinweis rechtfertigen, das Original sei eh ungesund. Ganz gleich, ob Fett, Zucker oder Alkohol, alles, was satt oder sonst irgendwie Freude macht, enthält entweder Kalorien oder kostet Geld. Hier reichen die Panscher der letzten Jahrtausende unseren Food-Designern die Hand. Denn zum Verfälschen nimmt man seit je Produkte, die gerade nicht nährend sind, ob Wasser, Kreide oder Verdickungsmittel. So spielt der Zeitgeist den Panschern heute in die Hände, können diese das Resultat ihrer Bemühungen doch als Mittel „für ein gesünderes Leben" verkaufen.

Den Novel-Food-Gedanken auf die Spitze getrieben haben innovationsfreudige chinesische Unternehmer. So werden im Reich der Mitte ganze Wagenladungen Eier nicht in Huhn-, sondern in Handarbeit hergestellt.[702] Man nehme

» *Natriumalginat plus Wasser und rühre 1,5 Stunden, bis die Masse zu erstarren beginnt; gebe Gelatine hinzu, rühre erneut und warte 10 Stunden, bis alle Luftblasen entwichen sind.*
» *Nun mische man Alaun, Natriumbenzoat, Glucono-delta-Lacton, Carboxymethylcellulose, Calciumcarbid und Lysin in die Masse. Dieses „Eiweiß" fülle man in eine Plastikform.*
» *Einen walnussgroßen Teil der Masse färbe man mit Canthaxanthin dottergelb und erzeuge durch Behandlung mit Calciumchlorid eine „Haut". Solcherart stabilisiert, lasse man sie in die Eiweißform gleiten, überschichte das Ganze mit dem verbliebenen Eiweiß und stabilisiere es durch eine weitere Behandlung mit Calciumchlorid, damit das Kunstei seine Form behält.*
» *Schließlich umhülle man das „Ei" mit einer „Schale" aus einer Mischung aus geschmolzenem Paraffin mit Gips und lasse alles gut abkühlen und trocknen.*

Seit 2003 überschwemmen imitierte Eier den chinesischen Markt. Dieses Kunst-Ei für höchste Ansprüche sieht täuschend echt aus (aber geben Sie beim österlichen Färben acht, die Schale ist etwas brüchiger als beim primitiven Legeprodukt), und auch braten lässt es sich wie ein Spiegelei, wenn's vielleicht auch ein wenig merkwürdig schmeckt. Und spottbillig ist es im Vergleich zu den Haltungskosten eines lebendigen Huhns wegen der niedrigen chinesischen Lohnkosten auch noch.[702]

So neu ist diese Erfindung übrigens nicht. Bereits um 1900 hat es in den USA eine maschinelle Produktion gegeben: Damals „kamen aus Amerika einige nachgemachte Eier herüber, wahrhafte Kunstwerke der Fälschungstechnik, bei denen Eiweiß, Dotter und Schale maschinell hergestellt waren, der aus pflanzlichen Eiweißstoffen bestehende Inhalt beim Erhitzen wirklich gerann, kurz die Täuschung vollkommen war!" Doch sollen sich die Eier nicht „rentiert" haben.[712]

Heute – in unserer aufgeklärten Zeit – wäre der Markt endlich reif. Denn die „faulen" Eier – ganz gleich, ob aus China, den USA oder Hinterpfuideibel – versprechen den viel besungenen Genuss ohne Reue. Millionen Menschen fürchten sich bei jedem Bissen vor tierischen Fetten, Cholesterin und Vogelgrippe. Diese Eier sind völlig frei davon – und damit ein Musterbeispiel für Functional Food. Der Wunsch nach einem sorgenfreien, gesunden und hoffentlich ewigen Leben aus Apotheke oder Discounter ist den Zusatzstoff-Dealern und Food-Designern Verpflichtung und Umsatzerwartung zugleich. Mit ihren Produkten schließt sich der Kreis von Verfälschung, Glaube und Fortschritt.

Nachwort
Das Schweigen der Medien

Einiges von dem, was Sie in diesem Buch gelesen haben, wird Sie vermutlich erstaunt, empört oder zum Kopfschütteln gebracht haben. Und vielleicht haben Sie sich gefragt, warum Sie darüber nichts in den Medien gehört haben – schließlich leben wir in einer Informationsgesellschaft, nicht wahr? Und genau da liegt der Hase im Pfeffer. Es heißt, das Weltwissen würde sich alle zehn Jahre verdoppeln. Auch wenn dies niemand wirklich messen kann, bleibt die Tatsache, dass wir buchstäblich in Information ertrinken.

In solchen Situationen zieht der Mensch die Notbremse: Er vereinfacht auf allen Gebieten seines täglichen Lebens (für die er sich nicht beruflich oder privat besonders interessiert) möglichst viel, um die Orientierung nicht zu verlieren. Das führt dazu, dass die Medien – allen voran das Fernsehen, ob öffentlich-rechtlich oder privat – Informationen in immer kleineren Häppchen servieren, damit wir sie leichter verdauen können. Bei den inzwischen nicht unüblichen 15-Sekunden-Experten-Statements fallen komplexe Zusammenhänge zwangsläufig unter den Tisch.

Die Folge ist, dass Information, also die Darstellung komplexer Zusammenhänge und das Hinterfragen lieb gewordener Vorurteile, unterbleibt und durch einfache, eingängige und häufig sinnlose Parolen à la „fünfmal täglich" oder Schlagworte wie „krebserregend" ersetzt werden. Die Wirklichkeit beschränkt sich in den Medien auf das, was sich in maximal 45 Sekunden vor laufender Kamera sagen und auch bebildern lässt. So wird die Welt am Schneidetisch neu erfunden. Eine Information hat auf dem Markt nur dann eine Chance, wenn sie ins „Format" der Sendung oder Zeitung passt. Daneben mangelt es nicht an kommerziellen Störfeuern seitens der betroffenen Branchen oder den gerade aktuellen Kapriolen oder Phobien des Zeitgeistes. Dazu gehört auch, dass am laufenden Band Ratschläge erfunden werden, die so simpel sein müssen, dass sie auch ein Schulkind versteht. Ob sie sinnvoll sind oder schaden, tut kaum etwas zur Sache.

Viele Skandale bleiben nach bewährtem Muster unter dem Teppich: früher mit dem stereotypen Hinweis „wir dürfen den Bürger nicht verunsichern", heute mit der Bemerkung, die Geschichte sei „leider zu kompliziert" fürs Publikum. Auf der anderen Seite werden harmlose Befunde aus politischen oder kommerziellen Gründen dramatisiert. Typische Beispiele: Acrylamid oder Cholesterin.

Anstelle von Information tritt Political Correctness, anstelle von Aufklärung regiert die Moral. Zusatzstoffe sind „böse", Rohkost ist „gut". Aber die Verarbeitung von Nahrung ist weder „gut" noch „böse" – sie kann sachgerecht erfolgen oder nicht. Denn der Teufel steckt wie auf jedem anderen Gebiet auch hier im Detail. Daher reduzieren wir Sachfragen auf Schlagworte wie „Konservierungsmittel" und wir bekämpfen den „inneren Schweinehund" – also jenen unbezahlbaren Kompass, der einem Menschen zeigt, was sein Körper braucht. In Krisen rutscht der gesunde Menschenverstand eilends in die Hose, und es erschallt der Ruf nach neuen Vorschriften, möglichst in Form eines Verbots – für die anderen natürlich. Vielleicht ist die daraus resultierende Bürokratie für unsere Gesellschaft weit unzuträglicher als irgendein dubioser Farbstoff in einer Tüte Bonbons. Das bringt uns nicht mehr Sicherheit und Lebensfreude, sondern mehr Kontrolle, mehr Zwang und mehr Angst.

Wir würden gut daran tun, mit Risiken gelassener umzugehen. Keine Fertigsuppe wird so heiß gegessen, wie sie gekocht wird. Mit der gleichen Gelassenheit darf man auch Unbedenklichkeitserklärungen von Behörden zur Kenntnis nehmen. Sie sind nicht vertrauenswürdiger als so manche Alarmrufe von Umwelt- und Verbraucherschutzorganisationen, deren Aktive wie andere Menschen auch zuerst an die Sicherheit des eigenen Arbeitsplatzes denken. Behalten Sie Ihr Vertrauen in die eigene Zukunft und Ihre gesunde Skepsis gegenüber den modernen Heilslehren. Allen Fortschritt der Menschheit, alle Lebenserfahrung, die wir als Individuum erworben haben, verdanken wir unserer Neugier, der Freude am Ausprobieren von Neuem, kurz: der Lust am Risiko. Schließlich ist das Leben selbst nicht nur „lebensgefährlich", wie der Volksmund weiß, sondern, rein wissenschaftlich gesehen, eine sexuell übertragbare Krankheit, die stets tödlich endet. Bis dahin gibt es Schöneres als Fernsehen: etwas Anständiges zu lesen und zu essen!

Wir wünschen einen gesunden Appetit!

Literatur

1 Ash, M., Ash, I.: Handbook of Food Additives. Gower, Brookfield 1995
2 Brillat-Savarin, A.: Physiologie des Geschmacks oder physiologische Anleitung zum Studium der Tafelgenüsse. Vieweg & Sohn, Braunschweig 1865
3 Mollenhauer, H. P.: Von Omas Küche zur Fertigpackung. Aus der Kinderstube der Lebensmittelindustrie. Casimir Katz, Gernsbach 1988
4 Mahlberg-Gräßer, B.: Der Herr der Gulaschkanonen. Rheinische Post vom 13.2.2003
5 Anon.: Brot & Backwaren 2005/11, 6
6 Fricker, A.: Lebensmittel – mit allen Sinnen prüfen! Springer, Berlin 1984
7 Wagner, C.: Fast schon Food. Die Geschichte des schnellen Essens. BLT, Bergisch-Gladbach 1995
8 Anon.: Die Ernährungsindustrie 1995/10, 16–17
9 von Kuenheim, H. (Hrsg.): Zeit-Punkte: Siebecks Klassiker 4/1998. Zeitverlag, Hamburg
10 Anon.: ZFL, Z. Lebensmittelwirtschaft 1998/10, 12–14
11 Loewe, R.: Cereal Foods World 1993/38, 673–677
12 Anon.: Food Marketing & Technology 1994/Dec., 16–18
13 Cohen, J. S., Yang, T. C. S.: Trends Food Sci. Tech. 1995/6, 20–25
14 Glandorf, K. et al.: Handbuch Lebensmittelzusatzstoffe. Behr's, Hamburg 2006
15 Helms, M. et al.: Brit. Med. J. 2003/326, 357–361
16 bgvv: Alte Keime – neue Risiken. Pressedienst 14/1998
17 Corpet, D. E.: N. Engl. J. Med. 1988/318, 1206–1207
18 Buck, J. W. et al.: Plant Management Network; Plant Health Progress doi:10.1094/PHP-2003-0121-01-RV
19 Beuchat, L.: J. Food Prot 1995/59, 204–216
20 Anon.: Lexikon der Ernährung. Spektrum Akademischer Verlag, Heidelberg 2002
21 Tuley, L.: Int. Food Ingred. 1996/4, 23–27
22 Ruf, F.: „Die sehr bekannte dienliche Löffelspeise" Mus, Brei und Suppe – kulturgeschichtlich betrachtet. BeRing Verlag, Velbert-Neviges 1989
23 Gould, W.: Tomato Production, Processing & Technology. CTI, Baltimore 1992
24 Société des Produits Nestlé: Verfahren zur Herstellung von leicht rehydratisierbaren Trockenteigwaren. DE 2846045
25 The Pillsbury Company: Storage stable tomato-based sauce. US 4840 806
26 Keil, H.: Brot und Backwaren 2003/12, 22
27 Maizena: Verfahren zur Herstellung von stückigem Trockengemüse mit verkürzter Zubereitungszeit. DE 2856 874
28 Maizena: Dehydrated product reconstitutable with aqueous liquids and process for producing same. EP 26 102
28 Maizena: Mit kalten und heissen wässrigen Flüssigkeiten rekonstituierbares Lebensmitteltrockenprodukt und Verfahren zu seiner Herstellung. DE 3506 513
30 Del Monte: Coloring compositions. EP 252 501
31 Liadakis, G. N. et al.: J. Food Sci. 1995/60, 477–482
32 Persia, M. E. et al.: Poult Sci. 2003/82, 141–146
33 American Maize Products: Pizza Crust. US 5260 076
34 Unilever: Food products and processes therefore. WO 98/57553

35 Kraft Foods: Method for improving the texture of tomato paste products. EP 736 262
36 M. R. Berlin Co.: Künstliche Tomatenpaste. DE 2447 145
37 Lahl, W. J., Braun, S. D.: Food Technol. 1994/Oct., 68–71
38 Société des Produits Nestlé: Procédé de préparation d'une viande aromatisée séchée. EP 0485 722
39 Société des Produits Nestlé: Dehydrated meat product. EP 340 449
40 Judel, G. K.: Rdsch. Fleischhyg. Lebensmittelüberw. 2004/56, 44–47
41 DCA Food Industries: Verfahren zur Herstellung eines haftenden Überzugs auf Lebensmitteln. DE 22 20 528
42 Aventis CropScience: Batter-coated food products. US 6475 541
43 Goodman Fielder Milling & Baking: Microwaveable food coating. WO 01/08513
44 Van Gijssel, J. et al.: Food coating. US 2004/0062837
45 Kerry Ingredients: Compositions useful in preparing unified food serving products. US 6194 010
46 Griffith Laboratories Worldwide: Improved breading crumbs. WO 95/23523
47 Baumgarten, H. J.: Fleischwirtschaft 1981/61, 356–366
48 Nüse, K. H.: ZLR 1980/7, 268–274
49 Arthey, D., Dennis, C.: Vegetable Processing. Blackie, Glasgow 1991
50 Heinz, H. J.: Method of removing outer protective layer from edible materials using laser energy. US 4839 181
51 The Pillsbury Company: Enzymatic treatment of produce cell wall fragments. US 5120 552
52 Zaplinski, W.: Dragoco Bericht 1984/29, 45–50
53 Kurzhals, H. A.: Lebensmitteltechnik 1994/12, 12–15
54 Kynast, U.: Die Ernährungsindustrie 1979/10, 15–16
55 Geittner, J.: Getreide, Mehl, Brot 1978/32, 124–126
56 Diamalt: Gesamteiweiß-Abbauprodukt. DE 3712 825
57 Anon.: Brot & Backwaren 2001/10, 46
58 Pankratz, M.: ZFL, Z. Lebensmittelwirtschaft 1982/23, 54–56
59 Steinnes, A.: ZFL, Z. Lebensmittelwirtschaft 1976/17, 272–273
60 Imeson, A. P.: in Phillips, G. O., Williams, P. A. (eds.): Handbook of Hydrocolloids. CRC, Boca Raton 2000, 87–102
61 Maggi: Verfahren zur Herstellung von Geschmacksstoffen mit Kochfleischaroma. DE 2149 700
62 Pszczola, D. E.: Food Technol. 1991/Jan., 132–138
63 Noll, B.: Die Ernährungsindustrie 1999/7–8, 46–47
64 Sworn, G.: in Phillips, G. O., Williams, P. A. (eds.): Handbook of Hydrocolloids. CRC, Boca Raton 2000, 103–115
65 Schafft, H.: Brauwelt 2000/25, 1009–1016
66 JECFA: WHO Food Additives Series 1991/28, 231–274
67 Quaker Oats Company: Process for infusing high levels of humectant into dried fruits, for use in dry foods, such as in mixes and ready to eat cereals. US 4917 910
68 Kellogg Company: Method für retaining softness in raisins. US 4103 035
69 Earn, D. J. D. et al.: Trends Ecol. Evol. 2002/17, 334–340
70 Sivapalasingam, S. et al.: J. Food Protection 2004/67, 2342–2353
71 Wheeler, C. et al.: N. Engl. J. Med. 2005/353, 890–897
72 Matsuo, R., Yamamoto, T.: Chem. Senses 1989/14, 47–54
73 Bellisle, F. et al.: Physiol. Behav. 1991/49, 869–873
74 Pollmer, U.: Vorsicht Falle: Glutamat im Tierversuch. EU.L.E.N-SPIEGEL 2004/4–5, 3–5
75 McBride, R. L.: The Bliss Point Factor. Sun Books, Melbourne 1990

76 Thomson, D. M. H. (ed.): Food Acceptability. Elsevier, London 1988
77 Moskowitz, H. R. (ed.): Food Texture. Marcel Dekker, New York 1987
78 Hartel, R. W.: Trends Food Sci. Tech. 1996/7, 315–321
79 Anon.: Die Ernährungsindustrie 1995/10, 17
80 Pearce, F.: New Sci. 2002/2339, 15
81 Solomon, E. B. et al.: Appl. Environ. Microbiol. 2002/68, 397–400
82 Berger, K. et al.: Archiv für Lebensmittelhygiene 1986/37, 99–102
83 Pollmer, U. et al.: Prost Mahlzeit! Krank durch gesunde Ernährung. Kiepenheuer & Witsch, Köln 2001
84 Panati, C.: Panati's Extraordinary Origins of Everyday Things. HarperCollins, London 1989
85 Engen, T.: Am. Sci. 1987/75, 497–503
86 Givaudan Corporation: Process for the manufacture of novel coffee flavorants. US 5130 149
87 Pollmer, U.: Psychophysikalisches Design oder was macht die Schokolade so unwiderstehlich? EU.L.E.N-SPIEGEL 2002/4, 11–13
88 Knight, F.: Senses 2005/1, 16–19
89 General Foods Corporation: Flavor and mouthfeel character of beverages. US 4615 900
90 Pepsico: Neue Getränkezusammensetzungen mit einem Gehalt an einem Dipeptidsüßstoff, einem Saccharinsalz und einem hydrocolloidalen Polysaccharid. DE 4131 084
91 Southland Corporation: Process for making a low calorie beverage. US 4986 994
92 Kraft General Foods: Generation of aroma during microwave cooking. US 5053 236
93 Nestec: Method for producing a microwave browning composition. US 5196 219
94 Matheis, G.: Dragoco Bericht 1989/34, 43–57
95 Pfannhauser, W. et al.: Ernährung/Nutrition 1982/6, 107–110
96 Asahi Denka Kogyo Kabushiki Kaisha: Process for treating fish bodies. US 4861 602
97 Nestec: Cheese flavoring agent. US 4544 568
98 Société des Produits Nestlé: Flavoring agents obtained from pulp fibers. EP 824 873
99 Aharoni, A. et al.: Trends Plant Sci. 2005/10, 594–602
100 Matheis, G.: Dragoco Report 2000/47, 23–33
101 Mosandl, A.: in Carle, R. (ed.): Ätherische Öle – Anspruch und Wirklichkeit. WVG, Stuttgart 1993, 103–133
102 Martinez, D., Hartwig, R.: Taschenbuch der Riechstoffe. Harri Deutsch, Frankfurt/M. 1998
103 Emberger, R.: Contact 1994/60, 6–8
104 Cerrutti, P., Alzamora, S. M.: Int. J. Food Microbiol. 1996/29, 379–386
105 Société des Produits Nestlé: Protection d'un aliment contre l'oxydation. EP 340 500
106 Haarmann & Reimer: Process for the preparation of vanillin. US 5017 388
107 Yoshida, A. et al.: J. Ferment. Bioengi. 1997/84, 603–605
108 Prince, R. C., Gunson, D. E.: Trends Biotech. 1994/19, 521
109 Ehlers, D. et al.: GIT Fachz. Lab. 1995/9, 765–768
110 Fessmann, K. D.: Fleischwirtschaft 1995/95, 1299–1301
111 Ruther, J., Baltes, W.: Lebensmittelchemie 1994/48, 27–34
112 Leigh, A. M.: Gordian 1977/77, 39–44
113 Salzer, U. J.: ZFL, Z. Lebensmittelwirtschaft 1993/44, 524–526
114 Aromen V vom 22.12.1981; Bundesgesetzblatt I, 1625
115 Dettweiler, G. R., Berger, R. G.: Lebensmittelchemie 1992/46, 111–113
116 Großmann, M., Rapp, A.: Dtsch. Lebensm.-Rdsch. 1989/84, 35–37
117 Nestlé Deutschland: Mensch und Ernährung 2000. GfK-Studie 1985
118 Seemann, M.: Lohmann Information 1999/1, 9–16
119 Sambraus, H. H.: Dtsch. Tierärztl. Wochenschr. 1980/87, 91–93

120 Kawamura, Y., Kare, M. R. (eds.): Umami: A Basic Taste. Marcel Dekker, New York 1987
121 Ajinomoto: Preparation of L-Glutamic acid by fermentation method. JP 56148295
122 Dowa: Verfahren und Vorrichtung zur Herstellung behandelter Nahrungsmittel durch Zuführung eines elektrischen Stroms. DE 3512058
123 Ikeda, M.: Adv. Biochem. Engi. Biotech. 2003/79, 1–35
124 Freudenreich, J. O.: Ein Mann auf der Suche nach Konsens. Stuttgarter Zeitung vom 19.9. 2003
125 Berglund, F.: Arch. Toxicol. 1978/Suppl. 1, 33–36
126 JECFA: WHO Food Additives Series 1988/22, 97–161
127 Rudin, O. et al.: Beitr. Gerichtl. Med. 1989/47, 69–71
128 Raiten, D. J. et al.: J. Nutr. 1995/125, 2892S–2906S
129 Büttner, M., Schiefer, G.: Rdsch. Fleischhyg. Lebensmittelüberw. 2003/55, 75–78
130 FASEB: FDA/NTIS-Report. Washington 1980
131 Graham, T. E. et al.: Am. J. Physiol. 2000/278/E83–89
132 Hermanussen, M., Tresguerres, J. A. F.: J. Ped. Endocrin. Metabol. 2003/16, 965–968
133 Carlson, H. E. et al.: Metabolism 1989/38, 1179–1182
134 Pollmer, U.: Durch dick und dünn. EU.L.E.N-SPIEGEL 2004/4–5, 9–11
135 Stellman, S. D., Garfinkel, L.: Prev. Med. 1986/15, 195–202
136 Miller, K. W. et al.: Fd. Chem. Toxicol. 1991/29, 427–435
137 Harris, R. B., Jones, W. K.: J. Nutr. 1991/121, 1109–1116
138 Gonder, U.: Süßstoffe: bewährte Masthilfsmittel. EU.L.E.N-SPIEGEL 1999/5, 1–11
139 Birch, L. L. et al.: Am. J. Clin. Nutr. 1993/58, 326–333
140 Prats, E. et al.: Physiol. Behav. 1989/45, 263–272
141 Kanarek, R. B., Hirsch E.: Federation Proc. 1977/36, 154–158
142 Segúes, T. et al.: Biochem. Molec. Biol. Int. 1994/33, 321–328
143 DeSchepper, J. et al.: Horm. Res. 1998/50, 271–275
144 Teitelbaum, P., Epstein, A. N.: in Zottermann, Y. (ed.): Olfaction and Taste 1963/1, 347–360
145 Adolph, E. F.: Am. J. Physiol. 1951/151, 110–125
146 Mela, D.: World of Ingredients 1995/2, 28–31
147 Breuer, G.: Naturwiss. Rdsch. 1982/35, 123–124
148 Davis, C. M.: Am. J. Dis. Child 1928/36, 651–679
149 Shor-Posner, G. et al.: Am. J. Physiol. 1994/266, R1395–R1402
150 Hrupka, B. J. et al.: J. Nutr. 1999/129, 424–430
151 Weintraub, B.: National Geographic 1994/Aug., I
152 Wiesenhof Geflügel-Kontor: Für einen Garvorgang vorbereitetes Hähnchen sowie Verfahren zum Vorbereiten eines Hähnchens für einen Garvorgang. DE 195 05 890
153 Daniel, H.: In Baerlocher, K., Jelinek, J. (eds.): Ernährung und Verhalten. Thieme, Stuttgart 1991, 110–117
154 Milton, K.: in Harris, M., Ross, E. B. (eds.): Food and Evolution. Temple University Press, Philadelphia 1987, 93–115
155 Müller-Schwarze, D. et al.: J. Chem. Ecol. 2001/27, 1011–1028
156 Kettembeil, S.: Naturwiss. Rdsch. 1993/46, 445–446
157 Howe, H. E., Westley, L. C.: Anpassung und Ausbeutung. Spektrum Akademischer Verlag, Heidelberg 1993
158 Gilardi, J. D. et al.: J. Chem. Ecol. 1999/25, 897–922
159 De Souza, L. L. et al.: J. Chem. Ecol. 2002/28, 1613–1621
160 Johns, T.: With Bitter Herbs They Shall Eat it: Chemical Ecology and the Origins of Human Diet and Medicine. University of Arizona Press, Tucson 1990

161 Kofrányi, E.: Nahrung 1967/11, 863–873
162 Polasa, K. et al.: Fd. Chem. Toxicol. 1994/32, 777–781
163 Arimoto-Kobayashi, S. et al.: J. Agric. Food Chem. 1999/47, 221–230
164 Salmon, C. P. et al.: Fd. Chem. Toxicol. 1997/35, 433–441
165 Samejima, K. et al.: J. Agric. Food Chem. 1995/43, 410–414
166 Madaus, G.: Lehrbuch der biologischen Heilmittel. Thieme, Leipzig 1938
167 Braun, U., Kalbhen, D. A.: Dtsch. Med. Wochenschr. 1972/97, 1614–1615
168 Max, B.: Trends Pharmacol. Sci. 1988/9, 198–200
169 Boisset, M. et al.: Fd. Chem. Toxicol. 1994/32, 349–356
170 Baker, R. R., Bellis, M. A.: Anim. Behav. 1988/36, 935–936
171 Galef, B. G., Henderson P. W.: J. Comp. Physiol. Psychol. 1972/78, 213–219
172 Pollmer, U.: Agro-Industry Hi-Tec 1990/2, 43–45
173 Borah-Giddens, J., Falciglia, G. A.: J. Nutri. Educ. 1993/25, 102–107
174 Hoff, F.: Münch. Med. Wochenschr. 1966/108, 85–92
175 Oetting Deems, R. et al.: in Getchell, T. V. et al. (eds.): Smell and Taste in Health and Disease. Raven, New York 1991, 805–816
176 Bloch, K.: Blondes in Venetian Paintings, the Nine-Banded Armadillo, and Other Essays in Biochemistry. Yale University Press, New Haven 1994
177 Brookes, S., Costa, M.: in Brookes, S., Costa, M. (eds.): Innervation of the Gastrointestinal Tract. Taylor & Francis, London 2002, XII–XVI
178 Schlee, D.: Ökologische Biochemie. G. Fischer, Jena 1992
179 Pirlet, K.: The healing power of nature. EU.L.E.N-SPIEGEL 1997/9, 2–12
180 Scott, T. R., Mark, G. P.: Feeding and Taste. Progress in Neurobiology 1986/27, 293–317
181 Leer, B. F.: in Neil, E. (ed.): Handbook of Sensory Physiology 1972/Vol. III/1, 113–160
182 Scott, T. R.: World Rev. Nutr. Diet 1992/67, 1–39
183 Wood, J. D.: in Brookes, S., Costa M. (eds.): Innervation of the Gastrointestinal Tract. Taylor & Francis, London 2002, 363–392
184 Ádám, G.: Visceral Perception – Understanding Internal Cognition. Plenum, New York 1998
185 Pirlet, K.: Erfahrungsheilkunde 1992/5, 345–356
186 Hadjivassiliou, M. et al.: Trends Immunol. 2004/25, 578–582
187 Lopez, H. W. et al.: J. Agric. Food Chem. 2001/49, 2657–2662
188 Winata, A., Lorenz, K.: Cereal Chem. 1997/74, 284–287
189 Sander, I. et al.: J. Allergy Clin. Immunol. 1998/102, 256–264
190 Houba, R. et al.: J. Allergy Clin. Immunol. 1997/99, 286–292
191 Thomas, M., Hughes, R. E.: Food Chem. Toxicol. 1983/21, 449–452
192 Anon.: Der Spiegel 1995/18, 102
193 Heyl, U., Reinert-Dilthey, I.: Berufsdermatosen 1968/16, 204–215
194 O'Donoghue, J. L.: in Spencer, P. S. et al. (eds.): Experimental and Clinical Neurotoxicology. Oxford University Press, New York 2000, 869–870
195 Shaw, C. A., Bains J. S.: Med. Hypotheses 1998/51, 477–481
196 Bentley, H. R. et al.: Nature 1950/165, 735
197 Thickett, K. M. et al.: Eur. Respir. J. 2002/19, 827–832
198 Bernard, A. et al.: Occup. Environ. Med. 2003/60, 385–394
199 Di Cagno, R. et al.: Appl. Environ. Microbiol. 2004/70, 1088–1096
200 Di Cagno, R. et al.: Appl. Environ. Microbiol. 2002/68, 623–633
201 Watzman, H.: New Sci. 2000/2270, 14
202 Cyranoski, D.: Nature 2001/410, 504–505
203 Szczesniak, A. S., Kahn, E. L.: J. Text Stud. 1984/15, 285–301

204 Hadigan, C. M. et al.: Am. J. Clin. Nutr. 1989/50, 759–766
205 Ney, K. H.: Alimenta 1988/27, 31–36
206 Schleining, G.: Ernährung/Nutrition 1989/13, 585–590
207 Jack, E. R. et al.: J. Food Sci. 1993/58, 1313–1317
208 Burdach, K. J.: Geschmack und Geruch. Gustatorische, olfaktorische und trigeminale Wahrnehmung. Hans Huber, Bern 1987
209 Bergthaller, X.: Gordian 1986/86, 92–96
210 Anon.: Lexikon der Neurowissenschaft. Spektrum Akademischer Verlag, Heidelberg 2000
211 Warburton, D. M.: Pleasure, the Politics and Reality. Wiley, Chichester 1994
212 Proust, M.: Auf der Suche nach der verlorenen Zeit, Suhrkamp, Frankfurt/M. 2000
213 Pollmer, U., Wirtz, W.: Aus deutschen Landen frisch auf den Tisch. Chancen 1987/10, 6–20
214 Sinki, G. S.: Food Technol. 1988/July, 90–93
215 Askar, A., Bielig, H. J.: Alimenta 1976/15, 3–13
216 Reineccius, G.: Source Book of Flavors. Chapman & Hall, New York 1994
217 Mollenhauer, H. P.: Alimenta 1979/18, 125–130
218 Ziegler, E.: Die natürlichen und künstlichen Aromen. Hüthig, Heidelberg 1982
219 Gelinas, P. et al.: Cereal Chem. 1998/75/810–814
220 Witherly, S.: in Solms, J. et al. (eds.): Food Acceptance and Nutrition. Academic Press, London 1987, 403–415
221 Furness, R. W.: Natural History 1989/December, 8–12
222 Pollmer, U.: Appetit: Der Bauch entscheidet. EU.L.E.N-SPIEGEL 2003/3, 7–16
223 Pusztai, A. et al.: Brit. J. Nutr. 1993/70, 313–321
224 Concon, J. M. et al.: J. Agric. Food Chem. 1983/31, 939–941
225 Brady, P. G. et al.: Gastroenterology 1978/75, 236–239
226 Haller, R. et al.: Chem. Senses 1999/24, 465–467
227 Pinel, J. P.: Biopsychologie. Spektrum Akademischer Verlag, Heidelberg 2001
228 Olney, J. W., Ludolph, A. C.: in Spencer, P. S., Schaumburg H. H.: Experimental and Clinical Neurotoxicology. Oxford University Press, New York 2000, 604–609
229 Barnaby, W.: Biowaffen – Die unsichtbare Gefahr. Goldmann, München 2002
230 Sieber, R.: Ernährung/Nutrition 1986/10, 547–556
231 de Waal, F.: Bonobos – die zärtlichen Menschenaffen. Birkhäuser, Basel 1998
232 Fossey, D.: Gorillas im Nebel. Kindler, München, 1989
233 Schwarz, F.: Nestlé: Macht durch Nahrung. DVA, Stuttgart 2000
234 Karmasin, H.: Die geheime Botschaft unserer Speisen. Lübbe, Bergisch-Gladbach 2001
235 Majumder, S.: Nature 1964/202, 1359–1360
236 Born, P. et al.: Med. Klin. 1994/89, 575–578
237 Anon.: Back Journal 1990/5, 26–30
238 Ledochowski, M. et al.: J. Ernährungsmed. 2000/3, 10–14
239 Lichtman, S. N.: Molec. Med. Today 1995/1, 385–391
240 Baur, X., Sander, I.: Getreide, Mehl, Brot 1995/49, 58–61
241 Franck, S.: Öko-Test 2003/Februar, 60–63
242 Eibl-Eibesfeldt, I.: Grundriss der vergleichenden Verhaltensforschung. Piper, München 1969
243 Kwok, R. H. M.: N. Engl. J. Med. 1968/278, 796
244 Allen, D. H.: in Brostoff, J., Challacombe, S. J. (eds.): Food Allergy and Intolerance. Saunders, London 2002, 261–266
245 Freed, D. L. J.: in Brostoff, J., Challacombe, S. J. (eds.): Food Allergy and Intolerance. Saunders, London 2002, 479–495

246 Pfungst, O.: Der Kluge Hans. Ein Beitrag zur nichtverbalen Kommunikation (Neuauflage des Originals von 1907), Frankfurter Fachbuchhandlung für Psychologie, Frankfurt/M. 1983
247 Rochalon, A. et al.: Gastroentero. Clin. Biol. 1991/15, 267–268
248 Hammond-McKibben, D., Dosch, H. M.: Diabetes Care 1997/20, 897–901
249 Carroll, L.: Alice hinter den Spiegeln. Insel-Verlag, Frankfurt/M. 1974
250 Bleyl, D. W. R.: Die Nahrung 1989/33, 641–681
251 Ebert, A. G., Newsome, R.: Food Technol. 2002/Jan., 100
252 Oosterhuis, J. A. et al.: Hum. Toxicol. 1988/7, 45–47
253 Druckrey, H.: Arzneimittelforschung 1951/9, 383–394
254 Diehl, J. F.: Ernährungs-Umschau 1979/26, 41–49
255 Boffey, P. M.: Science 1976/191, 832–834
256 Forbes, S.: Trends Ecol. Evol. 2002/17, 115–120
257 Huxley, R. R.: Obstet. Gynecol. 2000/95, 779–762
258 Holland, T. D. et al.: Curr. Anthropol. 2003/44, 707–711
259 McGovern, P. E. et al.: The Origins and Ancient History of Wine. Gordon & Breach, Amsteldijk 2000
260 Egger, J.: in Brostoff, J., Challacombe, S. J. (eds.): Food Allergy and Intolerance. Saunders, London 2002, 703–714
261 Gollhausen, R. et al.: J. Am. Acad. Dermatol. 1989/21, 1196–1202
262 Ahmed, H. F.: Lancet 1975/II, 319–320
263 Hermes, P.: Öko-Test 1994/Aug., 38–41
264 Lück, E., Jager, M.: Chemische Lebensmittelkonservierung. Springer, Berlin 1999
265 Lewin, L.: Gifte und Vergiftungen. G. Stilke, Berlin 1929
266 Friesland Coöperatie: Verfahren zur Herstellung eines einer Milch mit niedrigem Fettgehalt ähnlichen Produktes. DE 4244 353
267 Meggle Milchindustrie: Imitation cheese base masses. GB 2106 366
268 Chvedoff, M. et al.: Fd. Cosmet. Toxicol. 1980/18, 517–522
269 Tanaka, T. et al.: Tokyo-toritsu Eisei Kenkyusho Kenkyu Nenpo 2000/51, 279–285
270 Kapfelsperger E, Pollmer, U.: Iß und stirb. Kiepenheuer & Witsch, Köln 1982
271 Schulze, W., Scheibe, E.: Z. ges. Inn. Med. 1948/3, 580–589
272 Büch, O.: Samml. Vergiftungsfälle 1952–53/14, 53–55
273 Archer, D. L.: J. Food Protec. 2002/65, 872–875
274 Ananthaswamy, A.: New Sci. 2002/2333, 11
275 Swanson, S. et al.: Fd. Chem. Toxicol. 1988/26, 823–829
276 Ikeda, Y. et al.: Fd. Cosmet. Toxicol. 1966/4, 485–492
277 Raulf-Heimsoth, M. et al.: Akt. Dermatol. 2003/29, 176–184
278 Williams, P. B. et al.: J. Allergy Clin. Immunol. 1995/95, 88–95
279 Bueld, J. E., Netter, K. J.: Fd. Chem. Toxicol. 1993/31, 169–176
280 Alenius, H. et al.: Clin. Exp. Allergy 1995/25, 659–665
281 Burks, A. W. et al.: Int. Arch. Allergy Immunol. 1994/105, 143–149
282 Koshte, V. L. et al.: Biochem. Biophys. Res. Comm. 1987/142, 717–723
283 Stern, G.: Klin. Wochenschr. 1927/6, 1096–1097
284 Jaus, H.: Kosmos 1982/9, 54–58
285 Schenkelberger, V. et al.: Hautarzt 1998/49, 2–5
286 Kuschmitz, D., Müller, S. C.: Nachr. Chem. Tech. Lab. 1987/35, 599–602
287 Unilever Patent Holdings: Method for improving the flavour characteristics of potato products. US 5045 335
288 Malkinson, A. M., Thaete, L. G.: Cancer Res. 1986/46, 1694–1697

289 McPherson, L.: J. Roy. Soc. Health 1989/109, 66–68
290 Bloksma, E., Nauta, J.: Int. Food Ingred. 1996/1, 27–29
291 Transucrania: Process for obtaining sturgeon caviar analog, and product thus obtained. EP 974 274
292 Institut für Hochseefischerei: Vorrichtung zur Herstellung von Proteinformgebilden. DE 3432 308
293 Hernando, L. et al.: Lancet 1989/I, 502
294 Imamura, T. et al.: Int. Arch. Allergy Immunol. 1996/111, 161–165
295 Liu, A. H.: J. Allergy Clin. Immunol. 2006/117, 1063–1066
296 Ershoff, B. J.: Proc. Soc. Exp. Biol. Med. 1977/154, 65–68
297 Garland, E. M. et al.: Cancer Res. 1989/49, 3789–3794
298 Melton, L.: New Sci. 2002/2326, 32–35
299 Günther, F.: Mehl und Brot der deutschen Vergangenheit im Lichte der Gegenwart. Emil Rohmkopf, Leipzig 1937
300 von Stokar, W.: Die Urgeschichte des Hausbrotes. Johann Ambrosius Barth, Leipzig 1951
301 Banks, W. A. et al.: J. Virol. 2001/75, 4681–4691
302 Robinson, V.: Heard the one about the vicar who was allergic to wafers? Evening Post (Leeds Today) vom 19.5.06
303 Pollmer, U. et al.: Liebe geht durch die Nase. Kiepenheuer & Witsch, Köln 2001
304 Harris, M.: Wohlgeschmack und Widerwillen. Das Rätsel der Nahrungstabus. Klett-Cotta, Stuttgart 1988
305 Cox, M. T.: in Brostoff, J., Challacombe, S. J. (eds.): Food Allergy and Intolerance. Saunders, London 2002, 368–371
306 Smart, J. et al.: Food Australia 1991/43, 386–388
307 Lifran, E. V. et al.: Food Australia 2000/52, 120–125
308 Gist Brocades: Retarding the firming of bread crumb during storage. US 5023 094
309 Rosado, J. L.: Nutr. Res. Rev. 1997/10, 137–149
310 Reimerdes, E. H.: Lactose as a Food Ingredient. Expoconsult Publishers, Maarsen 1990
311 Durham, W. H.: Coevolution: Genes, Culture and Human Diversity. Stanford University Press, Stanford 1991
312 Popper, L.: Brot & Backwaren 2005/5, 39–40
313 Schata, M., Jorde, W.: Allergologie 1992/15, 57
314 Bader, M. et al.: Dtsch. Ärztebl. 2005/102, 2640–2643
315 Brack, G.: ForschungsReport 1999/1, 15–17
316 Kläui, H.: in Aebi, H. et al. (eds.): Kosmetika, Riechstoffe und Lebensmittelzusatzstoffe. Thieme, Stuttgart 1978, 86–102
317 Tareke, E. et al.: Chem. Res. Toxicol. 2000/13, 517–522
318 Stadler, R. H., Scholz, G.: Nutr. Rev. 2004/62, 449–467
319 Claus, A. et al.: Mol. Nutr. Food Res. 2006/50, 87–93
320 Wilson, K. M. et al.: Journal für Verbraucherschutz und Lebensmittelsicherheit 2006/1, 19–27
321 Gold, B. G., Schaumburg H. H.: in Spencer, P. S., Schaumburg, H. H.: Experimental and Clinical Neurotoxicology. Oxford University Press, New York 2000, 124–132
322 DFG (Hrsg.): Acrylamide. Occupational Toxicants 1992/3, 11–21
323 Thulesius, O., Waddell W. J.: Hum. Exp. Toxicol. 2004/23, 357–358
324 Mucci, L. A. et al.: Brit. J. Cancer 2003/88, 84–89
325 Pelucchi, C. et al.: Int. J. Cancer 2003/105, 558–560
326 Mucci, L. A. et al.: Int. J. Cancer 2004/109, 774–776
327 Mucci L. A. et al.: JAMA 2005/293, 1326–1327

328 Mucci, L. A. et al.: Int. J. Cancer 2006/118, 169–173
329 Rice, J. M.: Mutat. Res. 2005/580, 3–20
330 Fuhr, U. et al.: Cancer Epidemiol. Biomarkers Prev. 2006/15, 266–271
331 Habermeyer, M. et al.: Lebensmittelchemie 2003/57, 111
332 Kjuus, H. et al.: Scand. J. Work. Environ. Health 2005/31, 300–306
333 Blank, I.: Annals of the New York Academy of Sciences 2005/1043, 30–40
334 Belozertseva, I. V. et al.: Phys. Behav. 2004/80, 531–539
335 Krijnen, C. J., Boyd, E. M.: Comp. Gen. Pharmacol. 1984/2, 373–376
336 Molinos, A. C. et al.: Appl. Environ. Microbiol. 2005/71, 7781–7787
337 Ghalfi, H. et al.: J. Food Prot. 2006/69, 1066–1071
338 Bennik, M. H. et al.: Lett. Appl. Microbiol. 1999/28, 226–232
339 Grande, M. J. et al.: J. Food Prot. 2005/68, 2085–2094
340 Van den Berghe, E. et al.: Int. J. Food Microbiol. 2006/207, 138–147
341 Katikou, P. et al.: J. Appl. Microbiol. 2005/99, 1303–1313
342 O'Sullivan, L. et al.: J. Appl. Microbiol. 2006/100, 135–143
343 Segal, E.: Adv. Exp. Med. Biol. 1996/408, 197–206
344 Dunn, J. et al.: Cereal Foods World 1997/42, 510–515
345 Anon.: Lexikon der Psychologie. Spektrum Akademischer Verlag, Heidelberg 2002
346 Reichl, F. X.: Taschenatlas der Toxikologie. Thieme, Stuttgart 1997
347 Park, S. et al.: J. Food Sci. 1996/61, 717–720
348 Freed, D. L. J.: in Brostoff, J., Challacombe, S. J. (eds.): Food Allergy and Intolerance. Baillière Tindall, Eastbourne 1987, 375–400
349 Johnson, J. D. et al.: J. Agric. Food Chem. 2000/48, 3620–3632
350 Miele, M. et al.: J. Agric. Food Chem. 2001/49, 517–521
351 Abdo, K. M. et al.: Fd. Chem. Toxicol. 2001/39, 303–316
352 Zuberbier, T. et al.: in Wüthrich, B. (Hrsg.): Nahrungsmittel und Allergie. Dustri-Verlag, München 1996, 197–205
353 Van Ree, R., Antonicelli, L.: Allergy 1996/51, 108–113
354 O'Reilly, C. E. et al.: Trends Food Sci. Tech. 2001/12, 51–59
355 Anon.: Brot & Backwaren 2004/Sonderh., 10–13
356 Cochet, B. et al.: Gastroenterology 1983/84, 935–940
357 Meisel, H., FitzGerald, R. J.: Brit. J. Nutr. 2000/84/Suppl. 1, S27–S31
358 Scott, E. W.: Am. J. Clin. Nutr. 1990/51, 489–491
359 Goerges, S. et al.: Appl. Environ. Microbiol. 2006/72, 313–318
360 De Vuyst, L., Vandamme, E. J.: Bacteriocins of Lactic Acid Bacteria. Chapman & Hall, London 1994
361 Yu, Y. et al.: Eur. J. Cancer Prev. 1997/6, 363–369
362 Osada, K. et al.: J. Agric. Food Chem. 2000/48, 3823–3829
363 Anon.: ArzneiTelegramm 2002/33, 21
364 JECFA: WHO Food Additives Series 1981/16, 11–27
365 Rossoff, I. S.: Encyclopedia of Clinical Toxicology. Parthenon Publ. Group, Boca Raton 2002
366 Bilg, D.: Die Gewinnung und Wiederverwendung von Schaumproteinen und anderen Wertbestandteilen mittels Cross-Flow-Ultrafiltration aus Prozessbieren und weiteren Brauereiabfallprodukten. Dissertation, TU Berlin 2005
367 Rehberger, B. et al.: Deutsche Milchwirtschaft 2003/54, 765–770
368 Binding-Brauerei: Verfahren zur Herstellung von alkoholfreiem bzw. alkoholarmem Bier. DE 3522 744
369 Stavric, B., Klassen, R.: Fd. Chem. Toxicol. 1994/32, 727–734

370 Toppan Printing: Method for treating fruit juice with high pressure. US 5328 703
371 Kanazawa, K. et al.: J. Agric. Food Chem. 1995/43, 404–409
372 Fahey, J. W. et al.: Proc. Nat. Acad. Sci. USA 2002/99, 7610–7615
373 Yu, S. G. et al.: J. Agric. Food Chem. 1995/43, 2144–2147
374 Unilever Patent Holdings: Process for preparing flavorings and perfumes based on one or more carotinoids as starting material. US 5084 292
375 Wedekind, C. et al.: Proc. Royal Soc. Lond. B 1995/260, 245–249
376 Forsyth, A.: Die Sexualität in der Natur. Kindler, München 1991
377 Calabrese, E. J., Baldwin, L. A.: Environ. Health Perspect. 1998/106/Suppl. 1, 357–362
378 Vang, O. et al.: Metabol. Clin. Exp. 2001/50, 1123–1129
379 Ito, N. et al.: Carcinogenesis 1991/12, 1503–1506
380 Wassermann, L.: Ernährungs-Umschau 1979/26, 385–387
381 Kim, S. K.: Cereal Foods World 1996/41, 213–218
382 Lösche, K.: Jahrbuch der Bäckereitechnik und -Technologie 2006, 71–83
383 Pollmer, U., Wirtz, W.: Brot in Not. Chancen 1988/2, 30–39
384 Heyne, M.: Das deutsche Nahrungswesen von den ältesten geschichtlichen Zeiten bis zum 16. Jahrhundert. Hirzel, Leipzig 1901
385 Lemmerzahl: Dtsch. Lebensm.-Rdsch. 1950/46, 85–86
386 Anon.: Jahrbuch der Bäckereitechnik und -Technologie 2005, 6–9
387 Société d'Assistance Technique pour Produits Nestlé: Process for the production of pasteurized cheese in powder form. US 4388 329
388 Strahlmann, B.: Mühle & Mischfuttertechnik 1970/107, 331–334
389 von Liebig, J.: Annalen der Chemie & Pharmazie 1854/91, 246–249
390 Seubert, K.: Handbuch der Allgemeinen Warenkunde für das Selbststudium wie für den öffentlichen Unterricht. Julius Maier, Stuttgart 1883
391 von Liebig, J.: Braunschweigisches Magazin vom 17.1.1868, 17–19
392 Van Damme, E. J. M. et al.: Handbook of Plant Lectins: Properties and Biomedical Applications. Wiley, Chichester 1997
393 Anon.: Brot & Backwaren, Spezialausgabe Karriere 2005, 6–11
394 Cordain, L. et al.: Brit. J. Nutr. 2000/83, 207–217
395 Yasuno, S.: Fabricated meat products like crab leg meat. US-Patent 4814 191
396 Bernet, H., Krähenbühl, E.: Als Ersatz für ein Schneckengericht dienendes, tiefgekühlt lagerbares Fertigprodukt. DE 2942 819
397 Pollmer, U., Warmuth, S.: Lexikon der Ernährungsirrtümer. Eichborn, Frankfurt/M. 2000
398 Dr. Herbert Wuthier AG, Chemische Fabrik: Verfahren zur Aufbereitung von Fischen. DE 3202 677
399 Zückert, J. F.: Allgemeine Abhandlung von den Nahrungsmitteln. August Mylius, Berlin 1790
400 Gockelius, E.: Eine curiose Beschreibung Deß An. 1694. 95. Und 96. durch das Silberglett versüßten sauren Weins und der davon entstandenen neuen und vormahls unerhörten Wein-Kranckheit. Georg Wilhelm Kühn, Ulm 1697
401 Audic, J. L.: Lait 2003/83, 417–438
402 Dairy Australia: Australian Dairy Industry in Focus 2005. Melbourne
403 Kussendrager, K.: Int. Food Ingred. 1993/6, 17–21
404 Brog, R. A.: Imitation milk. US 4337 278
405 Renner, E.: Molkereimaschinen und -verfahren. Milchwirtschaftlicher Fachverlag, Rolandseck 1987
406 Meiselman, H. L., Schutz, H. G.: Appetite 2003/40, 199–216
407 Emde, H.: Rdsch. Fleischhyg. Lebensmittelüberw. 1988/40, 69–71

408 Dahlquist, G.: in Leslie R. D. G. (ed.): Causes of Diabetes: Genetic and Environmental Factors. Wiley, Chichester 1993, 125–132
409 Lévy-Marchal, C. et al.: Diabetes Care 1995/16, 1089–1095
410 Saukkonen, T. et al.: Diabetologia 1998/41, 72–78
411 Hypponen, E. et al.: Diabetes Care 1999/22, 1961–1965
412 Karjalainen, J. et al.: N. Engl. J. Med. 1992/327/302–307
413 Kirkpatrick, K. J., Fenwick, R. M.: Food Technol. 1987/Oct., 58–85
414 Sélos, I. et al.: Int. Arch. Allergy Immunol. 1998/117, 20–28
415 Sélos, I. et al.: Clin. Exp. Allergy 1999/29, 1055–1063
416 Brix, S. et al.: J. Allergy Clin. Immunol. 2003/112, 1216–1222
417 Jessberger, B., Rakoksi, J.: in Wüthrich, B. (Hrsg.): Nahrungsmittel und Allergie. Dustri-Verlag, München 1996, 209–217
418 Gerhartz, W.: Enzymes in Industry. Production and Applications. VCH, Weinheim 1990
419 Baba, T., Schneewind, O.: Trends Microbiol. 1998/6, 55–71
420 Gorris, L. G. M. et al.: ZFL, Z. Lebensmittelwirtschaft 1994/45/11-FI, 65–71
421 Schillinger, U. et al.: Trends Food Sci. Tech. 1996/7, 158–165
422 Kröckel, L.: Forschungsreport 1998/2, 26–29
423 Anon.: Die Ernährungsindustrie 2001/11, 20–21
424 Isoloni, D., Spahr, U.: Mitt. Gebiete Lebensm. Hyg. 2002/93, 502–527
425 Chen, H., Hoover, D. G.: Comprehensive Rev. Food Sci. Food Safety 2003/2, 82–100
426 Breidt, F., Fleming, H. P.: Food Technol. 1997/Sept., 44–48
427 Fuglsang, C. C. et al.: Trends Food Sci. Tech. 1995/6, 390–396
428 Lösche, K.: Lebensmitteltechnik 1991/23, 43–49
429 Poldervaart, P.: Mit Apfelsaft auf du und du: Enzyme aus der Flasche. TAZ vom 28.3.98
430 Wacker-Chemie: Haare kochen ade – Cystein aus dem Bioreaktor. BioTec 2005/3-4, 22–23
431 Franke, K.: Verbraucherschutz: Neue Konservierungsmethoden. Niedersächsisches Ministerium für Ernährung, Landwirtschaft und Forsten, Niedersachsen 2000
432 Gehrig, B. J.: Mitt. Gebiete Lebensm. Hyg. 1990/81, 593–601
433 Pollmer, U.: Statt chemischer Konservierung... EU.L.E.N-SPIEGEL 2000/4, 1–8
434 Skudder, P.: Int. Food Ingred. 1992/4, 36–41
435 Pfister, M. K. H., Dehne, I. L.: Dtsch. Lebensm.-Rdsch. 2001/97, 257–268
436 Jany, K. D.: Novel Food Verordnung: Meilenstein für den Verbraucherschutz. EU.L.E.N-SPIEGEL 1997/1, 1
437 Institute of Food Technologists (Chicago): J. Food Sci.: Special Supplement: Kinetics of Microbial Inactivation for Alternative Food Processing Technologies, 2000
438 Préstamo, G., Arroyo, G.: J. Agric. Food Chem. 2000/48, 4641–4646
439 Ladwig, H.: Lebensmitteltechnik 1991/23, 241–245
440 Münch, S., Arneth, W.: Rdsch. Fleischhyg. Lebensmittelüberw. 1998/50, 184
441 Arneth, W., Münch, S.: Fleischwirtschaft 2002/82, 109–113
442 Pie, J. E. et al.: J. Agric. Food Chem. 1991/39, 250–254
443 Schmidt-Lorenz, W.: Mitt. Gebiete Lebensm. Hyg. 1990/81, 233–286
444 Lam, A.: Ruhe vor dem Sturm. EU.L.E.N-SPIEGEL 2003/4, 3–15
445 Rosenbauer, G., Traub, F.: Lebensmitteltechnik 1996/4, 43–45
446 Teuber, M. et al.: Lebensmitteltechnologie 1996/29, 182–199
447 Cerny, G.: Lebensmitteltechnik 1991/23, 448–451
448 Vega-Mercado, H. et al.: Trends Food Sci. Tech. 1997/8, 151–157
449 Knorr, D. et al.: Trends Food Sci. Tech. 1994/5, 71–75
450 Lohmöller, G.: Dtsch. Med. Wochenschr. 1994/119, 1756

451 Kákosy, T. et al.: Clin. Toxicol. 1996/34, 507–511
452 Baader, J. (Hrsg.): Nürnberger Polizeiordnungen aus dem XIII bis XV Jahrhundert. Stuttgart 1861
453 Johnson, E. M. et al.: Environ. Molec. Mutgen. 2002/39, 69–80
454 Lips, D.: Food Tech. Europe 1994(Dec.)/1995(Jan.), 136–140
455 Heidolph, B. B.: Cereal Foods World 1996/41, 118–126
456 Brose, E.: Getreide, Mehl, Brot 1985/39, 56–61
457 Sugiyo Co.: Surimi product and process for preparing same. EP 1051919
458 Ohshima, T. et al.: Trends Food Sci. Tech. 1993/4, 157–163
459 Hall, G. M., Ahmad, N. H.: in Hall, G. M.: Fish Processing Technology. Chapman & Hall, London 1992, 72–88
460 Venugopal, V.: Trends Food Sci. Tech. 1992/3, 2–5
461 Benckiser-Knapsack: Verwendung von Calciumhydrogendiphosphat als Backtriebsäure für langsam reagierende Triebsysteme und Verfahren zu seiner Herstellung. DE 3820 198
462 Farrell, R. J., Kelly, C. P.: N. Engl. J. Med. 2002/346, 188–188
463 Tate & Lyle, Amylum Group, Aalst: Weizenproteine
464 Thomet, A.: Agrar-Forschung 2004/11, 348–353
465 Gist-Brocades: Retarding the firming of bread crumb during storage. US 5023 094
466 Khwaldia, K. et al.: J. Dairy Sci. 2004/87, 2011–2016
467 Jost, R.: Trends Food Sci. Tech. 1993/4, 283–288
468 Hendricks, T.: Int. Food Ingred. 1996/1, 37–40
469 Weinberg, E. D.: in Stuart-Macadam, P., Kent, S.: Diet, Demography, and Disease. Aldine de Gruyter, New York 1992, 105–150
470 Dussurget, O., Smith, I.: Trends Microbiol. 1998/6, 354–358
471 Sohmen, R. et al.: in Radant, S., Grieshaber, R.: Obstruktive Atemwegserkrankungen bei Bäckern. Roland Asanger, Heidelberg 1994, 525–529
472 Houba, R. et al.: Am. J. Ind. Med. 1998/34, 529–546
473 Baur, X.: BGFA-Info 1999/2, 6–11
474 AVI: Arzneimittel-Kursbuch 2004/05. Arzneimittel-Verlags GmbH, Berlin 2004
475 Anon.: ArzneiTelegramm 1997/7, 79
476 Schwabe, R. et al.: Bundesgesundhbl. 1994/37, 468–470
477 The ATBC Cancer Prevention Study Group: N. Engl. J. Med. 1994/347, 781–786
478 Omenn, G. S. et al.: N. Engl. J. Med. 1996/334, 1150–1155
479 Anon.: ArzneiTelegramm 2003/34, 100–102, 111–113
480 Heyden, S.: Aktuelle Ernährungsmedizin 2003/28, 113–120
481 Lewis, R. G. et al.: Environ. Health Perspect. 1999/107, 721–726
482 von Mutius, E. et al.: Lancet 1998/351, 862–866
483 Marko, D. et al.: Fd. Chem. Toxicol. 2002/40, 9–18
484 Roberts, W.: Collected Contributions on Digestion and Diets. Philadelphia, Lea Brothers & Co. 1891
485 Li, H. et al.: Appl. Environ. Microbiol. 1997/63, 924–930
486 Wettig, K. et al.: Bundesgesundhbl. 1990/33, 235–240
487 Dykhuizen, R. S. et al.: Antimicrob. Agents Chemother. 1996/40, 1422–1425
488 McCall, T. et al.: Trends Pharmacol. Sci. 1992/13, 1–6
489 Snyder, S. H. et al.: Trends Pharmacol. Sci. 1991/12, 125–128
490 Smith, T. A.: Occup. Med. 2004/54, 21–27
491 Brynska, A. et al.: Eur. Child Adolesc. Psychiatry 2001/10, 200–204
492 Peterson, B. S. et al.: Arch. Gen. Psychiatry 2000/57, 364–372
493 Kaneko, M. et al.: J. Autism Dev. Disord. 1993/23, 59–65

494 Krummel, D. A. et al.: Crit. Rev. Food Sci. Nutr. 1996/36, 31–47
495 Hay, J. et al.: Ann. Trop. Med. Parasitol. 1986/80, 531–533
496 Egger, J. et al.: Lancet 1985/I, 540–545
497 Noguchi, Y. et al.: J. Agric. Food Chem. 1999/47, 2969–2972
498 Shakib, F. et al.: Immunol. Today 1998/19, 313–316
499 Dong, W. et al.: Toxicol. Sces. 1998/44, 63–69
500 DeSesso, J. M., Jacobson, C. F.: Fd. Chem. Toxicol. 2000/39, 209–228
501 Dybing, E. et al.: Fd. Chem. Toxicol. 2002/40, 237–282
502 Humphreys, J. D.: Vet. Rec. 1976/98, 219
503 Lewin, L.: Die Gifte in der Weltgeschichte. Parkland-Verlag, Köln 2000
504 Kommission der Europäischen Gemeinschaften: Die Lebensmittelzusätze und der Verbraucher. Brüssel-Luxemburg, 1980
505 Brown, W. D. et al.: Aust. J. exp. Biol. 1959/37, 533–548
506 Malkinson, A. M., Thaete, L. G.: Cancer Res. 1986/46, 1694–1697
507 Warner, C. R. et al.: J. Agric. Fd. Chem. 1986/34, 1–5
508 Hamama, A. A., Nawar, W. W.: J. Agric. Food Chem. 1991/39, 1063–1069
509 von Liebig, J.: Annalen der Chemie & Pharmazie 1854/91, 244–246
510 Takeda, H., Kiriyam, S.: Agric. Biol. Chem. 1991/55, 1299–1305
511 Schwarcz, J.: Der Geist aus der Flasche: Neue Episoden vom Leben auf Molekülbasis. rororo, Reinbek 2003
512 Aronson, J. K.: Nature Med. 2001/7, 29–30
513 Takeda, H. et al.: Biosci. Biotech. Biochem. 1992/56, 551–555
514 Hall, J. L. et al.: Prog. Food Nutr. Sci. 1988/12, 1–43
515 Wöhnke, A.: Menschlichkeit für Mäuse. Süddeutsche Zeitung vom 2.7.2002
516 Hale, D.: Just like a woman. Bantam, New York 1998
517 Stolle, A. et al.: Archiv Lebensmittelhyg. 1991/42, 156–159
518 Calabrese, E. J., Baldwin, L. A.: Toxicol. Sci. 2003/71, 330–338
519 Kon, S. H. et al.: Med. Hypotheses 1978/4, 324–339
520 Fathi, M., Lingk, W.: Bundesgesundhbl. 1989/32, 333–335
521 Associated Press: Bundesinstitut warnt vor Fencheltee. Süddeutsche Zeitung vom 26.6. 2002
522 Associated Press: Fencheltee soll unbedenklich sein. Rheinische Post vom 27.6.2002
523 EU-Kommission: Opinion of the SCF on Methyleugenol. 26.9.2001
524 Schwarcz, J.: Meerjungfrauen, Schwarzlicht und andere optische Aufheller: Vom Leben auf Molekülbasis. rororo, Reinbek 2002
525 Nakamur, S. et al.: J. Agric. Food Chem. 1991/39, 647–650
526 Takahashi, K. et al.: J. Agric. Food Chem. 2000/48, 2044–2049
527 Eichholtz, F.: Die toxische Gesamtsituation auf dem Gebiet der menschlichen Ernährung. Springer, Berlin 1956
528 Holzer, P. et al.: Wien. Klin. Wochenschr. 2001/113, 647–660
529 Holzer, P. et al.: Neuroforum 2002/3, 218–226
530 Holzer, P.: Neurogastroenterol. Mot. 2002/14, 1–17
531 Tepper, B. J., Kanarek, R. B.: J. Nutr. 1985/115, 699–709
532 Boffey, P.: Science 1976/191, 450–451
533 Luckey, T. D.: Radiation Hormesis. CRC, Boca Raton 1991
534 Rodricks, J. V.: Toxicol. Sces. 2003/71, 135–136
535 Luckey, T. D. et al.: Heavy Metal Toxicity, Safety and Hormology. Thieme, Stuttgart 1975
536 SCM Corporation: Imitation acid-set cheese. US 4232 050
537 Koch, P.: Die Erfindungen des Dr. Konrad Adenauer. Rowohlt, Reinbek 1986

538 Adenauer, K.: Procédé pour la conservation des saucisses, saucissons, andouilles de foie, boudins et autres produits similaires. FR 516 924
539 Adenauer, K.: Improvements in the composition and manufacture of sausage meat and the like. GB 131 402
540 Oebel, J. et al.: Verfahren zur Herstellung eines dem rheinischen Schwarzbrot ähnelnden Schrotbrotes. AT 74 310
541 Oebel J. et al.: Verfahren zur Herstellung eines dem rheinischen Schwarzbrot ähnelnden Schrotbrotes. RP 296 648
542 Graham: Treatise on Wine-Making. Zitiert nach Accum (707)
543 Campbell-Preston, R.: BioTimes 1989/4, 12–13
544 Behar, D. et al.: Nutr. Behav. 1984/1, 277–288
545 Ferguson, H. B. et al.: Nutr. Rev. 1986/44, 144–150
546 Bohle, B., Vieths, S.: Methods 2004/32, 292–299
547 Chapman, M. D. et al.: J. Allergy Clin. Immunol. 2000/106, 409–418
548 Braud, W. C.: Percept. Motor Skills 1989/68, 157–158
549 Nel, A. E. et al.: J. Allergy Clin. Immunol. 1998/102, 539–554
550 Gilsbach, W.: Dtsch. Lebensm.-Rdsch. 1986/82, 107–111
551 Ortolani, C. et al.: J. Allergy Clin. Immunol. 1989/83, 683–690
552 Altmann, H. J. et al.: Bundesgesundhbl. 1986/29, 141–145
553 Pollak, O. J.: in Roberts, J. C. et al. (eds.): Comparative Atherosclerosis. Harper & Row, New York 1965
554 Simonato, B. et al.: Clin. Exp. Allergy 2001/31, 1771–1778
555 Konings, E. J. et al.: Fd. Chem. Toxicol. 2003/41, 1569–1579
556 Sitzmann, W., Münch, E. W.: Fat Sci. Technol. 1987/89, 368–374
557 Tuchenhagen, O.: Verfahren zur Zerstörung von Schaum. DE 3803 263
558 Proctor & Schwartz: Radio frequency proofing and convection baking apparatus and method for making a pizza. US 5277 924
559 Schubert, H., Regier, M.: Microwave Processing of Foods. Woodhead, Cambridge 2005
560 Giese, J.: Food Technol. 1992/Sept., 118–123
561 Wieneke, F., Lücke, W.: Forschung – Mitt. DFG 1992/2, 20–21
562 Klingler, R. W.: Getreide, Mehl, Brot 1986/40, 277–280
563 Zhou, Q. et al.: Proc. Soc. Exp. Biol. Med. 1993/202, 75–80
564 Mohler, H.: Belegte und unbelegte Theorien über Arteriosklerose und Herzinfarkt. Eigenverlag, Zürich 1983
565 Accardo, P. J., Whitman, B. Y.: in Accardo et al. (eds.): Attention Deficit Disorders and Hyperactivity in Children. Marcel Dekker, New York 1991, 1–26
566 Christakis, D. A. et al.: Pediatrics 2004/113, 708–713
567 Spitzer, M.: Vorsicht Bildschirm! Klett, Stuttgart 2005
568 Gerra, G. et al.: Neuropsychology 1996/33, 173–181
569 Whitaker, J. R. et al.: Handbook of Food Enzymology. Marcel Dekker, New York 2003
570 Beutler, H. O.: Enzympräparate – Standards für die Verwendung in Lebensmitteln. Behr's, Hamburg 1983
571 Loaharanu, P. et al.: Trends Food Sci. Tech. 1994/5, 190–195
572 Johnson, J. et al.: Food Technol. 1999/June, 46–51
573 EU Kommission: Mitteilung der Kommission über Lebensmittel und Lebensmittelzutaten, die für die Behandlung mit ionisierenden Strahlen in der Gemeinschaft zugelassen sind. Amtsblatt der EG C 241/6 vom 29.8.2001
574 European Commission: Revision of the Opinion of the Scientific Committee on Food on the irradiation of food. 4.4.2003

575 Dykhuizen, R. S. et al.: Gut 1998/42, 334–337
576 Baird, B.: Food Technol. 1990/Nov., 92–98
577 Rhodehamel, E. J.: Food Technol. 1992/Dec., 73–76
578 Simpson, M. V. et al.: J. Food Prot. 1995/58, 229–234
579 Ito, N. et al.: Fd. Chem. Toxicol. 1996/34, 1091–1096
580 Jüdes, U.: Naturwiss. Rdsch. 1979/32, 456–457
581 Miele, M. et al.: J. Agric. Food Chem. 2001/49, 517–521
582 European Commission: Opinion of the Scientific Committee on Food on Methyleugenol (4-Allyl-1,2-dimethoxybenzene). 26.9.2001
583 Daware, M. B. et al.: Planta. Med. 2000/66, 231–236
584 Abdo, K. M. et al.: Fd. Chem. Toxicol. 2001/39, 303–316
585 Ames, B. N. et al.: in Glickman, T. S., Gough, M. (eds.): Readings in Risk. Washington 1990, 76–92
586 Ames, B. N., Gold, L. S.: Angew. Chem. 1990/102, 1233–1246
587 Gold, L. S. et al.: Environ. Health Perspect. 1984/58, 9–311
588 Kurzhals, H. A.: Lexikon der Lebensmitteltechnik. Behr's, Hamburg 2003
589 Hubbard, R. W. et al.: Prog. Food Nutr. Sci. 1989/13, 17–44
590 Kubow, S.: Trends Food Sci. Tech. 1990/1, 67–71
591 Restani, P. et al.: J. Food Sci. 1989/54, 578–580
592 Goedde, H. W., Agarwal, D. P.: Forschung – Mitt. DFG 1988/4, 22–24
593 Anon.: ArzneiTelegramm 1997/7, 79
594 Vogt, H. H.: Chem. Lab. Betrieb 1979/30, 296–297
595 Ludolph, A. C.: in Spencer, P. S. et al. (eds.): Experimental and Clinical Neurotoxicology. Oxford University Press, New York 2000, 773–780
596 Davoli, E. et al.: Fd. Chem. Toxicol. 1986/24, 187–189
597 Bopp, B. A. et al.: CRC Toxicol. 1986/16, 213–306
598 Eisenbrand, G., Schreier, P. (eds.): Römpp Lexikon Lebensmittelchemie. Thieme, Stuttgart 1995
599 Kalow, W.: Trends Pharmacol. Sci. 1991/12, 102–107
600 Heinrich, J. et al.: Environ. Health Perspect. 1999/107, 53–62
601 Pschyrembel Klinisches Wörterbuch. de Gruyter, CD-ROM, 258. Auflage
602 Hoffmann-La Roche AG.: Roche Lexikon Medizin. Urban & Schwarzenberg, München 1998
603 Pereira, B. et al.: J. Allergy Clin. Immunol. 2005/116, 884–892
604 Sicherer, S. H.: Lancet 2002/360, 701–710
605 Werfel, T.: J. Lab. Med. 2002/26, 110–114
606 Beier, C., Disch, R.: in Wüthrich, B. (Hrsg.): Nahrungsmittel und Allergie. Dustri-Verlag, München 1996, 288–291
607 Bach, J. F.: N. Engl. J. Med. 2002/347, 911–920
608 Braun-Fahrländer, C. et al.: N. Engl. J. Med. 2002/347, 869–877
609 Shirakawa, T. et al.: Science 1997/275, 77–79
610 von Hertzen, L., Haahtela T.: J. Allergy Clin. Immunol. 2006/117, 334–344
611 Asero, R.: J. Allergy Clin. Immunol. 2002/110, 531–532
612 Millstone, E.: J. Nutr. Environ. Med. 1997/7, 323–232
613 Devereux, G.: in Buttriss, J. (ed.): Adverse Reaction to Food: The Report of the British Nutrition Task Force. Blackwell Science, Oxford 2002, 57–67
614 Ehlers, I. et al.: in Wüthrich, B. (Hrsg.): Nahrungsmittel und Allergie. Dustri-Verlag, München 1996, 116–131
615 Czech, W. et al.: Allergologie 1996/19, 442–448

616 Malanin, G., Kalimo, K.: Clin. Exp. Allergy 1989/19, 539–543
617 Ehlers, I. et al.: Allergy 1998/53, 1074–1077
618 Murdoch, R. D. et al.: J. R. Coll. Physicians Lond. 1987/21, 251–266
619 von Mutius, E. et al.: Thorax 2000/55, 449–453
620 Worm, M. et al.: Clin. Exp. Allergy 2000/30, 407–414
621 Milner, J. D. et al.: Pediatrics 2004/114, 27–32
622 Pollmer, U. et al.: Vorsicht Geschmack – Was ist drin in Lebensmitteln. Hirzel, Stuttgart 1998
623 Taylor, S. L. et al.: in Metcalfe, D. D. et al. (eds.): Food Allergy: Adverse Reactions to Foods and Food Additives. Blackwell Science, Oxford 1991, 239–260
624 Hamilton, G.: New Scientist 1998/2143, 26–31
625 Ferreira, J. C.: Rev. Bras. Tuberc. Doencas. Torac. 1956/24, 909–912
626 Schmidt, M. H., Egger, J.: Die Wirksamkeit einer oligoantigenen Diät bei Kindern mit expansiven Verhaltensstörungen. BZgA 1995
627 Egger, J.: in Brostoff, J., Challacombe, S. J. (eds.): Food Allergy and Intolerance. Saunders, London 2002, 695–701
628 Schoenthaler, S. J., Bier, J. D.: in Brostoff, J., Challacombe, S. J. (eds.): Food Allergy and Intolerance. Saunders, London, 2002, 731–745
629 Hudziak, J. et al.: Am. J. Psychiatry 2005/162, 1614–1620
630 Crnic, L. S.: in Ader, R. et al. (eds.): Psychoneuroimmunology. Academic Press, San Diego 1991, 749–769
631 VandeWoude, S. et al.: Science 1990/250, 1278–1281
632 Riedel, M. et al.: Lancet 1998/351, 418–419
633 Murphy, M. L., Pichichero, M. E.: Arch. Pediatr. Adolesc. Med. 2002/156, 356–361
634 Dale, R. C. et al.: Arch. Dis. Child 2004/ 89, 604–610
635 Hong, H. J. et al.: Yonsei Med. J. 2003/44, 608–614
636 Kuo, E. E., Faber-Taylor, A.: Am. J. Public Health 2004/94, 1580–1586
637 Comer, R. J.: Klinische Psychologie. Spektrum Akademischer Verlag, Heidelberg 1995
638 Anon.: Kranke Mutter oder ein Irrtum der Justiz? Rheinische Post vom 9.12.2002
639 JECFA: WHO Food Additives Series 1996/35, 155–171
640 Breakey, J.: Asia Pacific J. Clin. Nutr. 2004/13/Suppl., 175
641 Sandor, K. A.: Oroshazi Harangszo 2004/Feb., 22–23
642 Sampson, H. A. et al.: N. Engl. J. Med. 1992/327, 380–384
643 Yunginger, J. W.: N. Engl. J. Med. 1992/327, 421–422
644 Gall, H. et al.: in Wüthrich, B. (Hrsg.): Nahrungsmittel und Allergie. Dustri-Verlag, München 1996, 243–250
645 Lack, G.: in Buttriss, J. (ed.): Adverse Reaction to Food: The Report of the British Nutrition Task Force. Blackwell Science, Oxford 2002, 165–170
646 Ärzteverband deutscher Allergologen: Wenn bei Miezes Foto die Nase juckt. Presseinfo 03/2003
647 jh: Ernährungslaunen fördern Allergieängste. Aerztliche Praxis vom 13.1.06
648 Kelso, J. M. et al.: J. Allergy Clin. Immunol. 2003/111, 650–651
649 Steurich, F.: in Wüthrich, B. (Hrsg.): Nahrungsmittel und Allergie. Dustri-Verlag, München 1996, 226–232
650 Vieths, S. et al.: Bundesgesundhbl. 1998/41, 12–17
651 Caffarelli, C., Petroccione, T.: Lancet 2001/358, 1871–1872
652 Norgaard, A. et al.: Clin. Exp. Allergy 2002/22, 940–947
653 Rancé, F. et al.: Allergy 1997/52, 1031–1035
654 Bolhaar, S. et al.: J. Allergy Clin. Immunol. 2005/116, 1080–1086

655 Rietschel, R. L.: Lancet 1996/347, 1202
656 Bernardini, R. et al.: J. Allergy Clin. Immunol. 2002/110, 534–535
657 Noverr, M. C., Huffnagle, G. B.: Clin. Exp. Allergy 2005/35, 1511–1520
658 Warner, J. O., Hathaway, M. J.: Arch. Dis. Child 1984/59, 151–156
659 Gray, J., Bentovim, A.: Child Abuse Negl. 1996/20, 655–673
660 Freed, D. L. J.: Lancet 2002/359, 980–981
661 Niggemann, B., Grüber, C.: Allergologie 2002/25, 34–46
662 Scibilia, J. et al.: J. Allergy Clin. Immunol. 2006/117, 433–439
663 Jewett, D. L. et al.: N. Engl. J. Med. 1990/323, 429–433
664 Barrett, S.: Quackwatch: Allergies: Dubious Diagnosis and Treatment, 17.10. 2002
665 Fuglsang, G. et al.: Allergy 1994/49, 31–37
666 Roesler, T. A. et al.: Arch. Pediatr. Adolesc. Med. 1994/148, 1150–1155
667 Hollwich F.: The Influence of Ocular Light Perception on Metabolism in Man and in Animal. Springer, New York 1979
668 Miguel, A. G. et al.: Environ. Sci. Technol. 1999/33, 4159–4168
669 Pandya, R. J. et al.: Environ. Health Perspect. 2002/110, 103–112
670 Pickert, J. et al.: Lebensmittelchem. 2002/56, 94–95
671 Zoltai, P., Swearingen, P.: Food Technol. 1996/May, 263–266
672 Stavric, B. et al.: Fd. Chem. Toxicol. 1006/34, 515–523
673 Buchan, A. M. J.: Am. J. Physiol. 1999/277, G1103–1107
674 Raybould, H. E.: Am. J. Physiol. 1999/277, G751–755
675 Furness, J. B.: Am. J. Physiol. 1999/277, G922–928
676 Rook, G. A. W., Stanford, J. L.: Immunol. Today 1998/19, 113–116
677 Dunn, J. et al.: Cereal Foods World 1997/42, 510–515
678 Dunn, J. et al.: Food Technol. 1995/Sept., 95–98
679 Maxwell Lab.: Methods for preservation of foodstuffs. US 4871 559
680 Audicana, M. T. et al.: Trends Parasitol. 2002/18, 20–25
681 Tsuruta, D. et al.: Lancet 2004/364, 730
682 Loukas, A.: Parasitol. Today 1998/14, 54
683 Yazdanbakhsh, M. et al.: Trends Immunol. 2001/22, 372–377
684 Hauswirth, D. W., Burks, A. W.: J. Allergy Clin. Immunol. 2005/115, 632–633
685 Oricchio, D. et al.: Lotta Tuberc. 1971/41, 413–419
686 Pirmohamed, M., Park, B. K.: Trends Pharmacol. Sci. 2001/22, 298–305
687 Bethune, C. A. et al.: Brit. Med. J. 1999/319, 304–305
688 de Vries, T. W. et al.: Eur. J. Pediatr. 2001/160, 595–598
689 Köhler, P.: Brot & Backwaren 2003/9, 55–56
690 Weeber, K. W.: Die Weinkultur der Römer. Artemis & Winkler, Zürich 1993
691 Weeber, K. W.: Alltag im Alten Rom. Artemis & Winkler, Zürich 1995
692 Hackel-Stehr, K.: Das Brauwesen in Bayern 14. bis 16. Jahrhundert, insbesondere die Entstehung und Entwicklung des Reinheitsgebotes (1516). Diss. Berlin 1987
693 MacQueen, G. et al.: Science 1989/243, 83–85
694 Kücükatay, V. et al.: Neurotoxicol. Teratol. 2005/27, 47–54
695 JECFA: WHO Food Additives Series 1999/42, 95–116
696 Würgler, F. E.: Naturwiss. Rdsch. 1989/42, 108–109
697 Kanny, G., Moneret-Vautrin D. A.: in Brostoff, J., Challacombe, S. J. (eds.): Food Allergy and Intolerance. Saunders, London 2002, 875–880
698 Freed, D. L. J., Waickman, E. J.: in Brostoff, J., Challacombe, S. J. (eds.): Food Allergy and Intolerance. Saunders, London 2002, 837–856
699 Waickman, E. J.: in Brostoff, J., Challacombe, S. J. (eds.): Food Allergy and Intolerance. Saunders, London 2002, 831–836

700 Schwarcz, J.: Warum krümeln Kekse: Neues vom Leben auf Molekülbasis. rororo, Reinbek 2003
701 Strahlmann, B.: Alimenta 1976/15, 101–109
702 Tse-Yan Lee, A.: Int. J. Toxicol. 2005/2, e1
703 Strahlmann, B.: Lebensmittelchemie 1975/29, 273–279
704 Astorg, P. et al.: Fd. Chem. Toxicol. 1994/32, 735–742
705 Hönn, G. P.: Betrugslexikon. Paul Günther Pfotenhauer und Sohn, Coburg, 1724
706 Boudreault, G. et al.: Can. J. Ophthalmol. 1983/18, 325–328
707 Accum, F.: A Treatise on Adulterations of Food. Ab'm Small, Philadelphia 1820
708 Teuteberg, H. J.: Lebensmittelchemie 1993/47, 4–8
709 Rowlinson, P. J.: Interdiscip. Sci. Rev. 1982/7, 63–72
710 Postgate, J.: Lethal Lozenges and Tainted Tea: A Biography of John Postgate (1820–1881). Brewin Books, Studley 2001
711 Vacher, F.: Food Inspector's Handbook. Sanitary Publishing Co., London 1900
712 Anon.: Unsere Nahrungsmittel und ihre Verfälschung. Verlag für Kunst und Wissenschaft AO Paul, Leipzig o. J.
713 Klencke, H.: Illustrirtes Lexikon der Verfälschungen der Nahrungsmittel und Getränke. J. J. Weber, Leipzig 1887
714 Dammer, O.: Illustriertes Lexikon der Verfälschungen und Verunreinigungen der Nahrungs- und Genußmittel. J. J. Weber, Leipzig 1887
715 Watts, L.: BioTimes 1994/2, 8–9
716 Lück, E.: Naturwiss. Rdsch. 1987/40, 470–477
717 Kerner, J.: Neue Beobachtungen über die in Württemberg so häufig vorfallenden tödlichen Vergiftungen durch den Genuss geräucherter Würste. Osiander, Tübingen 1820
718 Gebelein, H.: Alchemie. Diederichs, München 1996
719 Schmauderer, E.: Lebensmittelchem. Gerichtl. Chem. 1974/28, 107–118
720 Wassermann, L.: Alimenta 1981/20, 137–139
721 Ikezawa, Z.: Fragrance J. 1994/22, 19–32
722 Krämer, U. et al.: Bundesgesundhbl. 2001/44, 633–642
723 Liu, T. et al.: Arch. Dermatol. 2001/137, 630–636
724 Wucherpfennig, K., Bitsch, I.: Flüssiges Obst 2004/71, 456–460
725 Ando, Y. et al.: Clon. Cancer Res. 2002/8, 1964–1975
726 Miyata, M. et al.: Drug Metabol. Disposition 2003/31, 469–475
727 Steiner, J. E.: in Kawamura, Y., Kare, M. R. (eds.) Umami: A Basic Taste. Dekker, New York 1987, 97123
728 Pollmer, U.: Ungeborene in der Klemme. EU.L.E.N-SPIEGEL 2004/4–5, 15–16
729 Dekant, W., Vamvakas, S.: Toxikologie für Chemiker und Biologen. Spektrum Akademischer Verlag, Heidelberg 1994
730 Holden, C.: Science 2001/292, 47
731 Kuhnert, P. et al.: Lebensmittel-Zusatzstoffe. Deutscher Fachverlag, Frankfurt/M. 1978
732 Carvalho, N. F. et al.: Pediatrics 2001/107, e46
733 Hopkins, J.: Fd. Chem. Toxicol. 1995/33, 895–898
734 Alessandrini, F. et al.: J. Allergy Clin. Immunol. 2006/117, 824–830
735 Anom.: Milliose Post 1931/2/H. 22, 1–5
736 Roy, B. C. et. al.: Intern. J. Food Sci. Technol. 1996/31, 137–141

Register

T